0-2 YAŞ
Doğru
BESLENME

Dr. Şirin Seçkin, Çocuk Sağlığı ve Hastalıkları Uzmanı. 1966 yılında Plevne'de doğdu. Orta ve lise öğrenimini İstanbul Erkek Lisesi'nde tamamladı. İstanbul Üniversitesi İstanbul Tıp Fakültesi'nden mezun olduktan sonra Cerrahpaşa Tıp Fakültesi Çocuk Sağlığı ve Hastalıkları Anabilim Dalı'nda Çocuk Sağlığı ve Hastalıkları Uzmanı oldu. 1990'da Londra North Middlesex Hospital'de, 1993'te Childrens Hospital of Los Angeles'ta (UCLA), 1996'da Boston'da Harvard Community Health Plan ve New York'ta Kings County Childrens Medical Center of Brooklyn'de çalıştı. Çalışmalarını halen serbest hekim olarak İstanbul'da sürdürmektedir. *0-1-Başla* ve *Çocukta Rezilyans* adlı kitapları mevcuttur.

DR. ŞİRİN SEÇKİN

0-2 YAŞ
Doğru
BESLENME

Adım adım beslenme önerileri

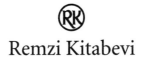

Remzi Kitabevi

0-2 YAŞ DOĞRU BESLENME / Şirin Seçkin

© Remzi Kitabevi, 2018

Her hakkı saklıdır.
Bu yapıtın aynen ya da özet olarak
hiçbir bölümü, telif hakkı sahibinin
yazılı izni alınmadan kullanılamaz.

Editör: Nesrin Arslan
Kapak fotoğrafı: Goodluz, 123 RF stok fotoğraf
Kapak düzeni: Ömer Erduran

ISBN 978-975-14-1843-2

BİRİNCİ BASIM: Şubat 2018

Kitabın basımı 3000 adet yapılmıştır.

Remzi Kitabevi A.Ş., Akmerkez E3-14, 34337 Etiler-İstanbul
Sertifika No: 10705
Tel (212) 282 2080 Faks (212) 282 2090
www.remzi.com.tr post@remzi.com.tr

Baskı: Seçil Ofset, 100. Yıl Mah., Matbaacılar Sitesi
4. Cad. No: 77 Bağcılar-İstanbul
Sertifika No: 12068 / Tel (212) 629 0615

Cilt: Çifçi Mücellit, 100. Yıl Mah., Matbaacılar Sitesi
5. Cad. No: 24-25 Bağcılar-İstanbul
Tel (212) 629 4783

İçindekiler

ÖNSÖZ...7

YAZARIN NOTU 9

HAMİLELİK ÖNCESİ, HAMİLELİK VE EMZİRME DÖNEMİNDE
ANNENİN BESLENMESİ...13
Hamile Kalmadan Önce Beslenme, 13; Hamilelikte Beslenme, 14;
Anne Sütünü Arttıran Besinler, 15; Emziren Anneler Neleri Yeme-
melidir?, 16; Emziren Anneler Nasıl Beslenmelidir?, 18; Bebeğin
Zekâsını Arttıran Besinler, 19; Bağışıklık Sistemini Güçlendiren Be-
sinler, 20; Bebeklerin Damak Tadı Anne Karnındayken Gelişmeye
Başlar, 21

0-6. AY ARASI BEBEKLERDE BESLENME.............................23
Anne Sütü, 23; Mamayla Beslenme, 65; 6. Ay Beslenme, 73

7-12. AY BESLENME 77
Ek Besinlere Geçiş Tarihçesi, 77; Ek Gıdalar, 78; Sağlıklı Beslenme
Alışkanlığı Geliştirmek, 79; İlk Yıl Beslenme Dönemleri, 85; Bebe-
ğinizin Ek Besinlere Hazır Olduğunu Gösteren Belirtiler, 88; Ek Gı-
dalara Ne Zaman Başlanmalıdır?, 88; İlk Denemelerle İlgili Önemli
Noktalar, 90; Bardağa Geçiş, 94; Sofra Yemeklerine Geçiş, 96; Basit
Menü, 97; Beslenme Miktarı, 101; Bebeğin İstediği Gibi Beslenmesi
(Kendi Eliyle Yemesi), 106; Ek Besinlere Başlarken, 127; Bes-
lenme Kuralları, 128; Mutfak Kuralları Ve Hijyen, 136; Pişir-
me Teknikleri Ve Malzemeler, 137; Yemekleri Pişirdikten Sonra
Ne Kadar Saklayabiliriz?, 138; Çiğ Beslenme (Raw Food), 139; Alka-
li Beslenmenin Önemi, 139; Qi Enerjisi (Yaşam Enerjisi), 140; Ayur-
vedik Bebek Ve Çocuk Beslenmesi, 141; Doğal Beslenmenin Öne-
mi, 141; Organik Beslenme, 143; Taş Devri, 144; Mevsimine Uy-
gun Beslenme, 145; Beslenme Piramidi, 146; Sindirim, 147; Enzim-
ler, 148; Çiğnemek, 148; Beslenme Alışkanlıkları, 149; Ek Besinlerle
Yanlış Bilgiler, 150; Kulaktan Dolma Beslenme Önerileri, 151; Asit-
Baz Dengesi, 156; Sağlıklı Beslenmenin Önemi, 157

SAĞLIKLI VE DENGELİ BESLENMENİN
TEMEL İLKELERİ..161
Proteinler, 163; Karbonhidratlar, 180; Yağlar, 184; Mineraller, 189;
Vitaminler, 196; Su, 202; Lifler, 206; Probiyotikler, 207

SAĞLIKLI GIDALAR...219
Sebzeler, 219; Meyveler, 239; Baharatlar, 251; Tarhana, 252;
Çaylar ve Bitkiler, 252

BÜYÜK ÇOCUKLARDA SAĞLIKLI BESLENME................................259
Büyük Çocuklara Sağlıklı Beslenme Tavsiyeleri, 260;
Beslenmede Farkındalık, 261; Sağlıklı Atıştırmalıklar, 261

BESLENMEYLE DÜZELEBİLEN HASTALIKLAR...............................265
Besin Alerjileri, 265; Gıda Tahammülsüzlüğü, 267; İnsülin Direnci
Ve Tip2 Diyabet, 268; Şişmanlık (Obezite), 269; Kabızlık, 272; İshal,
275; Kusma, 276; Reflü, 276; Enflamasyonu (İltihabı) Azaltan Diyet,
279; Diş Çürükleri, 281; Yüksek Kolesterol, 281; Bağışıklık Sistemini
Güçlendirme, 282; Birkaç Faydalı Pratik Bilgi, 282

SONSÖZ...285

KAYNAKLAR..287

DİZİN...289

TEŞEKKÜR..295

Önsöz

Pek çok kültürde "Kalbe giden yol mideden geçer" deyişi eskiden beri vardır. Bu deyiş bebekler için daha geçerlidir. Yaşamın başlangıcında sevgi, yakınlık, sıcaklık, ilgi ve şefkat göstermenin en önemli yolu beslenmedir. Bebek ister anne sütü ister biberonla beslensin mutlaka kucağa alınır ve böylece beslenme iletişimin başlangıcını da oluşturur. İki yaşına kadar olan beslenme özellikle daha önemlidir. Çünkü bu dönemde bebeğin yediklerinin çoğu büyüme ve gelişmesi için kullanılır. Öyle ki erişkinlerden farklı olarak yanlış ya da eksik beslenmenin zararları kısa sürede ortaya çıkar ve kalıcı olabilir.

Bebeğin ne kadar kilo aldığı ve ne yediği neredeyse en çok önemsenen ve konuşulan konudur. Oysa bebeğin kilosunu takıntı haline getirmektense doğru beslenmesine odaklanmalıyız. Bu kitabın ön bölümlerinde anne sütüyle beslenme, orta bölümlerde ise sağlıklı beslenme nedir, hangi besin hangi aydan itibaren ve hangi mevsimde verilebilir gibi konularda merak ettiklerinizi bulabilirsiniz. Arka kısımda ise basit mama tarifleri ve günlük beslenme menüleri yer almaktadır. Yine de her bebek için geçerli mucizevi bir beslenme menüsü ve formülü olmadığını unutmayın. Mükemmel bir beslenme düzenlemesi mümkün değildir. Kaldı ki bir yüzyıl sonra bugün yedirdiklerimizle ilgili bir sürü hata bulunacaktır. Gazetelerde, kitaplarda, internet ortamında okuduklarınız ya da diğer annelerden duyduğunuz beslenmeyle ilgili her şeyi bebeğinize uygulamaya çalışırsanız hem bebeğinize hem de kendinize büyük zararınız dokunur. Benimki bunları yemiyor diye endişelenir ve ısrar ederseniz son derece keyifli geçebilecek bu dönemi kaçırırsınız. Bebeğinizin besinlerle tanışma, tatma, merak etme, zevk alma deneyimini yaşamasını engellersiniz.

Günümüzde beslenmeyle ilgili, sürekli değişen ve birbirinin tersini iddia eden bilgiler kafa karıştırıyor. Örneğin, çocuğun büyümesi için mutlaka süt içmesi gerekir diyenlerin yanında süt demir eksikliği ve alerjiye yol açar ve bir yaşından itibaren kesinlikle verilmemelidir gibi iki zıt bilgi karşısında ne yapmamız gerektiğine bu kitabı okuyarak karar verebilirsiniz. Balığın koyu renkli eti boy uzatıyor gibi zaman zaman bazı besinlerle ilgili çıkan mucizevi haberler karşısında nasıl bir tutum takınacağınızı seçebilirsiniz. Elinizdeki kitabın amacı, yiyeceklerin çeşitliliği ve medyadaki karmaşık bilgi karşısında beslenmede nasıl bir tutum seçeceğinize yardım etmektir. Yazılan, önerilen çeşitli bilgiler ve kulaktan dolma söylenenlere karşın bu kitap sağlıklı beslenmenin ne olduğunu göstererek, doğru karar vermenizi sağlayacaktır.

Kitapta doğal beslenmenin önemi, taş devri diyetinin yararları, alkali beslenmenin ne olduğu ve sindirim sistemine ve probiyotiklere geniş yer verdim. Bağırsaklarda pek çok yararlı mikrop yaşar. Yalnızca kendimizin değil, bizimle birlikte vücudumuzda yaşayan bu yararlı mikropların da iyi beslenmesi gerekir. Tersi durumda zararlı mikroplar savaşı kazanır ve bizi hasta eder. Bağırsaklar ağaçların kökleri gibi kabul edilebilir. İnsan bağırsağının yüzeyi iki tenis kortunu kaplayacak büyüklüktedir. Burada yaşayan yararlı mikroplar yani probiyotikler artık ayrı bir organ kabul edilmekteler ve mikrobiyota diye adlandırılırlar. Bu yararlı mikropların içerdikleri genler bizim genlerimizin 150 katı kadardır ve genlerimizin de doğru çalışmasını sağlar. Örneğin, herhangi bir hastalığa genetik yatkınlığımız varsa, probiyotiklerin genleri bu hastalığın ortaya çıkışını engeller. Özetle probiyotikler bizim yaşam sigortamızdır. Bağırsaklarımızda yaşayan yararlı mikropların sağlıklı gelişebilmesi ve iyi çalışabilmesi özellikle yaşamın ilk iki yılında nasıl beslendiğimizle doğrudan bağlantılıdır. Bebeğin bağırsakları anne karnındayken sterildir. Normal doğumda annenin yararlı mikroplarını yutarak ilk florası oluşur. Annenin florası sağlıklıysa bebeğin de sağlıklı başlangıç florası olur. Burada annenin hamile kalmadan önce ve hamilelik esnasındaki doğal beslenmesi önem kazanır. Sezaryenle doğanlarda maalesef ortamdaki zararlı bakteriler bağırsaklara yerleşir. Ancak anne sütü ve doğal beslenme florayı düzeltir. İlk iki yıldaki doğal beslenme yaşam boyu ne kadar sağlıklı olacağımızı belirler. Hayata iyi bir mikrobiyota ile başlamak için doğal doğum, anne sütü, doğal beslenme, taş devri diyeti, nesillerin barındırdığı probiyotikleri korur.

Yazarın Notu

25 yıllık hekimlik hayatım boyunca çocuk muayenelerinde ailelerin en çok sorduğu soru beslenme oldu. Bu süre içerisinde hem doktorların beslenme konusundaki görüşleri hem de market raflarındaki yiyecek çeşitleri fazlasıyla değişti ve hâlâ değişmeye devam ediyor. Mesleğe başladığım yıllarda, çocukların ne yiyip ne yememesi, miktarı ve saat düzeni, hatta yemek tarifleri doktorlar tarafından belirleniyordu. Günümüzde ise çocuğa ayrı yemek yapmak yerine ailenin yediklerinden ve aileyle beraber yemesi önerilmektedir. Eskiden çocuğun istekleri göz ardı edilirken günümüzde beslenme kısmen çocuğun yönlendirmesine göre düzenlenmektedir.

Yakın zamana kadar mutfağımızda yer almayan ve adını duymadığımız birçok tahıl, kuruyemiş, meyve ve sebze çeşidi tüketiliyor. Artık ev dışında daha çok zaman geçiriliyor ve yemek yeniliyor. Modern yaşamda geleneksel beslenme yavaş yavaş kayboluyor; medyada sürekli reklamları verilen hazır besinler geleneksel besinlerin yerini alıyor. Öte yandan televizyonda dünyanın her yerinden yemek yapma ve sağlıklı beslenme programları izleniyor. Bazı programlar birbiriyle çelişiyor. Son 25 yılda beslenme piramidi defalarca değişti, yumurta bir iyi, bir kötü oldu. Örneğin, süt, çay vb. birçok içecek ve yiyecekle ilgili çeşitli araştırmalarda yararları ve zararları konusunda farklı sonuçlara ulaşıldı. Böylece çocuklarına ne yedirip ne yedirmemeleri gerektiği konusunda ebeveynlerin kafası epeyce karıştı.

Diğer yandan ebeveynler yeni neslin çok kilolu olduğunu, neredeyse hiç hareket etmediğini ve çok sık hastalandığını fark etmekte ve bunun beslenmeyle doğrudan bağlantılı olduğunu anlamaktadırlar.

Ne yediğimiz kadar nasıl yediğimizin de dikkate alınması gerekiyor. Gayet yeterli kilo alan bebeğinin az yediğini düşünerek kahrolan ve sofra zamanını istemeden de olsa gergin ortama dönüştüren aileler tanıdım. Çok zayıf veya hiç yemiyor şikâyetiyle getirilen çocukların büyüdüklerinde genelde fazla kilo sorunu yaşadıklarına tanık oldum. Ebeveyn olarak çok seçici ve çoğu şeyi yemeyenlerin çocuklarının büyüdüklerinde ebeveynlerine aynen benzediklerini gördüm.

Doğumdan sonraki ilk iki yıl çocukları nasıl beslediğiniz ve yedikleri ağız tadını, besin seçiciliğini ve sağlık durumlarını hayatları boyunca etkiler. Kötü beslenme alışkanlığı bebeklikte başlar ve genelde bu şekilde devam eder. Çocuklara doğru beslenmeyi öğretmek ebeveynlerin görevidir. Evde gördükleri ileride nasıl besleneceklerini önemli ölçüde belirler.

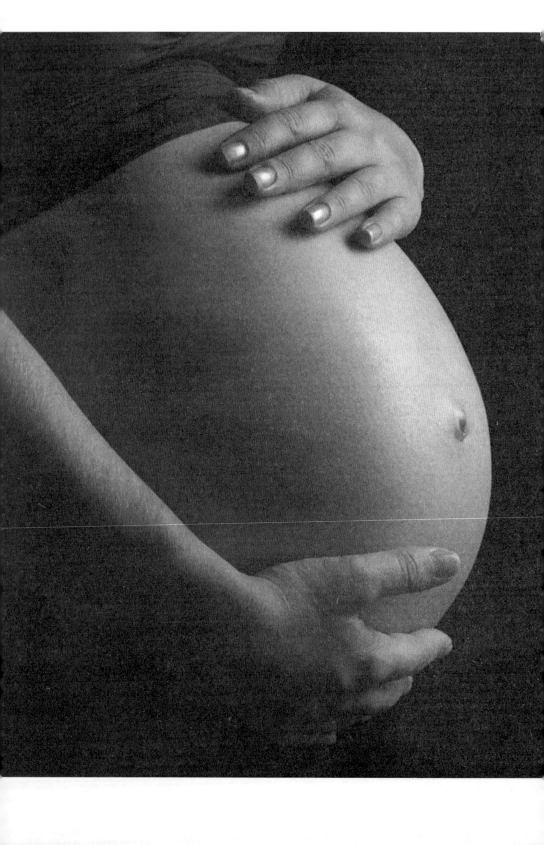

Hamilelik Öncesi, Hamilelik ve Emzirme Döneminde Annenin Beslenmesi

0-2 yaş beslenmesi bu dönemlerin devamıdır. Bunları ayrı ele almak düşünülemez. Önce hamile kalmadan önceki dönemle başlayalım.

HAMİLE KALMADAN ÖNCE BESLENME

Bebeğin dünyaya sağlıklı gelebilmesi için bu dönemlerdeki beslenme önemli rol oynar. İlkel kabileler bunun farkına vararak anne-baba adayı olan gençleri, hamileleri ve anne sütü verenleri özenle beslemişler. Örneğin, balık yumurtası, ciğer gibi en besleyici besinleri, bol otun olduğu yağmur mevsimindeki taze sütü doğurganlık çağındaki gençlere ayırmışlar. Anne-babanın nasıl beslendiği doğacak bebeklerinin ne kadar sağlıklı ya da zeki olacağını doğrudan etkiler. Anne baba adaylarının çocuk yapmaya karar vermeden önce doğal ve sağlıklı beslenmeleri gerekir. Bu süre en az altı ay hatta mümkünse iki yıldan fazla olmalıdır. İşlem görmüş endüstriyel gıdalardan uzak durmaları, doğal ve dengeli beslenmeleri, günde en az sekiz bardak su içmeleri önerilir. Bunların yanında hareketli bir hayat da sürdürülmelidir. Doğal sağlıklı beslenmede sebze ölçüsünde sınırlama yoktur. Örneğin, günde en az yarısı çiğ olmak kaydıyla beş-dokuz porsiyon sebze yenilmelidir.

Sebzelerle birlikte bol zeytinyağı da tüketilmelidir. Gün içinde, üç-beş porsiyon taze meyve yenilmelidir. Meyvenin porsiyonu bir avuç büyüklüğünü geçmemelidir. Yüzde yüz çiğ beslenme hazımsızlığa ve beslenme yetersizliğine neden olur. Bu nedenle bazı sebzeler buharda veya kısık ateşte pişirmelidir. Hayvansal proteinler doğal beslenen ve serbest gezen hayvanların etleri, deniz balığı, doğal yumurta, günlük süt veya doğal sütten yapılmış lor, peynir altı suyu, kefir, yoğurt, tereyağı ve kaymak olmalıdır. Rafine tuz yerine deniz tuzu ya da daha iyisi doğal kaya tuzu kullanılmalıdır. Kiloya dikkat etmeli, hareket etmeli, sigara, alkol gibi kötü alışkanlıkları bırakmalı ya da azaltmalıdır. Temiz havada dolaşmak ve gün ışığı almak da önemlidir. Yeteri kadar uyumak, pozitif bir sosyal hayat yaşamak, iyimserlik, hoşgörü, yardımseverlik, şefkat, gülmek, şakalaşmak gibi antioksidan etkili davranışlar alışkanlık edinmelidir.

HAMİLELİKTE BESLENME

Hamilelikte sağlıklı beslenme hem toplumsal hem de ailevi bir sorumluluğa dönüşür. İyi beslenen bir annenin daha sağlıklı, zeki, güzel ve uzun ömürlü bir bebeği olacağı kesindir. Annenin hamileliğinde yedikleri doğacak bebeğin ağız tadını epeyce etkiler. Örneğin, hamileliğinde unlu ve şekerli gıdaları fazla yiyen bir annenin bebeği de karbonhidratlara düşkün olur, yetişkinliğinde hızlı kilo alma sorunu yaşayabilir, obezite, diyabet ve diğer kronik hastalıklara yatkınlığı artar. Hamilelikte sebzeler, proteinler, kompleks karbonhidratlar, lifler ve yağlar normale göre daha fazla tüketilmelidir. Anne karnındaki bebeğin zekâ ortalamasının daha yüksek olması için omega$_3$ yağ asitleri alınmalıdır. Unlu şekerli gıdalardan, mangalda pişmiş yanık besinlerden, GDO içeren besinlerden, pastörize ya da UHT ile sterilize edilmiş sütten, paketlenmiş, katkı maddeli ve trans yağ içeren gıdalardan uzak durulmalıdır. Hamilelerin salam-sosis gibi şarküteri gıdalarını yüksek nitrat içerdikleri için yememeleri önerilir. Hazır meyve suları, her çeşit gazoz vb. içmemeleri gerekiyor. Hamilelik esnasındaki yanlış beslenme özellikle işlem görmüş rafine gıdaların tüketilmesi kan şekerinin oynamasına, dolayısıyla bebeğin kilolu doğmasına, doğum esnasında ve sonrasında çeşitli sorunlara ve hastalıklara neden olabilir.

Soru: Hazır gıdalardan ve içeceklerden uzak duramıyorum. Bebeğime zararı olur mu?

Cevap: Bu tip gıdalar hem bebeğinize hem de size çok zararlıdır. Ketçap, çikolata, gofret, baklava gibi hazır gıdaların çoğunda ucuz olduğu için mısır şurubu yani früktoz kullanılmaktadır. Früktoz bildiğimiz şekere göre çok daha zararlıdır. Plasentadan geçerek bebeğin beyninde dopamin dengesini bozar. Dikkat bozukluğundan otizme kadar birçok soruna neden olabilir. Siz yine de mümkün olduğunca yememeye çalışın. Evinizde sağlıklı yiyecekler bulundurarak işlem görmüş gıdalardan uzak durmaya çalışın.

Soru: Hamileyken aşırı kilo aldım. Bebeğime bir zararı olur mu?

Cevap: Doğal ve sağlıklı beslendiyseniz sorun olmaz. Kötü beslendiyseniz bebeğinize zararı olur. Bebeğiniz normale göre kilolu doğar. Doğum esnasında çeşitli zorluklar gelişebilir. Bebeğin doğum sonrası kan şekeri düşük olabilir, sarılığa eğilimi artar. Hem bebek hem anne doğumda daha çok riskle karşı karşıya kalabilir. Hastalıklara karşı direnci düşük olur. Anne karnındayken annenin yedikleri doğrudan bebeğe geçer. Bu ağız tadı olarak fazla kalori içeren gıdalara alışmasını sağlar. Diğer yandan bebeğin ileride kilo almaya eğilimli olmasına yol açar.

Soru: Bebeğim 2 haftalık, emziriyorum. Kokoreç yiyebilir miyim?

Cevap: Güvenilir yerden alınması ve iyi temizlenmesi kaydıyla yiyebilirsiniz. Bebeğinizin gazlanmasına yol açmaz, bilakis iyi bir bağırsak florası oluşturmasına katkıda bulunur. Aynı şekilde paça ve işkembe çorbası zengin kolajen ve protein içerdiği için anne sütünü arttırır.

ANNE SÜTÜNÜ ARTTIRAN BESİNLER

Her ülkede anne sütünü arttırmak için farklı besinler önerilir. Örneğin, Çin'de domuz yağı, karides ve kalamarın anne sütünü arttırdığına inanılır. Hindistan'da süt yapımını artırmak için sarmısak ve çeşitli baharatlar kullanılır. Aynı amaçla birçok ülkede çeşitli bitkisel ilaçlar ve vitaminler verilir.

Ülkemizde şerbet, komposto, badem ezmesi, boza gibi şekerli yiyecek ve içeceklerin anne sütünü arttırdığına inanılır. Kalori içeriği çok yüksek olan bu besinler annelerin gereksiz yere kilo almalarına yol açar. Yapılan çalışmalar bu tür yiyeceklerin psikolojik bir etkiden öteye gitmediklerini göstermiştir. Bu tarzda beslendiklerinde sütlerinin artacağına inanarak daha güvenle bebeklerini emzirirlerse sütleri gerçekten artar.

Anne sütünü arttırmak için sizin ne yediğiniz kadar bebeğin ne kadar emdiği de önemlidir. Ne kadar sık ve çok emzirirseniz sütünüz de o oranda artar. Sütüm yetmiyor kaygısı, tam tersine anne sütünü azaltır. "Sütün yetmiyor!", "Bebeğin kilo almamış, mamaya başla!" gibi etraftan gelen olumsuz yorumlar anne sütünü azaltır. Annenin yeterince dinlenememesi, uyuyamaması da sütünü oldukça azaltır. Stres, depresyon, yetersizlik hissi ve çeşitli kaygılar da süt yapımını olumsuz etkiler.

Anne sütünü en iyi arttıran gıdalar: protein için et, yumurta, balık; kalsiyum için bol yeşil salata, başta dereotu, ısırgan otu, ıspanak, roka, maydanoz, pazı olmak üzere tüm yeşillikler, rezene gibi sebzeler, susam, beyaz dut, taze beyaz üzüm, incir, çilek, kivi, zeytinyağı, ketentohumu, keçiboynuzu, kuruyemişler örnek verilebilir. Tüm tahılların, tohumların ve baklagillerin çimlendirilerek yenilmesi de anne sütünü arttırır. Etli-sebzeli çorba, büyük bir biftek yanında bol yeşil salata, somon yanında haşlanmış birçok sebze gibi yemekler annenin besin ihtiyacını karşılar, süt yapımını çoğaltır ve sağlıklı kiloda kalmasını sağlar. Kinoa ve çiya mineral ve proteinden zengindir, anne sütünü arttırır.

EMZİREN ANNELER NELERİ YEMEMELİDİR?

Bazı besinlere karşı özel bir alerjiniz yoksa büyük olasılıkla yediklerinin bebeğinize dokunmayacaktır. Yediğiniz bazı besinler bebeğinizde gaz sancısı, kusma, kabızlık, ishal, nezle ve egzamaya yol açabilir. Bu besinlerin başında inek sütü daha az oranda da süt ürünleri ve buğday gelir. Bebeğinizde yukarıda sayılan belirtilerden biri mevcutsa on beş gün boyunca önce sütü belirtilerde azalma olmazsa süt ürünlerini de kesip tamamen azalıp azalmadığını gözleyin. Belirgin bir düzelme olursa, bebeğinizin sindirim sistemi olgunlaşana kadar bir süre süt ve süt ürünlerinden uzak durun. Ayrıca yumurta, buğday, çeşitli tahıllar, turunçgiller, kuruyemiş ve çikolata da benzeri belirtilere neden olabilir.

Brokoli, brükselahanası, lahana, turp, pişmemiş soğan ve sarmısak bebeğinizde gaz sancısına yol açabilir. Benzer şekilde baklagiller de gaz yapabilir. Birden fazla kola, kahve, çay, kakao ve çikolata bebeğinizde uykusuzluğa ve huzursuzluğa neden olabilir.

Tarım ilaçları gibi çeşitli kimyasal maddelerin sütünüzle bebeğe geçmesini önlemeniz için sebze ve meyveleri iyice yıkamalı ve kabuklarını ince soymalısınız. Et, balık ve tavuk ürünlerinin yağlarını ve derilerini ayıklayarak yemelisiniz. Çünkü çeşitli kimyasal maddeler ve hormonlar bu kısımlarda yoğunlaşmıştır.

Bazen fazla miktarda yediğiniz bir sebze, pastırma, çeşitli baharatlar sütünüzde bebeğinizin sevmeyeceği bir tat ya da farklı bir koku oluşturabilir. Bebeğiniz bu durumda anne sütünü içmek istemeyebilir. Genellikle bu tür besinler yenildikten ortalama dört-altı saat sonra anne sütüne geçerek tadını değiştirirler. Kuşkonmaz, pırasa, soğan gibi bazı besinlerin kokusu hemen süte geçer.

Soru: Süt içersem sütüm artar mı?

Cevap: Süt yerine yoğurt, kefir, lor, peynir, tereyağı gibi süt ürünlerini tercih edin. Süt içmek sütünüzü artırmaz. Üstelik süt sanıldığı kadar yararlı bir gıda değildir. Hazmedilmesi güçtür, alerjiktir. Bağırsak florasını bozarak diğer besinlerin emilimini bozar. Ayrıca bebeğinize de dokunabilir.

Soru: Bebeğim çok gazlı. Doktorumun tavsiyesiyle süt ve süt ürünlerini beslenmemden çıkardım. Peki emzirirken yeterli kalsiyumu nasıl alacağım?

Cevap: Sanıldığının aksine sütteki kalsiyumu erişkinler çok iyi kullanamaz. Yoğurt, kefir ve peynir daha kolay hazmediliyor ve içerdikleri kalsiyum bağırsaklardan daha kolay emiliyor. En iyi kalsiyum kaynağı tüm yeşil yapraklı sebzeler ve otlardır. İneklerin otlanarak süt yaptıklarını unutmayalım.

Soru: Biranın süt yapımını artırdığını duydum. Emzirirken günde bir bira içebilir miyim?

Cevap: Bira arpadan üretilir. Bira mayası çeşitli vitaminler ve mineraller içerir. Arpa ve bira doğal östrojen kaynağıdır, süt yapımını çoğaltır. Makul miktarda alkolsüz bira içebilirsiniz.

Soru: Beş aylık bebeğimi yalnızca anne sütüyle besliyorum. Çok kilo aldı. Endişeleniyorum.

Cevap: Bazı bebekler yalnızca anne sütüyle beslenmelerine rağmen fazla kilo alabilirler. Bebeğinizin kilo alma hızı boy uzamasıyla orantılıysa sorun olmaz. İlk altı ay anne sütüyle beslenen bebeklerdeki fazla kilo artışından endişelenmeyin. Ancak altıncı aydan sonra bazı önlemler almalısınız. Kaşık maması, muhallebi, ekmek, pilav gibi besinleri büyüdüğünde kısıtlamanız gerekecektir.

Soru: Emzirirken omega₃ ve D vitaminini benim almam mı ya da bebeğe vermem mi daha doğru olur?

Cevap: Yalnız anne sütü veriyorsanız ilk altı ay takviye olarak aldığınız omega₃ anne sütüyle bebeğe geçerek ona yeterli gelir. D vitaminini hem sizin hem de bebeğinizin alması gerekir.

EMZİREN ANNELER NASIL BESLENMELİDİR?

Anne sütünün kalitesi annenin beslenme tarzıyla doğrudan ilgilidir. Daha organik, mevsimine uygun, GDO içermeyen, geleneksel tarımla üretilen, doğal ortamda yetişen, serbest gezen ve beslenen hayvanların ürünleri ve işlenmemiş doğal gıdalarla dengeli beslenmiş bir annenin sütü elbette ki daha kalitelidir. Bebek açısından da daha yararlıdır. Yaylada otlanan ve suni yemlerle beslenen hayvanların sütleri kalite açısından ne kadar farklıysa hazır gıdalarla beslenen bir annenin sütü doğal beslenen bir annenin sütüyle o kadar farklı olur. Emziren anne yeterince su içmelidir. Omega₃ ve D vitamini almalıdır. Emziren annelerin günde 500 kalorilik ek besine ihtiyaçları vardır yani ortalama olarak yüzde yirmi daha fazla gıda almalılar. Anne sütünde annenin kendisinde bile eksik olan mineraller yeterli miktarda bulunur. Eski bir atasözü "her bebeğe bir diş" der, yani anne yeterli kalsiyum ve D vitamini almazsa dişleri ya da kemiklerindeki kalsiyumu süt yapımında kullanarak diş kaybına yol açacağını belirtir.

Sağlıksız beslenen bir annenin yediği ve içtiği toksinlerin, alkolün, ilaçların, işlenmiş rafine gıdalardaki tüm katkı maddelerinin anne sütüne geçtiği unutulmamalıdır. Deodorant, krem gibi çeşitli kozmetik malzemeler ve saç boyaları da deriden emilerek anne sütüne geçer.

Annenin stresi de sütteki sitotoksinlerle bebeğe geçer. Bunu engellemek için annenin yeterli probiyotik alması ve bol miktarda sebze yemesi gereklidir. Emzirmek annede aşırı endişe ve stres yaratıyorsa sütü sağarak biberonla vermek veya mamayla beslemek bebeğin psikolojisi açısından da daha iyi olabilir.

Soru: Emziriyorum, hiç hayvansal gıda yemiyorum takviye almam gerekir mi:

Cevap: Yeterli miktarda kaliteli protein aldığınıza emin olmalısınız. Çiya, susam, ketentohumu, çörekotu, hardal tohumu gibi çeşitli tohumlar, kuruyemişler, sebzeler, kökler, baharatlar ve baklagiller tüketmeniz gerekir. Tahıl ve baklagilleri bir arada yemelisiniz. En az iki farklı baklagil bir tahıl bir arada pişmeli, örneğin fasulye, mercimek ve pilav gibi. Mercimek, nohut, buğday gibi besinleri çimlendirerek tüketmek besin değerlerini arttırır. B_{12} yalnızca hayvansal gıdalarda bulunur, mutlaka dışarıdan almanız gerekir. Serbest dolaşan tavuk yumurtası, serbest dolaşan ve otlanan hayvanların sütünden üretilmiş yoğurt, peynir ve kefir yiyorsanız B_{12} vitamini ve protein eksikliği olmaz. Örneğin kabak çekirdeğinde arjinin başta olmak üzere çeşitli aminoasitler, çinko, mg bulunur. Omega$_3$ ceviz, ketentohumu, semizotu, lahana, avokado, zerdeçal gibi besinlerden alınabilir.

Baklagillerde ve yeşil yapraklı sebzelerde bol miktarda demir vardır. Bunları tüketirseniz ilave demir almanız gerekmez. Vejetaryenlerin makarna, pilav, ekmek gibi karbonhidrattan zengin besinlere yönelmeleri demir, kalsiyum, biyotin gibi pek çok mineral ve vitaminlerin eksikliğine yol açar.

Soru: Ciğer yememde sakınca var mı?

Cevap: Haftada biri geçmemek kaydıyla sorun yok.

BEBEĞİN ZEKÂSINI ARTTIRAN BESİNLER

Anne sütü zekâ katsayısını (IQ) 4 puan arttırır. Omega$_3$ yağ asitleri, balık, sakatat, kuruyemiş, tereyağı, kaymak ve sebze-meyve yiyerek dengeli beslenmek çeşitli mineral ve vitaminlerin eksik kalmamasını sağlayıp zekâ gelişimini olumlu etkiler. Yumurta iyi bir omega$_3$ kaynağıdır, bellek ve öğrenme kapasitesini arttırır. Yaşamın ilk üç yılında abur cubur yiyen çocukların IQ'ları kalıcı olarak daha düşük olur. Bu dönemde beyin gelişimi en hızlı olduğundan yenilenlerin etkisi hayat boyu devam eder. Aynı şekilde şeker, un ve karbonhidrattan zengin beslenme de IQ'nun düşük olmasına yol açar. Şeker doğrudan beyinde tahribat yapar. Ağırlıklı olarak ekmek, makarna, pirinç ve hamurişleriyle beslenme zekâ ortalamasını düşürür. Özellikle çocuklukta aşırı süt içilmesine bağlı demir eksikliği zekâyı azaltır, tek yönlü beslenme de aynı sonucu doğurur. Yiyecekler kadar probiyotikler de beyin sağlığı ile yakından alakalıdır. Depresyon, dikkat dağınıklığı, otizm ve Alzheimer gibi çeşitli bozukluklar bağırsak florasının düzeltilmesiyle geriler. Probiyotikten zengin gıdalar ve çimlendirilmiş tahıllar, baklagiller sinir sistemini güçlendirir.

Soru: Boyu uzatan besinler var mı?

Cevap: Boyu uzatan özel bir besin yoktur. Asidite ya da toksinlerin varlığı büyümeyi olumsuz etkiler. Alkali beslenme, eser elementlerin yeterli alımı, kaliteli proteinlerin yenilmesi büyüme hormonunun çalışmasını olumlu etkiler. Kemik suyu, paça çorbası gibi besinler mineral ve kolajen bakımından zengindir, bağ dokusu, kemik ve kıkırdak oluşumu için gerekli olan besin maddelerini sağlarlar. Yine de yediklerimiz boyumuzu en fazla artı/eksi dört cm etkileyebilir. Aşırı kilo ve insülin fazlalığı boyu dört santim kadar uzatabilir, ancak bu kilo durumu çocuğun sağlığını ciddi bir şekilde olumsuz etkiler. Kötü ve eksik beslenme de dört cm daha kısa olmasına yol açabilir. Günde bir bardak süt içilmesi içerisindeki büyüme faktörleri nedeniyle boyu en fazla birkaç santim uzatabilir. Ancak alerjik bir gıda olduğu için önerilmez. Bunun yerine süt ürünlerinin tüketilmesi aynı etkiyi yapar.

BAĞIŞIKLIK SİSTEMİNİ GÜÇLENDİREN BESİNLER

Bağışıklık sisteminin yüzde seksenini probiyotikler oluşturur. Dengeli ve doğru beslenme bağırsak florasını koruyarak bağışıklık sistemini güçlendirir. Organik meyveler, sebzeler, otlar, baharatlar, bal, tohumlar bağışıklık sisteminin doğru çalışmasına yardımcı olur. Yabanmersini, nar, çilek, ahududu, domates, biber C vitamini ve çeşitli antioksidanlar içerir ve bağışıklık sistemi için en yararlı besinler arasında yer alırlar. Omega$_3$ yağ asitleri ve D vitamini kronik hastalıklardan korur. Şeker, un, basit karbonhidratlar ve trans yağlar bağışıklık sistemini olumsuz etkiler ve hücrelerde hasara yol açarlar. İşlem görmüş besinler sandığımızdan daha fazla sağlığımızı olumsuz etkilerken organik ve doğal beslenme ise var olan sağlık sorunlarını çözer. Bağışıklık sisteminin iyi çalışabilmesi için yeterli miktarda protein de tüketilmelidir. Anne sütü hariç, süt hazmı zor ve alerjik bir gıda olduğu için üst solunum yolu enfeksiyonlarını arttırır, florayı bozar, bağışıklık sistemini olumsuz etkiler.

BEBEKLERİN DAMAK TADI ANNE KARNINDAYKEN GELİŞMEYE BAŞLAR

İnsan doğası gereği her şeyi yer. Doğada bu kadar zehirli bitki varken insan yavrusunu zehirlenmekten koruyan, koku ve damak tadıdır. Bebeklikten yetişkinliğe geçen süreçte, beslenme tarzı değişir, farklı kültürlere uyum sağlar. Örneğin yaşamın ilk dört ayında anne sütü ve mamayı lezzetli bulurken bir yaşından sonra anne sütü ve mamanın kokusu ve tadı iğrenç veya bozuk gibi gelebilir.

Ağız tadının hem kalıtsal hem de öğrenilen bir yanı vardır. Bebeklerin ağız tadı anne karnındayken programlanır. Bebeğin ileriki yaşlarında annenin hamilelikte yediği ve lezzetli bulduğu besinlere düşkün olduğu görülmektedir. Her bebek doğuştan üç tadı olumlu bulur; tatlıya eğilim birinci günden itibaren başlar, tuzluya düşkünlük dördüncü aydan itibaren, et ise altıncı aydan itibaren lezzetli gelmeye başlar. Doğduğu günden itibaren ekşi tat olgunlaşmamış yani yeterince besleyici olmayan besinlerin tadı olarak, acı ise zehirli olabilen besinler gibi olumsuz algılanır. Yağı algılayan reseptörler olmasa da yağ tadı olumlu algılanır. Yağ diğer tatların daha iyi algılanmasını sağlar, yani yenilenin lezzetini arttırır. Ağız tadı, yüksek enerji veren yiyeceklerin tercih edilmesini sağlar. Bir besin yenildikten sonra mide bulantısı ya da kusmaya yol açmışsa insanlarda bu besin uzun yıllar tiksinmeye yol açar. Özellikle çocukluk çağındaki olumsuz bir deneyim bazı besinlerin hayat boyu yenilmemesine neden olabilir.

Çocuklarda 18 ay-4 yaş arasında yeni besinlere ayak direme ve hep aynı tarzda beslenme dönemi görülür. Bu dönemde yeni tatlardan kaçınır, yani neofobi dönemi de denilir. 4-6. ay arasında bebekler ise tattırılan tüm besinleri kolaylıkla kabullenirler. Bundan dolayı 1,5 yaşına gelene kadar mümkün olduğu kadar farklı ve değişik besinler tattırın ve alıştırın.

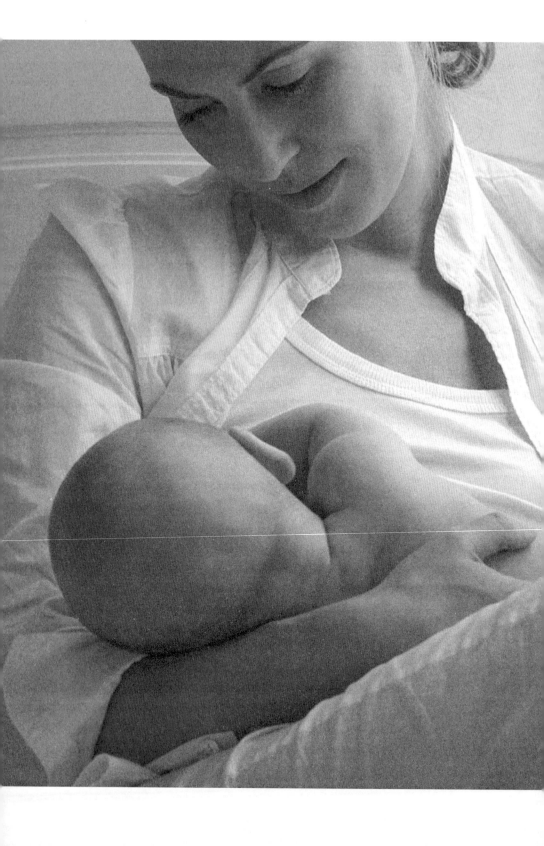

0-6. Ay Arası
Bebeklerde Beslenme

İlk 6 ay anne sütü bebeğin tüm besin ihtiyacını karşılar. Bebek ilk aylarda hemen hemen her gün neredeyse ağırlığının beşte biri kadar süt emer. Bu miktar erişkin olarak bizim günde on beş litre civarında süt içmemize denktir. Bebeğin sindirim sistemi sürekli çalışır: Bütün günü geğirerek, az miktarda kusarak, ıkınarak ve kaka yaparak, ardından yine beslenerek geçirir. Sonuçta ilk yılda doğum kilosunun üç katına çıkar.

ANNE SÜTÜ

Günümüzde ne yazık ki az sayıda bebek iki-üç aydan daha uzun süre yalnızca anne sütüyle beslenmektedir. Anne sütünün önemi ve avantajları daha iyi anlaşılırsa emzirme süresi uzar.

Anne sütünün çok yararlı ve en iyi beslenme şekli olduğunu bilinmesine karşın çoğu annenin aklına "Sütüm yeterli mi?" "Sütüm yeterince besleyici mi?" "Ek mama vermem gerekir mi?" gibi sorular gelir. Bu tür endişeler anneleri zaman zaman güvensizliğe sürükler, tereddütlere kapılıp emzirmeyi bırakmalarına neden olur. Yakın çevrelerinden, çocuk doktorlarından, hemşirelerinden yeterince destek ve bilgi alırlarsa bebeklerini daha güvenle emzirmeye devam ederler.

Doğumdan hemen sonra hem annenin hem de bebeğin içgüdüleri, refleksleri ve hormonların etkisiyle emzirme ve emzirilme işlevine hazırdır. Peki bu kadar doğal bir işlevi niçin öğrenmek gerekir? Tek başınıza olsaydınız bile içgüdülerinizle emzirmeyi öğrenirdiniz, ancak bazı bilgilerin yardımıyla öğrenme hiç kuşkusuz daha kolaydır, doğru yolda olduğunuzu bilmenizi, güvenle süt vermeye devam etmenizi ve yeterince süt salgılanmasını sağlar.

Neden Anne Sütü?

Yaşamın ilk yılında bebekler çok hızlı gelişir ve büyür. Bunu en iyi sağlayabilen besin tartışmasız anne sütüdür. İlk altı ay yalnız anne sütüyle beslemek, sonrasında da anne sütüne devam ederken diğer besinlere yavaş yavaş başlamak gerekir. İlk bir yıldan sonra emzirmeye ne kadar devam edileceği anne ve bebeğin ortak kararıdır. Bebekler anne sütünü ne kadar uzun süre alırlarsa sağlık açısından o kadar çok faydalanırlar. Araştırmalar eski insanların genelde 4 yaşına kadar emzirdiklerini göstermektedir.

Emzirme Kararı

Günümüzde anneler, bebeklerinin beslenmesinde anne sütüyle hazır mama arasında seçim yapabilme şansına sahiptir. Teknolojinin ilerlemesiyle hazır mamaların içerikleri ve besleyici değeri anne sütüne daha yakınlaştı. Ancak anne sütündeki büyümeyi ve hastalıklardan korunmayı sağlayan yararlı birçok madde mamalara eklenememektedir.

Bebeğinizi nasıl besleyeceğinize doğumdan önce karar vermelisiniz. Kişiliğiniz, yaşam tarzınız, eşiniz, arkadaşlarınız ve işiniz emzirmeye karar vermenizde önemli rol oynar. Doğum doktorundan emzirme konusunda olumlu bilgiler almak, hamile eğitim programlarına katılmak daha kolay karar vermenize yardımcı olur.

Kararınız ne olursa olsun anne sütü ve emzirmeyle ilgili yeterince bilgi sahibi olmanız önemlidir. Örneğin önce mamayla başlayıp sonradan anne sütüne dönmenin çok zor olduğu bilinirse ilk günlerde sık sık bebek emzirilir. Anne sütünün gelmesi ilk birkaç haftada arttırılamazsa süt giderek azalır ve kesilir. Doğumdan önce mamayla besleme kararı vermiş olsanız bile emzirmeyle başlayarak size uymazsa mamaya geçmeniz her zaman mümkündür. Doğumdan hemen sonra mamayla beslenmeye başlayan bebeğin aradan belli bir süre geçtikten sonra anne sütüne geri dönmesi zor olur. Emzirmek istiyorsanız, bebek emmeyi öğrenene kadar ve sütünüz artana kadar sabırlı olun. Anne sütü bebek doğar doğmaz mümkünse ilk yarım saatte verilmelidir. Doğumdan hemen sonra süt vermeye başlamak sütün gelmesi ve devam etmesi için önemlidir. Anne sütü vermeyi istiyorsanız doğum yapacağınız hastanede iyi bir başlangıç yapmanız için buradaki ebe ve çocuk doktorundan aşağıdakileri talep edin:

- Doğumdan hemen sonra, mümkünse daha doğumhanedeyken emzirmeyi isteyin. Emzirmeye başlamak için en ideal zaman ilk yarım saattir.
- Doktorunuz gerekli görmedikçe su, şekerli su ya da hazır mama verilmemesini söyleyin.
- Gece boyunca her ağladığında ve acıktığında emzirebileceğinizi belirtin.

Bebeğiniz bebek odası yerine yanınızda kalırsa her acıktığında hemen emzirebilirsiniz. Ayrıca ne sıklıkta acıktığını, nasıl sakinleştiğini gözlemleme ve danışabilme şansınız olur. Hastanedeki ilk iki gün aslında evde ilk bir-iki haftanın nasıl geçeceğini gösterir.

İlk emzirme girişiminizde, emzirme becerinizi geliştirmek için tecrübeli çocuk doktoru ya da ebelerden yardım isteyebilirsiniz. Hastanedeyken bebeğe günde en az 10-12 kez anne sütü vermeye çalışın.

Soru: Memelerimin sarkmasını istemediğim için emzirmeme kararı aldım. Sizce doğru mu?

Cevap: Emzirseniz de emzirmeseniz de zamanla yerçekimi nedeniyle memeleriniz sarkacaktır. Gebelikte ilk değişikliklerden biri de hormonların uyarısıyla memelerin büyümesidir. Meme şeklindeki değişiklikler büyük ölçüde doğum öncesi gerçekleşir. Hızlı kilo alıp vermek meme şekli ve boyutunu değiştirebilir. Doğum sonrası emzirme meme şeklini daha fazla etkilemez. Emzirme kesildikten sonra memedeki şekil bozukluğu belirgin hale gelir. İkinci doğum ve sonrasında daha çok değişiklik gözlenir.

Soru: Estetik amaçlı silikon meme protezi yaptırmıştım. Süt vermemde sorun yaratır mı?

Cevap: Meme dokusunu bozmayan yöntemlerle yapılmış ameliyatlar süt vermeyi engellemez. İmplantlardaki silikon anne sütüne geçmez.

Soru: Sütümün artması için çok süt içmem gerekir mi?

Cevap: Süt içmek bebeğinizin gazlanmasına ya da alerjiye yol açabilir. Süt yerine yoğurt, kefir, ayran, lor, peynir vb. süt ürünlerini tüketin. Sık sık emzirmeniz ve içtiğiniz sıvı miktarını artırmanız süt yapımını çoğaltır. Çeşitli çorbalar, et, yeşillik, sebze, yoğurt, taze sıkılmış meyve suları, bitki çayları, su, incir, dut, üzüm, kereviz, anason, balkabağı, çilek, rezene çayı, tere otu, dereotu, kıvırcık, boza ve sumak süt yapımını arttırır. Emziren annelerin günde ortalama iki-üç litre (10-12 su bardağı) sıvı içmeleri gerekmektedir.

Soru: Kız kardeşim yeni doğum yaptı ve sütü yok. Benzer şekilde annem de bizi emzirememiş. Acaba benim sütüm de az mı olacak?

Cevap: Süt üretimi açısından ailedeki kadınlar arasında benzerlik yoktur. Süt vermek genetik bir özellik değildir. Genetik yatkınlık olsa bile bu önlenebilir. Yeter ki siz endişelerinizden kurtulun ve daha şimdiden kendinizi emzirmeye hazırlayın. Daha çok iyi motive olmak, yeterince destek görmek ve bilinçli olmakla ilişkilidir. Doğumdan sonra geç emzirmek, sık sık süt vermemek süt yapımını azaltır. Emzirmedeki başarısızlığın en önemli nedeni sütüm yeterli değil, sütüm az bebeğim beslenemiyor korkusudur.

Soru: İlk bebeğimi sütüm yeterli olmadığı için emzirememiştim. Şimdi ikinciye hamileyim. Aynı sorunla karşılaşır mıyım?

Cevap: İlk bebeğin emzirilememiş olması ikincinin durumunu hiç belirlemez. İlk bebeğimde süt yetersizdi, şimdi aynı şey mi olacak endişesini atamazsanız ve sabırlı davranmayıp mama verirseniz süt yapımı azalır ve süt yetersizliği gerçek hale dönüşür. Normalde doğum sonrası süt yapma kapasiteniz en az iki bebeği besleyecek kadardır. Doğumdan en geç yarım saat sonra meme vermeye çalışırsanız ve ilk birkaç gün günde ortalama 10-20 kez süt verirseniz sütünüz kesinlikle artar. Bebeğiniz her ağladığında süt verin, ne kadar çok emerse uyarı artar ve süt yapımı da çoğalır.

Anne Sütünün Yararları

Anne sütü bebek birinci yaşa gelene kadar en ideal besindir. İnek sütü de yavrusu için en iyi besindir, insan yavrusuna uygun değildir. İlk altı ay boyunca bebeğin tüm gereksinimlerini karşılayabilen tek gıda anne sütüdür. Bebek ne kadar uzun süre anne sütü alırsa hem bebek hem de anneye o kadar faydalı olur.

Hazır bebek mamaları anne sütü bileşimine çok benzemekle birlikte anne sütünün yerine geçemezler. Anne sütünün birçok farklı yararları vardır. Sütünüz özel olarak sizin bebeğiniz için üretilir. İçeriği bebeğin ayına, mevsime, bulunduğunuz coğrafyaya göre değişir. İçerisinde bebeğinizin büyümesi ve gelişmesi için gerekli olan ve kolayca sindirilebilen besinler yeterli miktarda vardır. Anne sütü bebeğin organlarının iyi gelişebilmesi için bazı özel büyüme faktörleri içerir. Anne sütündeki protein parçacıkları daha küçük olduklarından hem sindirilmesi hem de bağırsaklardan emilimi daha kolaydır. Anne sütü hazır mamaya oranla daha kolay sindirildiğinden hazım sorunları, besin alerjisi olanlar ve prematüre bebekler için idealdir. Sağlıklı bebeklerin böbrek fonksiyonları ancak birinci yaşın sonuna doğru tam gelişmiş olur. Böbreklerinin henüz gelişmediği ilk altı ayda uygun olmayan besinlerin verilmesi böbrekleri yorarak işlevini aksatır. Anne sütündeki tuz, kalsiyum, fosfor gibi minerallerin oranları bebeğin henüz tam gelişmemiş böbreklerine yük getirmeyecek düzeydedir.

Anne sütündeki bazı maddeler bebeği enfeksiyonlara karşı korur. Anne sütüyle beslenen bebekler ilk yıl daha az hastalanırlar. Ortakulak ve akciğer enfeksiyonu, ishal, alerji, çeşitli parazit ve virüslere karşı daha iyi korunurlar. Ani beşik ölümü, kanser, şeker hastalığı, obezite, astım ve egzama anne sütü alanlarda daha az görülür. Anne sütünde bazı bakterilerin üremesini durduran çeşitli maddeler vardır. Bunlar oda ısısında açıkta bırakılan sütün dayanıklılık ve temiz kalma süresini uzatır. İnsan sütü oda ısısında 24-48 saat bozulmadan kalabilmektedir.

Doğumdan sonraki ilk günlerde gelen ağız sütü (kolostrum), bebeğin bağışıklık ve sindirim sistemini güçlendirir, enfeksiyonlardan korur. Ağız sütünün yerini başka hiçbir besin tutamaz. Bu nedenle doğumdan en geç yarım saat sonra bebeğin ağız sütüyle beslenmeye başlaması sağlığı için son derece önemlidir. İnsan sütündeki demir miktarı düşüktür. Ancak hazır mamalara oranla bebeğin bağırsaklarından daha iyi emilir ve kullanılır.

İnsan sütü kolesterol, taurin, nükleotidler gibi hazır mamaların çoğunda bulunmayan bazı besin maddelerini içerir. İçinde birçok enzim, hormon ve büyüme faktörleri de bulunur. Bunları kutu mamalarına eklemek mümkün değil. İnsan sütünde diğer besinlerde olmayan bebeğin göz ve beyin gelişimini tamamlamasına yardım eden bazı değerli yapıtaşları da bulunur. Bunlar bebeğin zekâsını ortalama 4 puan (IQ = zekâ katsayısı) arttırır. Bu oran bebeklik çağında öğrenilen ikinci bir dilin sağlayabileceği zekâ gelişimine eşittir.

Emme işlevi bebeğin diş ve çene yapısının düzgün gelişmesine yardımcı olur. Aynı zamanda alkali ortam yaratır.

Emzirme anne ile bebeğini fiziksel ve duygusal olarak çok yakınlaştırır. Anne-bebek arasındaki bağı güçlendirir. Emzirme hem anneyi hem de bebeği ruhsal doyuma ulaştırır. İlk bebeğini emzirmiş olan anneler daha sonraki bebeklerini de emzirmeyi tercih ederler. Anne sütüyle beslenen bebeklerin karnı doyarken diğer yandan yeterli oral uyarı da alırlar. Böylece emme ihtiyacını yeterince karşılamış olurlar. Temel güven duyusu tam bu zamanlarda gelişir. Emme ihtiyacının yeterince karşılanması güven duyusunun gelişmesi için önemlidir. Hem obeziteden hem de yetersiz beslenmeden korur. Anne sütüyle beslenen bebeklerde aşırı beslenme ve şişmanlığa daha az rastlanır. Emzirme başlangıcında sütün protein oranı yüksektir. Bitimine doğru yağ oranı artarak bebeğin doymasına ve tok kalmasına yardımcı olur. Hazır mamayla beslenen bebekler daha kilolu olurlar. Bu durum çoğunlukla biberonun dibinde kalan mamanın zorlamayla bebeğe yedirilmesinden kaynaklanır.

Emzirmenin Annelere Sağladığı Avantajlar

Anne sütü her zaman ve her yerde verilmeye uygundur. Bebeğiniz ağladığında hemen süt verebilirsiniz. Temiz ve uygun ısıdadır. Mama hazırlanmasındaki su kaynatma, biberon ve kapların yıkanması, sterilize edilmesi gibi işlemleri gerektirmez. Kullanıma hazır oluşu, ısıtılmaya gerek kalmaması, ek temiz su ve biberon taşımanızı gerektirmemesi seyahatlerde ve misafirlikte rahat etmenizi sağlar.

Anne sütüyle beslenme hazır mamayla beslenmeden çok daha ekonomiktir. Aile bütçesine ek masraf getirmez.

Emzirme esnasında salgılanan hormonlar bebeğe bağlanma ve annelik içgüdüsünü arttırır.

Gebelik boyunca genişleyen rahim, süt veren annelerde daha çabuk küçülerek normal boyutlarına döner. Dolayısıyla karnınız hızla eski formuna kavuşur. Emzirme, gebelikte vücutta biriken yağ dokusunu azaltarak annenin daha kolay kilo vermesini sağlar. Emziren anneler günde fazladan ortalama 500 kalori harcar. Ayrıca emzirme doğum sonrasında adetlerin tekrar başlama tarihini geciktirerek, doğum kontrolüne kısmen de olsa yardımcı olur. Emzirme meme ve yumurtalık kanseri gelişme riskini azaltır.

Emzirmenin Dezavantajları Nelerdir?

Anne sütünün bebek için olumsuz hiçbir yönü yoktur. Bebek her acıktığında ya da gece uyandığında besleyebilecek tek kişi anne olduğundan anneye biraz daha çok iş düşer. Yapılan çalışmalar formül mamanın satın alınması, hazırlanması, biberonların temizlenmesi gibi işlemlerin toplam süresinin en az anne sütü vermek kadar zaman aldığını göstermektedir. Anne sütü, hazır mamaya oranla hızlı sindirildiğinden, bebek daha çabuk ve sık acıkır. Emzirme annenin biraz yorulmasına neden olabilir. Emzirme nedeniyle evdeki diğer çocuk kendiyle ilgilenilmiyormuş ya da terk edilmiş gibi hissedebilir. Bazen sağılan anne sütünün baba ya da diğer kardeşler tarafından bebeğe verilmesi beslenme saatini diğer aile bireyleri için de ilgi çekici hale getirilebilir. Bebeğini mamayla besleyen annelerin içtikleri ilaca ve yediklerine dikkat etmeleri gerekmez. Bebeklerinin ne kadar mama aldığını hesaplayabilir, sütüm yeterli mi endişesine kapılmazlar.

Soru: Anne sütüyle beslenen bebeklerde bazı kimyasal maddelerin kanında yüksek miktarda çıktığını okudum. Anne sütü zararlı mı?

Cevap: Günlük hayatta sürekli kullanılan 2000 fazla kimyasal madde var. Süt veren annelerin yediklerine ve içtiklerine dikkat etmeleri önemlidir. Ancak bu kimyasal maddeler maalesef mamalarda da bulunmuştur. Anne sütü kesinlikle çok değerli bir besin, annenin biraz dikkat etmesi yeterlidir.

Soru: Yedi aylık hamileyim. Meme uçlarım içe çökük gibi. Bu süt vermemde sorun yaratır mı?

Cevap: Bebek emerken meme başını iyi kavrayamazsa sorun yaratabilir. Ancak meme ucu tüm hamilelik sürecinde gömük olsa bile bazen doğumdan sonra çıkabilir. Doğumdan bir-iki ay önce meme uçları çıkmamışsa günde bir-iki kez birkaç dakika meme ucunu çevirme ve çekiştirme egzersizleri yapılmalıdır. Meme ucu çıkmasa da doğumdan hemen sonra emzirilmeye başlanmalıdır. Bebek memeyi kavramakta güçlük yaşarsa silikon meme ucu kullanarak süt vermeyi deneyin.

Soru: Bebeğime anne sütü vererek büyütmek istiyorum. Memelerim küçük, hamileliğin sonlarına yaklaşmama rağmen pek de büyümediler. Sütüm az mı olacak?

Cevap: Meme büyüklüğü ve şeklini süt üretimiyle ilgisi olmayan yağ dokusu oranı belirler. Süt miktarı meme boyutuyla orantılı değildir. Küçük memeli kadınlar, büyük memeli kadınlar kadar süt üretebilir.

Soru: Doğumdan sonra çok kilo aldım. Süt verdiğim için diyet yapmıyorum. Spor yaparsam sütüm azalır mı?

Cevap: Daha fazla kilo almamak için şeker ve hamurişlerinden uzak durun. Lif alımını arttırmadan kilo vermek çok zordur. Bu nedenle bol miktarda sebze ve salata tüketin. Süt vermek spor yapmayı engellemez. Spor maraton koşmak gibi çok ağır yapılmadığı müddetçe sütü azaltmaz. Tersine emziren annelere egzersiz yapmaları önerilir. Hareket etmek tam tersine anne sütünü arttırır.

Soru: İki aylık bebeğimin çok gazı var. Etrafımdakiler benim sütümün yaramadığını söylüyorlar. Sizce birkaç gün mama vermeyi denemeli miyim?

Cevap: Bu söylenen tamamen yanlıştır. Çok gazlı bebekler için de en iyi beslenme seçeneği anne sütüdür. Her annenin sütü bebeğini besler. Üretilen süt kendi bebeğine yetecek miktar ve kalitededir. Diyetinizden baklagilleri, sütü, turp, lahana, soğan vb. gaz yapabilecek gıdaları çıkarın.

Soru: Son bir haftadır memelerimin eskisi gibi dolmadığını ve sütümde bir azalma olduğunu hissediyorum. Üç aydır emziriyorum, aniden ne oldu?

Cevap: Stres altında olmak, uykusuz kalmak, aşırı yorgunluk sütü azaltabilir. Bebeği sık sık emzirmemek, uzun süre emzirmemek de sütü azaltabilir. Böyle bir durumda yeterince dinlenmek ve sık sık emzirmek sütü tekrar arttırır.

Soru: Doktorum her öğünde her iki memeden de süt vermemi tavsiye etti. Benim bebeğim bir memeyi emdikten sonra uykuya dalıyor. Mümkün değil ikinci memeyi veremiyorum. Bir sorun olur mu?

Cevap: Süt yapımı iyice artıktan sonra bebeğiniz doyuyorsa tek meme verilebilir. Başlangıçta süt üretimi artana kadar her öğünde mümkünse her iki memenin de verilmesi önerilir. Tek meme verildiğinde bebek daha az süt alacağı için daha çabuk acıkabilir. Bir önceki öğünde sağ memeyle başlanmışsa bir sonraki öğünde solla başlanmalıdır. İlk memede emme süresi en az 20 dakika olmalıdır. İkinci memede ise süre bebeğe bırakılmalıdır. Yirmi dakikada ilk meme tama yakın boşalırken ikinci meme daha uzun emilse bile tam boşalmaz.

Soru: Sol göğsümden süt daha az geliyor. İki aylık olan bebeğim bu nedenle hep sağ memeyi tercih ediyor, solu hemen bırakıyor. Tek memeyle mama vermeden idare edebilir miyim? Solda sütü çoğaltabilir miyim?

Cevap: Başlangıçta her iki memede eşit miktarda süt üretilmiştir. Ancak bebeğiniz solda pozisyonunun daha rahatsız olması nedeniyle sol memeden yeterli ve uzun süre süt alamamıştır. Soldaki süt çoğalamadan giderek azalmıştır. Sol memede sütü arttırmak için sık sık sağın. Bebeğiniz her acıktığında tutmasa da önce sol memeden başlamaya çalışın. Sol memedeki süt artmazsa sağ meme tek başına yeterli olur.

Soru: İkiz bebeklerimi yalnız anne sütüyle besleyebilir miyim?

Cevap: Evet, ancak çok çabalamanız gerekir. Süt verme süreniz iki katına çıkacaktır.

Soru: İkiz bebeklerimden biri sürekli memede durmak istiyor ve başka şekilde sakinleşmiyor. Diğeri dolayısıyla daha az memede kalıyor ve çoğunlukla mamayla besleniyor. Bu ileride bir sorun yaratır mı?

Cevap: Daha az anne sütü alana haksızlık oluyor. Yardımla her ikisine aynı anda meme vermeyi deneyebilirsiniz. Memeleri ayırmak bir başka çözüm olabilir. Daha çok süt talep eden bebek kendi memesindeki sütü daha çok emdiği için arttırır.

Soru: Emzirirken, memelerim çatlamasın diye çatlak önleyici krem kullanabilir miyim? Aynı kremi karnımdaki doğum çatlaklarına kullanabilir miyim? Bunlar süte geçer mi?

Cevap: Çatlaklar ani genişleme sonucu derinin gerilmesiyle oluşurlar. Hormonların ve genlerin de payı vardır. Aşırı kilo almamak daha yararlıdır. Bu kremlerin yararı tartışmalıdır. Bunlar deriyi nemlendirmeye ve elastikiyetini korumaya bir parça yardım eder. Cildiniz kuruysa kremleri hamileyken kullanmaya başlamalısınız. Doğumdan sonra kullanmak zaten karında oluşmuş olan çatlakları düzeltmez. Memeler emzirirken de büyüyebildiği için deriyi nemlendirmek hâlâ işe yarayabilir. Çatlak giderici krem almak yerine herhangi bir yağlı nemlendirici krem de aynı işi görür.

Soru: Üç haftalık bebeğim çok gazlı. Yediklerime çok dikkat ediyorum, yine de bir şey değişmiyor. Diyetimde nelere dikkat etmeliyim?

Cevap: Çikolata ve süt tüketimini azaltın. Çikolata, kahve, soğan, sarmısak, yerelması, turp, lahana türleri, süt, baklagiller gibi bazı besinlerin bebekte gaz sancısına yol açabileceği bilinmekle birlikte, bunlarla beslenen birçok annenin bebeğinde gaz sorununun görülmediği de bir gerçektir. Bebeğinize dokunacağını düşündüğünüz özel bir besin mevcutsa anne sütüyle beslenme tam oturana kadar bu besinden kaçının. Anne sütüyle beslenme iyice oturduktan sonra bu besinleri deneme yanılma yöntemiyle tek tek deneyerek, besin alımından itibaren ilk 24 saat içinde bebeğinizde herhangi bir rahatsızlık gelişip gelişmediğini gözleyin.

Soru: Anne sütü veriyorum ve vejetaryenim. Sütümde sorun olur mu?

Cevap: Emziren anneler vejetaryen olsalar bile tercih ettikleri beslenme tarzıyla devam edebilirler. Sütünüzün kalitesi için yeterli miktarda ve kalitede protein almalısınız. Ayrıca omega$_3$, B$_{12}$, D vitamini ve demir almanız da gerekir.

Anne Sütü Nasıl Oluşur?

Memede yüzlerce süt üretme hücreleri vardır ve beyinden salgılanan prolaktin isimli hormonun kontrolü altındadır. Emzirme süreciyle prolaktin hormonu giderek artar. Kısaca anne sütü yapımını en iyi, sık emzirme arttırır. Memedeki süt boşaldıkça yerine yenisi gelir.

Hamilelik başlangıcından itibaren memeler büyüyerek süt vermeye hazırlanır. Gebeliğin dördüncü-beşinci ayından itibaren meme dokusunda süt üretimi başlar. Bu ilk süt koyu kıvamlı, yapışkan, sarı renkli bir sıvıdır. Doğumdan sonra ağız sütü (kolostrum) üretilmeye başlanır. İlk birkaç gün küçük miktarda üretilmesine karşın bebeğinizin alması gereken tek besindir. Çok değerli bir besin olan kolostrum olgun anne sütünden daha fazla miktarda protein, antikor, mineral içerir, yağ ve şeker miktarı ise daha azdır. Bebeğin bağışıklık sistemini güçlendirir ve gelişimini hızlandırır. Bazı anneler yaygın yanlış bir inanışla, doğumdan sonraki ilk birkaç gün sütüm henüz gelmedi ya da çok az diyerek, proteinlerden zengin ve bebeği enfeksiyonlara karşı yüksek koruma özelliği olan bu çok değerli sütü bebeklerine vermemektedirler. Oysa ilk gün öğün başına bir yemek kaşığı, ikinci gün ise öğün başına iki yemek kaşığı kolostrum bebeğe yeterli gelir. Süt vermeyecek annelerin bile ilk hafta ağız sütü vermeleri bebeklerinin sağlığı için çok yararlıdır. Doğumdan sonra beş-on gün içerisinde süt rengi giderek beyazlaşır. Kolostrumdan olgun süte geçiş döneminde anneler memelerinde dolgunluk hissetmeye başlarlar. Olgun anne sütü yapımı ikinci haftanın sonunda başlayarak emzirme kesilene kadar devam eder. Olgun süt inek sütünden daha sulu ve beyaz-mavi renkli görünür. Annenin günlük besinlerle aldığı sıvı, yağ, mineral, vitamin ve kalori miktarı, sütündeki bu maddelerin miktarını az da olsa etkiler. Sütün rengi, kıvamı ve kokusu annenin yediklerine bağlı olarak her gün değişebilir.

Soru: Bebeğim iki günlük oldu, ancak benim sütüm hâlâ gelmedi. Memelerim çok şişti ve acıyor. Bebek aç kalacak diye endişeleniyorum. Boş memeden emeceğine süt gelene kadar mama versem ne olur?

Cevap: İlk beş gün ağız sütü (kolostrum) gelir. Bu bebeğinizin ağzını ıslatacak kadardır. Bu az miktardaki süt inanılmaz değerlidir. Bu nedenle bebeğiniz uyanık oldukça miktara aldırmaksızın sık sık emzirmeye çalışın. Her ağladığında mutlaka süt verin. Sütün miktarının artması ve renginin beyazlaşması beşinci günden sonra olur. Süt yapımının artması için ilk günlerde günde 10-20 kez süt vermeniz gerekir. Sabırsız davranıp mama verirseniz, süt yapımı artacağına azalır, bebek zamanla aç kalacağı için muhtemelen mamayla beslemeye devam edersiniz. Ayrıca biberon ile memeden süt akış hızı farklıdır. Meme emmek için epey çaba harcamak gerekeceğinden bebek kolaylıkla biberonu tercih edebilir.

Süt Fışkırma Refleksi

Sütün salgılanması ve boşaltımı başta prolaktin ve oksitosin olmak üzere birçok hormonun denetimi altındadır. Bebek meme ucunu emerek uyardığı zaman, buradaki sinirlerden oluşan uyarılar beyine bu hormonların salgılanması için mesaj iletirler. Prolaktin hormonu süt yapımını arttırır, üretimin devam etmesini sağlar. Oksitosin ise meme ucuna açılan süt kanallarını kasarak sütü boşaltır. Buna süt fışkırma refleksi denir. Bu refleks sayesinde anne emzirmeye başlarken ya da bebeğini düşündüğünde, ağladığını duyduğunda göğsünden süt fışkırır ya da akar. Bebek bir memeyi emerken diğer memeden süt akması yine bu refleks nedeniyle olur. Memede yeterli süt olsa bile fışkırma refleksi yoksa bebeğin emmesi zorlaşır. Böyle bir durumda bebek emmeye başladığı zaman ağzına hemen anne sütü gelmez. Öyle ki bir süre boş meme emmek zorunda kalır. Sonunda bebek sabırsızlanarak memeyi bırakabilir.

İlk emzirme günlerinde bu refleks yeterince gelişmemiş olabilir. Tam olarak gelişmesi iki-üç haftayı bulabilir. Sık emzirme süt fışkırma refleksinin gelişmesine yardım eder. Aşırı yorgunluk ve stres ise işlevini aksatır. Refleksin yetersizliği durumunda uykunuza dikkat edin, bol sıvı alın, stresinizi azaltacak yöntemler bulun. Tamamen yok olması aşırı uykusuzluk çekiyorsunuz anlamına gelir, gece uyuyamadığınız süreyi mutlaka gündüz uyuyun. Yani gece toplam dört saat uyumuşsanız gündüz dört saat fazla uyuyarak uyku açığınızı kapatın. Bu refleksin yokluğu, aşırı yorulduğunuzu ve yakın çevrenizden bebeğin bakımı için daha çok yardıma gereksinim duyduğunuzu gösterir. Emziren annelerin, bebeklerini hazır mamayla besleyenlere oranla daha çok yardıma ihtiyacı olduğunu unutmayın. Emzirme tamamen oturduktan sonra bu refleks dış faktörlerden etkilenmemeye başlar.

Soru: Sütüm çok bol. Bir haftalık bebeğim göğsümü tam boşaltamıyor. Bir sonraki öğüne kadar memelerim iyice şişerek ağrı yapıyor. Ne yapmalıyım?

Cevap: Bebeğiniz emmeyi bitirdiğinde memeleriniz hâlâ doluysa pompayla sütü çekerek buzlukta saklayın. Meme ne kadar çok boşalırsa yerine yenisi yapılır. Memeler depo değildir, ne kadar çok boşaltırsanız süt yapımı artar. Memelerinizi dolu bırakırsanız süt yapımı azalır, süt kanallarında tıkanıklık oluşabilir.

Soru: Dört aylık bebeğimi yalnız anne sütüyle besliyorum. Memelerimin eskisi kadar dolu olmadığını hissediyorum. Ayrıca bende süt sızması ya da fışkırması yok. Acaba sütüm yeterli mi?

Cevap: Bebeğiniz günde en az beş kez çiş yapıyorsa, doktorunuz da kilo alımından memnunsa sütünüz yeterli demektir. Bazı annelerde süt sızması ya da fışkırması hiç olmamasına rağmen bebeklerini başarıyla emzirebilmektedirler. Bebeğiniz her ağladığında saat düzenine bakmaksızın meme verin.

Soru: Yeni doğum yaptım. Bebeğim yeterince emmiyor. Memelerim şişti, kızardı ve çok ağrıyor. Zaman zaman ateşim de çıkıyor. Ne önerirsiniz?

Cevap: Muhtemelen süt kanallarından biri tıkanmıştır. Sıcak banyo ya da sıcak kompres uyguladıktan sonra özellikle kızaran memeden sık sık emzirmeye çalışın. Emzirme sonrası sık sık pompayla arta kalan sütü boşaltmaya çalışın. Ağrı ve ateşiniz varsa parasetamol içebilirsiniz. Kızarıklık 24 saatte düzelmezse doktorunuzla konuşarak antibiyotik kullanmaya başlayabilirsiniz. Buna rağmen geçmezse doktorunuza gitmelisiniz.

Soru: Yeni doğum yaptım. Meme ucum hiç çıkmadı. Bebeğim meme tutmakta zorluk çekiyor. Buna rağmen emzirebilir miyim?

Cevap: Zor olsa da zamanla bebeğiniz emmeyi öğrenebilir. Meme ucu bebek emdikçe çıkabilir. Bu esnada süt yapımının azalmaması için meme ucunun yerini tutacak silikon meme ucu kullanabilirsiniz. Süt yapımını artırmak için sık sık pompayla sütünüzü çekin. Çektiğiniz sütü bebeğe sizin dışınızda biri biberonla verebilir. Memeyi pompayla boşaltmak süt yapımını artırmasa bile en azından devam etmesini sağlar.

Biberonla Takviye Mama

Emzirme kararı almışsanız, doktorunuz gerekli görmedikçe ilk dört-altı hafta bebeğinize biberonla takviye mama vermeyin. Bebeğin biberonla ek mama alması anne sütünü azaltır. Süt yapımı, bebeğin annesinin memelerini boşaltmasıyla orantılıdır. Yani bebek ne kadar çok emerse yerine o kadar çok süt üretilir. Takviye mamalar bebeğin memeden emme süresini azaltacağından o memedeki süt yapımını verilen biberondaki miktar kadar azaltır. Takviye mama vermektense birkaç gün bebeği sık sık emzirerek aşırı emme ihtiyacını karşılamak süt miktarının ihtiyacını karşılayacak şekilde artmasını sağlar.

Emzirmeye Başlamak

Bebek daha anne karnındayken parmağını, elini hatta ayağını emerek ilk emme alıştırmalarını yapar. Doğduğu zaman emmeye hazırdır. Hem bebek hem de sizin açınızdan, emzirmeye başlamak için en uygun zaman doğumdan sonraki ilk yarım saattir. İlk emzirme doğumdan sonra olabildiğince en kısa zamanda hatta doğum odasında bile gerçekleştirilebilir. Bebek doğar doğmaz annenin karnının üzerine konarak yavaş yavaş memeye alınır.

Doğumdan sonraki ilk yarım saatte beslenen bebeklerin içgüdüyle meme başını daha iyi kavradıkları ve emmeye başladıkları bilinmektedir. Doğumda yorulan ve hırpalanan bebek doğumdan hemen sonra bir süre uyanık kalır ve acıkarak emmek ister. Meme emmek, doğumda yaşadıkları travmayı daha kolay atlatmalarına, rahatlamalarına olanak sağlar. Rahatlayarak derin uykuya dalan bebek üç-dört saat sonra uyanır. İkinci emzirmede bebeğin başını memeye yaklaştırın, meme ucunu yanağına ya da çenesine değdirerek arama refleksini uyararak bebeğin ağzını açmasına ve memeye yönelmesine yardım edin. Bebeğin iyi emebilmesi için meme başını tamamen ağzına sokmak gerekir. Meme başını kavrayabilmesi için parmaklarınızla meme başının gerisinden tutmalısınız. Bebek ilk birkaç denemede emmekten çok ağız içinde meme ucuyla oynar. Diş etleri, damağı ve dilinin yardımıyla vakum etkisi yaratmayı hemen beceremez. Ancak kısa sürede doğru emmeyi öğrenir. Oysa biberonla beslenmek bebek için çok daha kolaydır, çene hareketleri tek başına mamayı boşaltmak için yeterlidir. Bu nedenle biberonla şekerli su ya da mama verirseniz emzirmek büyük sorun yaratabilir. Biberonla beslenen bebekler dilleri ve yumuşak damağıyla vakum oluşturmadan yalnızca çene hareketleriyle emmeye çalışırlar. Bebek dilini de kullanmayı öğrenene kadar uğraşmak gerekir.

İlk birkaç emzirme başarısız olabilir, bebek aşırı ağlayabilir, uykuya dalabilir, ağzındakileri yutmayabilir ya da nasıl emmesi gerektiğini bilmeyebilir. Hiçbir şekilde moralinizi bozmayın. Emzirme en doğal yöntem olmasına karşın emzirme ve emmenin, anne ile bebeğin beraber öğrendiği bir süreç olduğu unutulmamalıdır. Anne ve bebeğin öğrenmesi ve deneyim kazanması haftalar sürebilir.

Derin uyuyan ya da vaktinin büyük kısmını uykuda geçiren bebeğinizi emzirmek için uyandırmanız gerekirse en iyi yöntem altını değiştirmektir. Hâlâ uyanmıyorsa üzerindeki giysileri de çıkarın. Sırtını sıvazlamak, başını okşamak, konuşmak, gaz çıkarır gibi sırtına hafifçe vurmak da işe yarayabilir.

Sezaryen, zor doğum ya da benzeri bir nedenle hemen emziremezseniz üzülmeyin. İlk 24 saat içerisinde emzirmeye gecikerek de olsa başlamış olmak önemli bir sorun yaratmaz. Ağır doğum ya da ameliyat sonrası kendinizi rahat ve konforlu hissettiğinizde hemen emzirmeye başlayın. Süt vermeden önce her seferinde elinizi yıkayın. Emzirme esnasında hem sizin hem de bebeğinizin çok rahat bir pozisyonda olması gerekir. Etrafınızda sırtınızı dayayabileceğiniz ya da gerektiğinde bebeğinizin altına yerleştirebileceğiniz yastıklar olmalıdır. Yatakta oturarak emzireceksiniz dizinizin altına yastıklar yerleştirerek rahat bir pozisyon alın. Bebeğinize pozisyon verebilmek için çevrenizdekilerden ya da hemşireden yardım isteyin. Bazı anneler yalnızken daha rahat emzirebilirler. Doğum sonrası bebek ile annenin aynı odada kalması emzirmenin devamı için önemlidir.

Soru: Yeni doğum yaptım. Emzirmeye başladığımda her seferinde karnıma şiddetli ağrılar ve kramplar saplanıyor. Bu ne zaman düzelecek?

Cevap: İlk haftalarda her emzirme sonrası süt verme krampları gözlenebilir. Nedeni emzirmenin rahimi kasan ve eski haline gelmesini sağlayan hormonları salgılatmasıdır. Süt vermeden önce idrarınızı yaparsanız boş mesaneyle bu kramplar daha az olur. Bacaklarınızı kıvırarak yogadaki gibi oturma pozisyonunda süt vermek ağrınızı azaltır. Çok ağrınız olduğunda ağrı kesici alabilirsiniz.

Emzirmenin Altın Kuralları

• Bebeğinizi emzirirken huzurlu bir ortamda bulunmalı, kasılmadan, yorulmadan rahat bir pozisyon almalısınız.

• Bebeğinizi başı hafifçe yukarıda olacak şekilde bir kolunuzla tutarak kucağınıza alın.

• Bebek emerken, meme ucunuzun tamamı ve aerola olarak adlandırılan meme ucu etrafındaki koyu renkli halkanın büyük bir kısmı bebeğin ağzı içinde olmalıdır. Bebek emerken, serbest olan elinizin başparmağı aerolanın üzerinde diğer parmaklar ise altta olacak şekilde sıkın. Bir yandan sıkarken memeyi hafifçe sıvazlayın. Böylelikle süt kanalcıklarında biriken sütün akımını kolaylaştırırsınız.

• Emzirme sırasında bebeğinizin burnundan rahat nefes alıp verebileceği pozisyonları seçin. Emerken burun deliklerinin meme tarafından kapatılmamasına özen gösterin.

• Emzirme işleminin sonunda, bebeğinizi memeden ayırırken birdenbire çekmeyin. Aksi halde meme başınız hasara uğrayabilir. Bunu önlemek için küçük parmağınızı bebeğin ağzına sokarak olumsuz basıncı ortadan kaldırın, meme başı rahatlıkla bebeğin ağzından çıkar.

• Günlük sıvı alımını arttırın. Dengeli beslenmeye çalışın.

• Meme uçlarınızı yalnız suyla temizleyin. Meme uçlarınızı sıkça açık bırakın, havayla temas edip kurumalarına olanak tanıyın.

• Bebeğiniz yeterli miktarda süt alıyorsa günde en az beş-altı kez bezini ıslatması gerekir. Anne sütünün yeterli olup olmadığı bebeğin ağırlık artışıyla da takip edilir.

• Olanak buldukça uyumaya ve iyi dinlenmeye çalışın.

Bebeği Emzirirken Dikkat Edilecekler

• Memenizin ucuyla bebeğin yanağına dokunarak arama refleksini uyararak bebeğin meme başını bulmasına yardım edin.

• Bebeğiniz emerken alt dudağını aşağı çekerek ağız içine bakın. İki dudağının arasında dili ve üzerinde meme ucu bulanmalıdır. Böyle değilse büyük olasılıkla bebek kendi dilini emiyordur. İşaret parmağınızla çenesine hafifçe basarak aşağı doğru itin, parmağınızla meme ucunuzu bebeğin dilinin tam üzerine yerleştirerek emzirmeyi sürdürün. Bebeğiniz doğru emmeye başlayana kadar bu işleme devam edin.

- Bebeğiniz memeyle beraber alt dudağını da emiyorsa alt dudağını çekerek düzeltin ya da emzirmeyi sonlandırıp tekrar başlayın.
- Meme ucunuz aşağı dönükse, bebeğin ağzına düz girebilmesi için meme ucu üstünden baskı yapın.
- Bebeğiniz emerken çenesiyle çiğneme hareketleri yapıyorsa, işaret parmağınızla çenesini çiğnemeyi engelleyecek kadar aşağı doğru bastırmanız gerekir.
- Nasıl emdiğini kontrol etmek için elinizi yıkadıktan sonra, tırnak kısmı bebeğinizin diline gelecek şekilde işaret parmağınızı bebeğin ağzına sokun. Bebeğiniz iyi emiyorsa parmağınızı dili ve yumuşak damağı arasında iyice kavrayarak ritmik hareketlerle emdiğini ve parmağınızın boğazının arkasına doğru çekildiğini hissedersiniz.
- Çok heyecanlıysa sık sık memeyi kaçırabilir, emmeye devam etmesi için bebeğinizi rahatlatmanız gerekir.
- Bebeğiniz sütü çok hızlı yutarsa beraberinde fazla hava da yutabilir. Bu durumda midesinde yer açabilmek için gazının daha sık çıkarılması gerekir.
- Bazı bebekler emmeye başladıklarında hemen süt gelmezse ağlarlar. Bu durumda emzirmeye başlarken elle biraz süt boşaltılması yararlı olacaktır.

Emzirme Pozisyonları

Hangi pozisyonu seçerseniz seçin, bebeğinizin yalnızca kafasının değil tüm vücudunun size dönük olması gerekir. Bebeğinizin rahat edeceği, ağız-meme temasının engellenmediği bir pozisyon verin.

Doğumdan hemen sonra anneler bebekle yüz yüze olacak şekilde yan yatarak emzirmeyi daha rahat bulurlar. Bebeğinizin ağzı meme ucunuza yakın olmalıdır. Yan yatarken hem sizin hem de bebeğin baş ve sırtını desteklemek için yastıklardan yararlanabilirsiniz. Oturarak emziriyorsanız yine bebeğin altına yerleştireceğiniz yastıklar daha rahat etmenize ve yorulmamanıza yardımcı olacaktır.

Diğer bir pozisyon ise bebeğinizi kucağa almadan kalçanızın üzerinde koyacağınız yastığa yandan yatırmaktır. Bebeğin vücudunu ve bacaklarını kolunuzla destekleyin. Elinizle başını futbol topunu tutar gibi memeye yaklaştırın. Bu pozisyon özellikle sezaryenli annelerde, kilosu az olan ya da emerken hemen uykuya dalan bebeklerde önerilir.

En yaygın tercih edilen pozisyon kucakta emzirmedir. Bebeğinizin vücudunu yana doğru çevirerek kolunuzla sırtını, kafasını ve başını destekleyin. Yüzünü meme ucunuza bakacak şekilde tutun. Serbest elinizle baş parmağınız yukarıda diğer parmaklarınız aşağıda olacak şekilde meme başını tutarak bebeğin yanağına ya da dudaklarına değdirin. Bebek arama refleksiyle ağzını açar açmaz başını meme ucunuza doğru itin. Burada önemli olan memeyi bebeğe doğru değil, bebeği memeye doğru itmenizdir. Bebek meme ucunu dudakları arasına alarak memeye yapışır.

Normal emme mekanizması şunları içerir:

1. Meme ucunun tamamının ve etrafındaki koyu kısmın da en az 4-6 cm'lik bölümünün emilmeye başlanması,
2. Önce besinsel olmayan hızlı emme ve meme ucunun uyarılmasıyla ilk süt boşalması (süt fışkırma refleksi),
3. Meme ucunun dil ve diş etlerinin yardımıyla damak üzerinde sıkıştırılmasıyla vakum yaratılması,
4. Yaklaşık saniyede bir yavaş emme-yutma ritmi oluşturarak süt kanallarındaki sütün boşaltılması.

Bebek emmeye başlayınca çenesinin hareketlerini meme ucunuzda hissedersiniz. Bebeğin emdiği sütleri yuttuğunu boynundaki yutkunma hareketlerine bakarak anlayabilirsiniz. Emzirirken rahimde kramplar hissetmeniz, süt fışkırması ya da sızması, yutma sesi, bebeğin doyarak tekrar uykuya dalması iyi emdiğini gösterir. Emzirirken bebeğinizin burun deliklerinin memenize değmesini, memenizin o bölgesine parmağınızla baskı uygulayarak engelleyin. Bu şekilde burundan hava almasını kolaylaştırın.

Bebeğin doğru emebilmesi için koyu kısım dahil tüm meme ucunun ağzının içinde olması gerekir. Bebek bu şekilde dudaklarını, diş etlerini ve dilini kullanarak daha iyi emer, süt akımı kolaylaşır, meme ucu hasarı daha az gelişir. Doğru emzirme, süt birikimiyle oluşan ağrılı meme gerginliklerini engellediği gibi süt yapımını da arttırır. Emzirdiğiniz pozisyon rahat değilse emzirmeyi kesip rahat bir pozisyon alın ve tekrar başlayın.

İlk memede en az 20 dakika, ikinci memede 8-10 dakikalık emme süresi yeterli süt sağlar. Her öğünde her iki memeyi vermek hem annenin beslenme aralarında rahat etmesini, hem de bebeğin daha çok süt almasını sağlar. Üstelik süt yapımını da arttırır. Her seferinde ilk verdiğiniz memeyi değiştirin; önce solla başlamışsanız bir sonraki sefer sağ meme ile başlayın. Çünkü bebek ilk memeyi daha iyi boşaltır. Bebeği memeden ani çekerseniz canınız acıyabilir, meme ucunuzda çatlaklar oluşabilir. Bunu önlemek için bebeği memeden çekmeden önce dudaklarının kenarından ağzına parmağınızı sokun. Böylece emmesi kesilen bebeği hiç zorlamadan memeden uzaklaştırabilirsiniz.

Bebeğin Emme Tarzı

Doğumdan sonra ilk birkaç haftadaki emme tarzlarına göre bebeklerin kabaca beş gruba ayrıldığı belirlenmiştir. Bebeğinizin emme tarzının nasıl olduğunu anlayabilirseniz ne zaman acıktığını ne zaman doyduğunu ne kadar süre ve ne sıklıkta emmesi gerektiğini daha kolay çözebilirsiniz.

Enerjik ve hızlılar: Memeye ilk konuldukları andan itibaren 10-20 dakika hiç durmadan şiddetli emerler. Bazen emerken ısırarak canınızı acıtabilirler. Ancak zamanla daha nazik olmayı öğrenirler.

Sık dinlenenler: Birkaç dakika emdikten sonra birkaç dakika dinlenirler. Bazı bebekler memede uykuya dalar, yarım saat uyuduktan sonra kaldıkları yerden devam ederler. Yapılacak işleri olan anne acele etmeye çalışsa bile, bu tarzda emen bebekler acele emmeyi öğrenemezler. Böyle bebeklerde emmenin uzun süreceği bilinerek kabullenilmeli ve emzirme süresi bebeğe bırakılmalıdır.

Ağız tadına düşkün olanlar: İlk birkaç dakika memeyle oynayarak sütün tadına bakarlar. Eğer acele edilirse ağlayarak tepkilerini gösterirler. En iyi çözüm sabırlı olmaktır. Birkaç dakika memeyle ağızlarında oynadıktan sonra iyi emmeye başlarlar.

Heyecanlılar: Emmeye başladıktan sonra memeyi ağızlarından kaçırarak yaygarayı kopartırlar. Bu bebekleri aynı öğünde birçok kez sakinleştirerek tekrar emzirmeye başlamak gerekebilir. Böyle bir bebeği emzirmenin püf noktası, bebeğin çok acıkmadan ve uykudan uyanır uyanmaz beslenmesidir. Bebek ağlarken memenizden aşırı süt geliyorsa yutamayabilir, boğulur gibi olabilir. Bu durumda biraz süt sağdıktan sonra emzirmeye başlanmalıdır.

İlgisizler: Süt yapımı artana kadar ilk birkaç gün memeyle hiç ilgilenmezler. Bebeği zorlamak işe yaramaz. Bu gruptaki bebeklere biberonla hazır mama ya da su verilirse bir daha hiç meme emmezler. En iyi çözüm emmeye başlamalarını beklemektir. Bir kere emmeye başladıkları zaman sonrasında devam ederler. Böyle bir bebeğiniz varsa emzirmekten kesinlikle vazgeçmeyin. Ten teması için bebeğinizi sık sık karnınızın üzerine ya da memenize çıplak olarak yatırmak işe yaraya- bilir. Bebek uyanıkken ve ağzıyla meme aranma hareketleri yaparken memeye konulmalıdır. Bebek emmeye başlayana kadar sütünüzü sa- ğın ya da elektrikli pompayla boşaltın. Benzer sorunlar yaşayan anne- lerle konuşarak rahatlayabilirsiniz.

Bebeğin Gazının Çıkarılması

Bebekler emerken bir miktar hava yutarlar. Bir memeden diğerine geçilirken gazı çıkarılırsa bebeğin midesinde daha çok yer açılacağın- dan ikinci memeden daha fazla emebilecektir. Beslenme bitiminde gaz tekrar çıkarılmalıdır. Anne sütüyle beslenen bebekler genellikle hazır mamayla beslenenlere oranla daha az hava yutarlar. Hazır mamayla beslenen bebeklerde her 90 cc bitiminde gaz çıkarılmalıdır. Örneğin bebeğin 180 cc bitirdiği bir öğünde en az iki kez gazı çıkarılmalıdır.

Emzirme Sıklığı

Emzirme sıklığı bebekten bebeğe farklılık gösterir. Emzirme sıklı- ğı bebeğin ihtiyacına göre iki saatte bir ile dört saatte bir arasında de- ğişebilir. Bunu doktorlar ya da anne değil bebeğin kendisi ayarlamalı- dır. Doğal olanı bebek istedikçe meme vermektir. Anne sütüyle besle- nen bebekler mamayla beslenenlere oranla daha sık acıkırlar. En doğ- rusu bebek daha ağlamadan ilk acıkma işaretlerini verdiği zaman bes- lemektir. Bebek acıktığı zaman uyanır, elini ağzına götürerek emmeye ve yalanmaya başlar. Biraz daha büyük bebekler memeye uzanmaya çalışırlar. İlk dört ay saate bakmadan bebeğin acıkma sıklığına göre süt vermek en idealidir. İlk iki hafta bebeğiniz her ağladığında mutlaka em- zirin. İlk iki hafta günde 10-20 kez emzirilmesi normaldir. Bunun nede- ni bebeğinizin aç olmasından çok henüz miktarı çok az olan anne sü- tünü artırmaya çalışmaktır. Böylelikle süt miktarı artar. Bebeğiniz üçün- cü haftada yeterli kilo almışsa beslenme aralarını en az iki saat tutma- ya başlayın. Gündüz iki saatten daha sık aralarla beslenen bebek bunu bir alışkanlık haline getirir, gece boyunca da aynı alışkanlığını sürdüre- bilir. Bebeğiniz hızlı büyüme dönemindeyse birkaç gün neredeyse sa- at başı emmek isteyebilir. Hızlı büyüme dönemleri hariç ikinci-üçüncü ayda emzirme sıklığını iki saatten daha az olmama koşuluyla bebeğinizin acıkma sıklığına göre düzenleyin. Beslenmeyi gece boyunca da sürdürün. Bazı bebekler ilk haftalarda çok uyurlar. Bu durumda gündüz üç saatte bir altını açarak uyandırmak ve beslemek gerekir. Bebeğiniz yeterli kilo alıyorsa gündüz en az altı kez beslenmişse bütün gece uyumasına izin verebilirsiniz. Gündüz bazen iki saat gibi kısa aralarla emzirmenize rağmen memelerinizde ağrılı süt birikimi gelişebilir. Böyle bir durumda sütünüzü elle sağarak ya da pompa ile boşaltıp buzdolabında saklayın. Boşaltmadığınız takdirde süt yapımı azalabilir.

İlk birkaç hafta en az üç saatte bir (günde ortalama 8-12 kez) emzirilen bebeklerin daha iyi kilo aldıkları ve geliştikleri bilinmektedir. Süt üretiminiz arttıkça, bebeğin emme kapasitesi geliştikçe, midesi büyüdükçe beslenme aralarındaki süre giderek uzar. Ancak bazı bebekler büyümelerine rağmen sık sık ve az miktarda beslenmeyi tercih edebilirler. Süt vermeye devam etmek istiyorsanız bu durumda yine bebeğe uymak gerekir.

İlk günlerde bebeği sıkça emzirme anne sütünü en çok arttıran uyarandır. Sık beslenme bebeklerin çoğunda gözlenen sarılığın da azalmasına yardımcı olur. İlk birkaç hafta anne sütü yeterli düzeye ulaşana kadar çocuk doktorunuzun önerisi dışında bebeğe hazır mama, su ya da şekerli su vermekten kaçının. Süt miktarının yeterli düzeye ulaşması için ilk iki hafta bebeğe emzik de vermeyin. Bu dönemde bebeğin açlık dışındaki emme ihtiyacını karşılamak için emzik yerine anne memesi verilirse süt yapımı artar.

İdeal Emme Süresi

Her bebeğin emme süresi farklıdır. Kimi bebekler tek meme emerek doyar. Bazı öğünlerde bebek doymamışsa her iki meme de verilmelidir. Her emzirmede ilk verilen meme değiştirilmeli ya da daha dolu olan memeden başlanmalıdır. İlk memede bebek istediği kadar tutularak memenin tamamen boşalması sağlanmalıdır. Bebek memede uzun kalırsa daha çok kalori ve yağ alır, daha iyi doyar. İyi emdiği zaman emmeyi aniden bırakır. Kilo alamayan bebekleri daha sık emzirmek ya da her öğünde her iki memeyi de vermek gerekir. İki meme arasında uyuya kalırsa altını değiştirip gazını çıkarırsanız genellikle bebek uyanır. Emzirme süreniz ilk haftalarda toplam yarım saat civarında olmalıdır. Dördüncü haftadan itibaren aceleniz olduğunda her iki memeden onar dakikalık emzirme süresi yeterli olur. Çünkü on dakika içerisinde memenizdeki sütün çoğunu boşaltır. İlk ay çok aceleniz olsa bile emzirme süresini yirmi dakikadan kısa tutmamaya çalışın. Kısa tutulan emzirme süreleri bebeğin daha çok acıkmasına, sık aralarla beslenme alışkanlığının gelişmesine ve gece boyunca sık sık uyanmasına neden olur. Bebek bazı öğünlerde uykuya dalabilmek için kısa emmeye, bazı öğünlerde ise acıktığı için uzun emmeye başlar. Bebeğiniz saat başı beslenmeye başlarsa "Anne sütü yeterli mi?" "İyi kilo alıyor mu?" diye doktorunuza başvurmalısınız. Hızlı büyüme dönemlerinde bebekler saat başı emebilirler. Bu dönemde bebeğin kilosu gözle görülür şekilde artar.

Bebek iyi kilo almışsa, süt yapımı yeterliyse emziğe başlanabilir. Aksi takdirde emziğe erken başlamanın anne sütü yapımını azalttığı bilinmektedir.

Soru: Üç haftalık bebeğimi yalnızca anne sütüyle besliyorum. Bebeğim ağladıkça aynı öğünde her iki memeden de süt veriyorum. Bir yazıda her emzirmede tek meme verilmesinin daha az gaz sancısına yol açtığını okudum. Sizce doğru mu?

Cevap: Bir öğünde tek memeden uzun süreyle emzirince sonlara doğru sütün yağ miktarı artacağından bebek aynı öğünde her iki memeden emmeye oranla daha çok yağ daha az laktoz alır. Ancak bunun gazına iyi gelip gelmeyeceğini denemeden anlayamazsınız.

Sütüm Yeterli mi?

Doğumdan sonraki ilk üç-beş gün içerisinde bebek doğum ağırlığının yüzde 5-10'nu kaybeder. Yeterli anne sütü alıyorsa 10-14. günler arasında tekrar doğum kilosuna ulaşır. Bebek 14. günde hâlâ doğum kilosunu yakalayamamışsa bebeğin genel durumuna göre anne sütü artana kadar ek mama vermeden bir hafta daha beklenebilir. Anne sütüyle beslenen bebeklerin ikinci haftada çocuk doktoru tarafından değerlendirilmeleri önemlidir. Yeterli anne sütü alan bebeklerin ilk üç ay haftada ortalama 200-250 gr almaları beklenir.

Bebeğiniz ilk ay günde en az altı kez idrarını ve bir-iki kez kakasını yapıyorsa, yeterince besleniyor demektir. Birinci aydan sonra kaka sayısı azalabilir, neredeyse gün aşırı olabilir. Ayrıca süt fışkırma refleksinin varlığı sütünüzün yeterli olduğunu gösterir.

İlk ay yeterince beslenemeyen bebekler çabuk yorularak uzun uyuyabilirler. İlk ay bebeğiniz günde toplam yirmi saatten fazla uyuyorsa, her seferinde dört saatten daha uzun uyuyorsa, yeterli kilo alıp almadığını kontrol etmek için çocuk doktorunuza gitmelisiniz.

Doğum sonrası ilk günlerde memelerde öğün başına 15 cc süt yapılırken bu miktar birinci haftanın sonuna doğru 30 cc'ye, ay sonunda ise 180 cc'ye çıkar. Birinci aydan sonra bebeğin ihtiyacı oranında öğün başına 300 cc'ye yakın süt üretilebilir. İlk altı ayda en sıcak yörelerde yaşayan bebeklerin bile anne sütü dışında ek suya gereksinimleri yoktur. Ancak aşırı kusma, ishal, ateş gibi su kaybının olduğu durumlarda su vermek gerekebilir.

Yeterli Kilo Alamayan Bebekler

Üç haftalık bebeğiniz hâlâ doğum kilosunu yakalayamamışsa ya da başlarda kilo aldığı halde sonradan kilo alımı durursa genel durumu çok iyi görünse bile mutlaka bir çocuk doktoru tarafından değerlendirilmelidir. Çünkü bebeğiniz ya hastadır ya da yeterli anne sütü alamıyordur. Bebeğiniz hasta değilse aşağıdaki noktalara dikkat etmek koşuluyla mama vermeye başlamadan bir hafta daha bekleyebilirsiniz:

- Bebeğiniz gündüzleri uzun uyuyarak 3-4 saatte bir emiyorsa, uykusu derin olsa bile saat başı ya da en azından her iki saatte bir uyandırarak emzirin. Bebeğiniz acıktığını ağlayarak belli etmiyorsa ya da emmeyle ilgilenmiyorsa bile gündüz saat başı ya da her iki saatte bir emzirmeye çalışın.
- Bebeğiniz sekiz haftadan küçük ve geceleri 6 saatten uzun uyuyorsa gece boyunca 4 saatte bir uyandırarak emzirin.
- Normalde yarım saat olan emzirme süresini kilo alamayan bebeklerde 1 saate uzatabilirsiniz.
- Bebeğiniz her emzirmede tek memeden emiyorsa her ikisinden de emzirmeye başlamalısınız. İlk memeden sonra uyumaya başlarsa gazını çıkararak midesinde yer açın. Gaz çıkarırken uyanmazsa altını değiştirerek uyandırmaya çalışın. İkinci memeden vermekle hem bebeğin aldığı sütü hem de süt yapımını artırmış olursunuz.

Yukarıdaki önerilere karşın bebeğiniz dört-beş günde hâlâ kilo almamışsa farklı bir yöntem deneyebilirsiniz. Plastik torba içine konulmuş hazır mamayı, memenin üzerine plasterle yapıştırılan ince bir tüpten meme ucuna verirseniz, bebeğiniz meme ucundan emerken hazır mamayla beraber anne sütü de almış olur. Aynı zamanda süt yapımı da uyarılır.

Soru: İki haftalık bebeğim sürekli uyuyor. Hiç ağlamıyor. Uyandırmakta çok zorluk çekiyorum. Sanki rengi de sarardı. Neden acaba?

Cevap: Bebeğiniz muhtemelen yeterince beslenmiyordur. Çok uyuması yorulmasından ve sarılığının artmasından dolayı olabilir. Her iki saatte bir altını değiştirerek uyandırmaya ve süt vermeye çalışın. 24 saatte durumunda bir değişiklik olmazsa doktora götürmelisiniz.

Soru: İki haftalık bebeğim sürekli ağlıyor. Sakinleştirmekte ve uyutmakta güçlük çekiyorum. Yatağına bıraktığım anda uyanıyor. Sizce doymuyor olabilir mi?

Cevap: Tam doymadığı için uyuyamıyor olabilir. Daha sık ve uzun emzirerek sütünüzü artırmaya çalışın. Buna rağmen uyuyamıyor ve ağlıyorsa ek mama vermeyi deneyebilirsiniz.

Bebeğin Emme İhtiyacının Artması, Boş Memeler

Bazen anneler süt rengi ve kıvamına bakarak veya memelerini dolu hissetmeyerek bebeklerinin yeterince beslenemediği duygusuna kapılırlar. Ancak süt kıvamı ve rengi içerdiği besin miktarıyla ilgisizdir. Süt kıvamı çoğu zaman çok sulu gibi gözükebilir. Süt rengi ve kıvamı anneden anneye de farklılık gösterir. Bazen anneler memelerinin yeterince dolmadığını hissederek bebeklerinin boş meme emdiğini düşünürler. Bu duygu çoğu zaman gerçeği yansıtmaz.

Bebeğin emme düzeni iyice oturduktan sonra bazı günler her zamankinden daha çok emme gereksinimi olduğu ve daha sık acıktığı gözlenebilir. Çoğu anne süt yapımının azaldığını düşünerek gereksiz bir endişeye kapılır. Bu durumla çok sık karşılaşılır ve kaygılanmaya gerek yoktur. Genellikle bebeğin büyümesinin hızlanması sonucu süt gereksiniminin artmasından kaynaklanır. Bebeklerin büyümesi düzensizdir, her gün aynı miktarda büyümezler. Bazı dönemlerde büyümeleri çok hızlanır. Büyüme hızı genelde bebekler üç haftalık, altı haftalık, üç aylık ve altı aylık olduklarında belirgindir. Hızlı büyüme dönemi birkaç günden uzun sürmez. Nedeni ne olursa olsun çözümü kolaydır. Yapmanız gereken tek şey tamamen bebeğinizin acıkma düzenine göre süt vermenizdir. Her zamankinden daha sık aralarla olabilir ve daha çok zamanınızı alabilir. Bu şekilde süt yapımınız bebeğinizin ihtiyacı oranında artacak ve tekrar düzene girecektir.

Bebeğin Geçici Olarak Memeyi Reddetmesi

Dört ile onuncu aylar arasında zaman zaman bebekler memeden sıkılırlar. Ya hiç emmek istemezler ya da birkaç dakika emdikten sonra ağlayıp bırakırlar. Eğer bebeğinizi emzirmeyi sürdürmek istiyorsanız böyle günlerde hemen biberona geçmeyin. Sütünüzü sağarak kaşıkla ya da bardakla içirin. Bebeğin memeyle mücadelesi geçene kadar zaman zaman emzirmeye çalışın. Bebeğiniz uykuya dalacakken ya da yorgunken meme verirseniz reddetme ihtimali azalır. Emmeye başladıktan sonra reddetmek aklına gelse bile rahatlatıcı bulacağından devam edebilir.

Ek gıdalara başladıktan sonra memeyi reddediyorsa, verdiklerinizle doyduğunu ve memeye yer kalmadığını düşünebilirsiniz. Ek gıdalar her öğünde gereğinden fazla verilirse memeyi reddedebilir. Böyle bir durumda önce meme verip ardından ek gıda vermeyi deneyin.

Bazı bebekler annelerinin emzirmeyi düşündükleri süreden çok daha önce memeyi bırakabilirler. Böyle bir durumda sütü çekerek vermekten başka çare kalmaz.

Bebeğin memeyi geçici süre istememesinin başka nedenleri de vardır:

Anne sütünün tadı bebeğin sevmeyeceği bir şekilde değişmiş olabilir. Meme ucuna sürdüğünüz yeni bir krem, yeni yemeye başladığınız bir besin, her zamankinden fazla miktarda yediğiniz bir gıda sütün tadını değiştirebilir. Emzirirken hamile kalan annelerin de sütünün tadı değişebilir ve bebek emmeyi reddedebilir. Süt veren anne hamile kalırsa emzirmeyi kesmelidir. Hem karnındaki hem de kucağındaki bebeği beslemek anneyi epey yorabilir. Kaldı ki gebelik hormonlarının etkisiyle anne sütü hızla azalır. Emzirmeye devam etmek düşüğe de yol açabilir. Ayrıca gebelikte artan bazı hormonlar anne sütüyle bebeğe geçerek olumsuz etkilere yol açabilir.

Diş çıkarırken geçici olarak az ya da tam tersine çok emebilir.

Bebeğiniz sütünüzün gelmesini bekleyemeyecek kadar çok acıkmışsa, meme ağzına girdiği anda sinirlenerek ağlamasını sürdürür ve emmeyi reddeder. Böyle bebekleri iyice acıkmalarını beklemeden emzirmelisiniz. İlk birkaç dakika sütün hemen akmadığını göz önüne alarak emzirme öncesi elle biraz süt sağılması da yararlı olacaktır.

Tüm ateşli enfeksiyonlarda vücut kan akımını enfeksiyonun olduğu bölgeye daha yoğun yönlendirir. Vücut tüm enerjisini ve dikkatini enfeksiyonu yenmeye ayarlar. Bu nedenle sindirim işiyle uğraşmak, kalori ve enzimlerini sindirim için harcamak istemez, dolayısıyla bebeğin iştahı azalır. Ateşliyken yemesi için zorlarsanız kolaylıkla kusabilir. Bu durumda anne sütü dışında bir şey yedirmeye zorlamayın. Anne sütünü de sık sık azar azar verin.

Bebeğinizin burnu alerji, nezle ya da grip nedeniyle tıkalıysa, rahat nefes alamadığı için emmeyi reddedebilir. Burnu tıkalı olduğundan ağızdan nefes alır. Bu durum düzeltilmezse bir süre sonra boğazı da tahriş olup ağrıyacağından emmesi daha da güçleşir. Emzirme öncesi burnuna serum fizyolojik damlatılması, burun aspiratörüyle burnunun temizlenmesi ve odasını nemlendirmek yararlı olur.

Bebeğin ağzında pamukçuk varsa emme esnasında ağrıya yol açabilir, emmesini güçleştirebilir.

Kulak enfeksiyonu emme sırasında ağrıya yol açabilir. Ağrı nedeniyle bebek emmek istemeyebilir.

Bebek annenin ruh halinden ve duygularından çok etkilenir. Her zamankinden daha telaşlı, aceleci, yorgun, stresli ya da üzüntülüyseniz, bebeğiniz bu durumdan etkilenerek emmeyi kesebilir.

Anne Sütünün Sağılması

Emziren annelerin sürekli evde olmaları gereksizdir. Evde olmadığınızda bebeğinize hazır mama verilmesi tek seçenek değildir. Bir süre serbest kalabilmeniz için sütünüzü elle ya da pompayla boşaltarak saklayın. Elle sağma, emzirme kadar süt yapımını uyarmasa da en azından devam etmesini sağlar. Bazı anneler bebeği hiç emzirmeden yalnızca pompayla sütü sağıp biberonla vermeyi tercih ederler. Pompa yeterli miktarda anne sütü sağabilir.

Elle sağma işleminden önce mutlaka ellerin yıkanması gereklidir. Sağma öncesi sıcak bir duş, göğsün dış kısımlarından meme başına doğru on-on beş dakika masaj yapılması süt boşaltılmasını kolaylaştırır. Başparmağınızı meme ucu üstüne, iki parmağınızı da altına yerleştirerek içe doğru bastırarak meme ucunu çevirerek sıkın. Sıkarken meme dokusuna zarar vermemeye özen gösterin. Bu işlemi meme ucu etrafında parmaklarınızı sürekli döndürerek yeterli süt boşalıncaya kadar sürdürün. Çoğu anne kendisine en uygun elle boşaltma yöntemini zamanla keşfeder. Hastaneden çıkmadan önce profesyonel birinin elle sağmayı göstermesi en pratik öğrenme yöntemidir.

Süt sağmak için piyasada çeşitli pompalar vardır. Elle sağmaya oranla pompa daha kısa zamanda daha fazla süt boşaltabilir, daha az yorucudur. Elle çalışan pompaların kullanımı basit ve ekonomiktir. Huni şeklindeki kısmı meme ucuna ve aerolaya (meme ucu etrafındaki koyu kısım) yerleştirildikten sonra kısa ve sık çekişlerle boşaltma sağlanır.

Elektrikli pompayla sağma emzirmeden sonra en etkili süt boşaltma yöntemidir. Özellikle uzun süre ve sık aralarla süt boşaltma gereksinimi olan annelere önerilir. Bu tür pompalar satın alınabildiği gibi haftalık ya da aylık kiralanabilmektedir. Pille çalışan pompalar da vardır, ancak elektriklilere oranla daha az verimlidirler.

Anne Sütünün Saklanması

Kısa sürede kullanılacak anne sütünü saklamak için en uygun kaplar cam ya da BPA içermeyen plastik biberonlardır. Cam biberonların çok kaliteli olanı alınmalıdır. İçinde çizik olmamalıdır. Anne sütünde bulunan ve bebeğin enfeksiyonlara karşı bağışıklığını arttıran akyuvar ve antikorlar cam biberonun içindeki çiziklere yapışabilir.

Birkaç saat içerisinde kullanılacak süt için özel bir saklama koşulu gerekmez. Altı saat içerisinde kullanılacak sütü temiz bir saklama kabında ağzı kapalı şekilde oda ısısında bekletebilirsiniz. Sağılan süt ağzı kapalı temiz bir kapta buzdolabı rafında dört-beş gün, buzlukta üç ay, derin dondurucuda altı ay, oda ısısında ise 6-8 saat bozulmadan saklanabilir. İki gün içerisinde kullanılacak anne sütü için pompayı ve biberonu sterilize etmek gerekmez, sıcak suyla ya da bulaşık makinesinde yıkamak yeterlidir. Sütü iki günden sonra kullanacaksanız saklayacağınız kap ve pompayı sterilize edin. Bunun için kaynatmanız yeterlidir. Sütü buzluğa ya da derin dondurucuya koymadan önce buzdolabında 30 dakika soğutun. Az miktarda sağılan süt buzdolabında soğutulduktan sonra daha önceden dondurulmuş sütün üzerine eklenebilir. Son 24 saat içerisinde tüm biriktirilen sütler buzdolabında bekledikten sonra buzluğa kaldırılabilir. İsrafı önlemek için 60 ve 110 ml'lik torbalarda saklayın. Tüm torbaların üzerine tarih yazın. Her seferinde tarihi daha eski olan sütü kullanın. Buzluktan çıkarılan süt buzdolabında çözülmüşse buzdolabında 12 saat taze kalır. Bebeğin içeceği süt en azından oda ısısında olmalıdır. Sütü ısıtmak için benmari usulü sıcak su içerisinde bekletin ya da oda ısısında bırakın. Isıttığınız sütü 4-6 saat içerisinde kullanın. Sütü ısıtmak için kaynatmayın ve mikrodalga fırın da ısıtmayın. Mikrodalga fırın proteinleri parçalayarak sütünüzün yapısını değiştirir, besin değerini azaltır, kanser riski bulunur. Ayrıca mikro dalga fırınlar sütün ortasını çok ısıtıp kenarları daha soğuk bırakır. İyice karıştırılmadan sütün gerçek ısısı anlaşılmayabilir ve iyi karıştırılmazsa yanıklara neden olabilir.

Emzirmenin Sakıncalı Olduğu Durumlar

Anne sütü sterildir. Soğuk algınlığı, grip, ishal, ateşle seyreden birçok virüs ve bakteri enfeksiyonu anne sütüyle bulaşmaz. Anne bu tür hastalıklar geçirdiğinde emzirmeyi kesmemelidir. Üstelik annenin hastalığa karşı ürettiği antikorlar sütle bebeğe geçerek hastalıktan korur. Annenin kullandığı çoğu ilacın bebeğe herhangi bir zararı yoktur. Genellikle hastalık ve bazı ilaçlar süt vermeyi engellemediği için yine de süt veren anneler kullandığı ilacı doktorlarına bildirmelidirler.

Anne hastalandığında bebeğini emziremeyecek kadar halsiz ve bitkinse sütü bir yakını ya da hastane personeli tarafından sağılıp bebeğine verilebilir. Anne bebeğe zararlı olabilecek bir ilaç kullanıyorsa tedavi bitene kadar sütü sağılıp atılır. Aksi halde süt üretimi azalır.

Hepatit B taşıyan annelerin bebeklerine doğumdan hemen sonra hepatit B aşısı ve immunglobulini yapılmışsa anne sütü alabilirler.

Hepatit C virüsü anneden bebeğe gebelikte ya da doğumda bulaşabilir. Hepatit C virüsünün sütten geçtiği görülmemiştir. Ancak meme ucunda çatlak ve kanama olursa çok düşük de olsa bulaşma olasılığı vardır. Hepatit C aşısı yoktur. Emzirme kararı anneye bırakılmalıdır.

Verem ve AIDS hastaları emzirmemelidir. HIV virüsü anne sütüyle bebeğe geçebilir. Verem tanısı konan annenin tedavisi başlayana kadar bebeğini kucağına almaması ve emzirmemesi önerilir.

Alkol ve kafein anne sütünden bebeğe geçer. Az miktarda alındığında bebeği etkilemez. Bir bardaktan fazla içilen her alkol için bebeğin 2 saat emzirilmemesi, bu süre içerisinde hazır mama ya da daha önceden depolanmış anne sütüyle beslenmesi, annenin de sütünü sağarak atması önerilir.

Hiçbir zaman bebeğin yanında sigara içmeyin. Hamilelik ve emzirme dönemi hem annenin hem de babanın sigarayı bırakmaları için iyi bir fırsattır. Anne sigarayı bırakamıyorsa mümkün olduğu kadar azaltmalıdır. Sigara süt yapımını azaltır. Nikotin anne sütünden bebeğe geçerek huzursuzluğa, uykusuzluğa ve reflü vb. sindirim problemlerine neden olabilir. Sigara dumanı bebeğin daha kolay hastalanmasına yol açar. Böyle bir ortamda büyüyen bebeklerde ortakulak enfeksiyonlarına, sık tekrarlayan solunum yolu enfeksiyonlarına ve alerjiye daha çok rastlanır. Anne sütü o kadar değerlidir ki tüm bu olumsuz etkilerine karşın sigara içimi emzirmenin sonlandırılmasını gerektirmez.

Soru: Dört aylık bebeğimi yalnız anne sütüyle besliyorum. Akşam yemeğinde bir bardak kırmızı şarap içebilir miyim?

Cevap: Her iki saatte bir kadehi geçmeme kaydıyla içebilirsiniz. Bu hızda içerseniz sütü çekerek atmanız da gerekmez.

Soru: Yemekte misafirimiz bir yaşındaki çocuğuma rakı tattırırken birkaç yudum içtiğini tahmin ediyorum. Bir zararı olmuş mudur?

Cevap: Bebeklere kesinlikle alkol içirilmemelidir. Yarım kadeh bile alkol zehirlenmesine yol açabilir. Bebeğin gelişimini henüz tamamlamamış karaciğerine çok zararlıdır. O gün bol bol yoğurt ve yağlı yiyecekler yedirin.

Soru: Maalesef günde 5-10 sigara içiyorum. Bebeğimi emzirmemde bir sakınca var mı?

Cevap: Sigarada bulunan birçok toksinin anne sütüne geçmesine karşın anne sütü her zaman hazır mamadan daha değerlidir. Bu durumda ne kadar çok sigara içerseniz süte de o kadar toksin geçeceğini bilmelisiniz. Bebeğin yanında kesinlikle sigara içmeyin. Mutlaka sigara içecekseniz emzirmeden önce değil sonrasında için.

Soru: Ben berberim, üç aylık bebeğim var, süt veriyorum, işe başlayacağım. Neye dikkat etmem gerekir?

Cevap: Boyalardaki kimyasal maddeler ciltten emilerek anne sütüne karışır. Mutlaka maske ve eldiven takarak çalışın. Saç spreyleri dahil kimyasallara fazla maruz kalmamaya çalışın.

Soru: Üç aylık bebeğimi yalnızca anne sütüyle besliyorum. Zaman zaman kakasında çizgi halinde kan, aşırı sümüksü ve yeşil renkli olduğunu fark ediyorum. Acaba sütüm bebeğime alerji yapıyor olabilir mi? Anne sütünü bırakarak mamayla mı beslemeliyim?

Cevap: Anne sütünün kendisi kesinlikle alerji yapmaz. Ancak süt, çikolata, yumurta gibi yediğiniz bazı gıdalar anne sütüne geçerek bebeğinizde alerji yaparsa cildinde kızarıklıklar, kabarıklıklar, nezle gibi belirtiler gelişir. Kaka kıvamında ve renginde değişiklik, içinde kan olması alerjiden çok gıda tahammülsüzlüğü ya da sindirme güçlüğü belirtisidir. Süt ve süt ürünlerini keserek kakasının normale dönüp dönmediğini kontrol edin. Ayrıca hangi günlerde kan görmüşseniz o dönemde ne yediğinizi gözden geçirerek bu besinlerden uzak durmaya çalışın. Bebeğiniz büyüdükçe ve sindirim sistemi geliştikçe bu tür sorunları düzelir.

Kaç Yaşına Kadar Bebeklere Anne Sütü Verilir?

Anne sütü bebek için en ideal besindir. Herhangi bir miktar ve süre hiç yoktan iyidir. Anne sütünü en az üç ay vermeye çalışın. En ideali ilk altı ay yalnızca anne sütüyle beslemektir. Ek besinlere başladıktan sonra da iki yaşına kadar emzirmeye devam etmenin daha da iyi olduğunu unutmayın. Bebek emmek istediği sürece üç-dört yaşına kadar meme verilebilir.

Emzirme Ne Zaman ve Nasıl Sonlandırılmalıdır?

Çoğu anne süt vermeyi ne zaman keseceğine karar veremez. En doğru zaman sizin en uygun bulduğunuz zamandır. Genellikle çocuk doktorları en az bir yıl anne sütü verilmesini önerirler. Ancak herhangi bir süre hiç yoktan iyidir.

Anne sütü yeterliyse altıncı aydan sonra, yetmiyorsa beşinci aydan itibaren ek gıdalara başlanır. Bu geçiş memeden kesme işlemini başlatır. Yavaş yavaş verilen ek besinler anne sütünün sağladığı besin ve kalorilerin yerini zamanla almaya başlar.

Süt aniden ya da yavaş yavaş kesilebilir. Bazı anneler ek besinlere başlayınca yalnızca sabah akşam emzirmeyi tercih eder. Bazıları ise katı gıdalara başladıktan sonra yavaş yavaş bir yaşına doğru keserler. Bazıları ise 2-3 yaşına gelene kadar hiç kısıtlama koymadan emzirirler.

Bebek meme bırakma döneminde ise emmekten sıkılıp memeye olan ilgisi de azalır. Kaptan ya da bardaktan beslenmeyi daha cazip bulur. Bebek emmeyi bırakırken kendinizi hafif üzgün hissedebilirsiniz, ancak bebeğinizin bağımsızlığını kazanmasına yardımcı olduğunuzu unutmayın.

Memeyi kesmeye karar vermişseniz en iyi yöntem yavaş yavaş yapılandır. Her beş günde bir emzirme öğününü iptal edin. Bu şekilde sütünüz azalarak kesme yavaş yavaş gerçekleşir. Bu dönemde memelerinizde ağrılı dolgunluk hissederseniz bu hissi azaltacak kadar sütünüzü çekin ya da emzirin.

Soru: Bir yaşına kadar bebeğime süt verdim. Ama artık kesmek istiyorum. Bunun için bana önerebileceğiniz bir ilaç var mıdır?

Cevap: İlaç kullanmaktansa her beş günde bir öğünü atlamak ya da emzirme süresini yavaş yavaş kısaltarak bırakmak daha sağlıklıdır.

Soru: Dört aylık bebeğim emmeyi aniden bıraktı. Uykuda denedim, günün değişik saatlerinde vermeyi denedim olmadı. Emzirmeye devam etmek istiyorum. Ne yapmalıyım?

Cevap: Bazen bebekler emmeyi aniden bırakabilirler. Uykuda da kabul etmiyorsa boş yere inatlaşmayın. Sütünüzü pompayla çekerek minik bardakla ya da biberonla sizin dışınızda başka biri verebilir. Bir müddet sonra tekrar memeden emmeye başlayabilir.

Meme Bakımı
Gebelikte Meme Bakımı

Gebeliğinizde meme uçlarınız belirgin değilse doğum doktorunuza danışarak meme uçlarınızı emzirmeye hazırlayacak yardımcı egzersizlere gebeliğin son üç ayında başlayabilirsiniz. Ellerinizi suyla yıkadıktan sonra meme uçlarını çekme, sağa sola çevirme, güneşe ve açık havaya maruz bırakma ve ev içerisinde sutyensiz dolaşma, meme uçlarınızı emzirmeye hazırlar. Meme uçları içe gömük olan anneler ilave çevirme ve çekme egzersizlerine gereksinim duyarlar.

Gebeliğin son haftalarından itibaren emzirme sutyeni kullanabilirsiniz. Kullandığınız sutyen ağırlaşmış memelerinizi yeterince desteklemelidir. Çok sıkı ya da bastıran sutyenlerden uzak durun. Emzirme kapaklarının rahat açılananı tercih edin. Çoğu anne yatarken sutyenle da ha rahat eder. Sutyeninizi her gün değiştirmeniz gerekeceği göz önüne alınırsa en az iki sutyene gereksiniminiz olacaktır.

Memeler doğum sonrası ilk birkaç gün en büyük boyutta olur. Doğum öncesi emzirme sutyeni almamışsanız uygun beden almak için birkaç gün beklemelisiniz. Emzirme konusunda tecrübesi olan bir annenin deneyiminden yaralanabilirsiniz.

Gebelikte ve Doğum Sonrasında Meme Temizliği

Gebelikte meme ve meme ucunu temizlemenin en iyi yolu suyla yıkamaktır. Sabun, alkol, tentürdiyot, çeşitli losyonlar ve kozmetik preparatlar meme ucunu tahriş ederek kurutur. Ayrıca bunlar deri altındaki destekleyici dokuyu da zayıflatır.

Meme uçlarını nemlendirmek ve yumuşatmak için kullanılan çeşitli losyonlar ve kremler derideki gözenekleri tıkayabilir. Bu ürünlerden en sık kullanılanı koyun yağından üretilen lanolindir. Ancak yün alerjisi olanlarda lanolin alerjisi de görülebilir. Bu ürünleri gerekli olmadıkça kullanmayın.

Doğumdan sonra meme temizliğine yine suyla devam edin. Bir erişkin kadar iyi göremeyen bebeğin, meme ucunu görerek bulabilmesi için doğum öncesi ve sonrasında meme ucu çevresindeki koyu renkli kısım hafifçe büyür ve rengi daha da koyulaşır. Bu koyu kısmın altındaki salgı bezleri doğumdan sonra büyüyerek memeyi çeşitli enfeksiyonlardan ve zararlı dış etkenlerden koruma amacıyla nemlendirici özelliği de olan bir salgı üretir. Emzirmenin kesilmesiyle birlikte bu bezler doğum öncesi boyutlarına döner. Çeşitli kremler, losyonlar ve sabunlar bu koruyucu salgıyı uzaklaştırdıklarından dolayı da kullanılmamalıdırlar. Ayrıca meme ucuna sürülen, içeriğinde vitamin ve hormon bulunan preparatlar emzirme esnasında anne sütüne karışarak olumsuz etkilere yol açabilirler. Meme uçları bu koruyucu salgı nedeniyle temiz tutuldukları için, meme uçlarını her emzirme öncesi yıkamanız ya da silmeniz gereksizdir. Emzirmeyi bitirdiğiniz memeyi, bebek diğer memedeyken hava ve ışıkla temas ederek kurumasını sağlamak için açıkta bırakın. Meme ucu kuruduktan sonra birkaç damla süt boşaltıp meme ucuna iyice yayın. Bu şekilde yapılan meme bakımı, piyasada satılan her çeşit üründen daha iyi sonuç verir.

Bebeğinizin ağzında pamukçuk yoksa memelerinizi karbonatlı suyla silmeniz gereksizdir.

Ağrılı Meme Dolgunluğu ve Gerginliği

Gebelik hormonlarının etkisiyle meme dokusunun şişmesi, memeye giden kan ve lenf akımının artması ve yeni yapılmaya başlanan süt nedeniyle doğum sonrası ilk günlerde memeler büyüyerek dolgunlaşır, sertlik, gerginlik ve ağrı oluşur. Bu durumu önlemenin en iyi yolu, annenin doğumdan sonra hemen emzirmeye başlaması ve sık aralarla devam etmesidir. Bazen meme şişkinliği doğumdan günler sonra da gelişebilir. Böyle bir durum, özellikle bir öğün atlanmışsa ya da bebek her zamankinden daha az emmiş ise oluşabilir. Emzirmenin kesilmesinden sonraki ay içerisinde de bu durum ortaya çıkabilir.

Hemen ve sık emzirme dolgunluğu azaltır ve tekrar gelişmesini önler. Memelerde ileri derecede şişkinlik oluşursa meme ucu ve etrafındaki koyu kısım sertleşir. Bu sertlik ve gerginlik bebeğin memeyi tutmasını zorlar. Emzirme öncesi meme ucunuz çok sertleşmişse biraz süt sağarak, bebeğin meme ucunu daha rahat kavramasını sağlayın.

Eğer meme çok gergin ve doluysa, günde bir-iki kez sıcak kompres ya da banyoyu takiben memenin dışından ucuna doğru masaj yapılması yararlıdır. Masaj sonrası biraz süt sağarak emzirin. Ağrının giderilmesi için bazı anneler memelerine emzirme öncesi sıcak, sonra ise soğuk uygulamaktan oldukça faydalanırlar.

Ateşiniz varsa ya da memelerinizde hassas, sıcak, ağrılı, kızarık bir bölge varsa doğum doktorunuza görünmelisiniz. Memeleriniz bütün olarak gergin, dolgun ve ağrılı ise emzirmeye mutlaka devam etmelisiniz. Emzirmeyi kesmek sıkıntıyı gidermeyeceği gibi, bu durumun daha uzun sürmesine ve ağırlaşmasına yol açacaktır. Memelerin 2-3 gün boşaltılmaması sütün tamamen kesilmesine neden olur. Özellikle bu dönemde memeleri iyi destekleyen sutyen giyilmesi önemlidir.

Soru: Bir hafta önce doğum yaptım. Şimdiye kadar yalnız anne sütü verdim. Ancak memelerim yara oldu, kanıyor ve korkunç acıyor. Artık süt vermem çok zorlaştı. Ne önerirsiniz?

Cevap: Meme uçları bu kadar çok emilme nedeniyle oluşan travmaya alışana kadar bir süre geçmesi gerekir. Bu süreçte memelerinizi sık sık açıkta bırakmak, çok yara olduğu zaman anne sütü sürmek, memeleri bir gün dinlendirmek, bu esnada silikon meme ucuyla süt vermek veya pompayla çekerek biberon-

la vermek epey işe yarar. Çektiğiniz sütü bebeğe eşiniz bibe-
ronla verebilir.

Alternatif Tedavi: Bal bilinen en iyi antiseptiklerden biridir. Yara iyi-
leşmesini hızlandırır. Meme ucuna, çatlak ve yaraların çabuk iyi-
leşmesi için sürülebilir. Bebeği emzirmeden önce suyla silinmeli-
dir. Bal kavanozunun benmari usulü 80 derecelik suda beş daki-
ka bekletilmesi botulizm riskini ortadan kaldırır.

Süt Sızması-Süt Fışkırması

Emzirmeye başladıktan kısa bir süre sonra her iki memeden süt
akmaya başlar. Bebeğin ağlamasını duymak da sütün akmasını uya-
rır. Süt akma miktarı kadından kadına farklılık gösterir, ayrıca bebeğin
günlük emdiği süt miktarına göre de değişir. Bazı kadınlar memelerin-
de gıdıklanma, ardından sıcaklık hissederken bazılarıysa meme dol-
gunluğunun sütün akmasıyla rahatladığını hissederler. Süt fışkırma ref-
leksi sütün fışkırarak akmasını sağlar. Bu refleks her kadında yoktur.
Bu refleksin yokluğunda da başarıyla emzirilebilir. Süt akması ve fışkır-
ması her iki memede farklı olabilir. İki meme arasındaki farklılık süt ka-
nallarının yapısından kaynaklanır. Bebek yeterli kilo alıyorsa bunun hiç-
bir önemi yoktur. Emzirme aralarında da memelerden süt sızması sık
görülür. Meme ucuna parmağınızla hafif bastırmanız süt akımını dur-
durur. Bazı anneler meme kalkanı kullanarak bunların içerisinde birik-
tirdikleri sütleri daha sonra bebeğe verebilirler. Bazıları ise sutyenleri-
nin içine özel petler yerleştirirler. Bu petler çok sık değiştirilmeli, doku-
su plastik içermemelidir. İyi emebilen, dokusu yumuşak bez parçaları,
gazlı bez ve mendiller de aynı amaçla kullanılabilir.

Ağrılı Meme Uçları ve Çatlaklar

Doğumdan sonraki ilk birkaç günde çoğu annede meme ucunda
geçici kızarıklık ve ağrı olur. Ağrınız aşırı değil ve emzirme ile azalıyorsa
özel bir tedavi gerekmez. Hafif ve orta derecedeki ağrı genellikle birkaç
günde kendiliğinden düzelir. Ancak meme uçlarınız aşırı kırmızı, çatlak
ve ağrılı ise bazı önlemler almalısınız:

Bebeği emzirirken tüm yüzü ve vücudu size dönük olmalıdır. Koyu
renkli kısım dahil olmak üzere tüm meme ucunuz bebeğin ağzında ol-
malıdır.

Bebeğin meme ucunuzu çiğnemesine izin vermeyin.

Emzirmeye başlarken memelerinizi sıkarak biraz süt boşaltmanız süt akımının devamını kolaylaştırır.

Memede uzun süre kalmasındansa daha sık aralarla emzirin.

Ağrılı olan memede emzirme süresi beş dakika olmalıdır. Her iki memeniz de ağrılıysa her ikisinden de beş dakikadan uzun emzirmeyin. Bebek memeden çekildikten sonra hâlâ emmeye devam etmek isterse meme yerine emzik verin.

Her seferinde daha az hassas meme ile başlayın. Her emzirmede pozisyonunuzu değiştirin.

Emzirme öncesi meme uçlarınıza kısa süreli buzla soğuk uygulama ağrınızı azaltabilir.

Sabun, alkol, tentürdiyot gibi tahriş edici temizlik malzemeleri kullanmayın.

Emzirme sonrası sütünüzden bir miktar meme ucunuza sürerek, açıkta bırakarak kendiliğinden kurumasını bekleyin. Bu şekilde meme bakımı piyasada satılan her çeşit üründen daha iyi sonuç verir.

Aşırı çatlaklar için lanolin, vitamin E ampulünden birkaç damla ya da kapsülünü ezerek meme ucunuza sürebilirsiniz.

Meme uçlarınızı kuru tutmaya çalışın; emzirme petleri kullanıyorsanız ıslak kalmamaları için sık aralıklarla değiştirin. Memelerin havayla temasını sağlamak için zaman zaman sutyensiz dolaşın. Emzirme ya da duş sonrası 10-15 dakika çıplak kalarak meme uçlarınızı kurutabilirsiniz. Günde dört kez 15-20 dakika güneş ışığı ve deniz suyuyla memeler daha çabuk iyileşir.

Banyo meme uçlarınızdaki duyarlılığı arttırıyorsa banyo öncesi kalın bir tabaka lanolin ya da vazelin sürün, banyo sonrasında yavaşça silin.

Çok ağrınız varsa emzirme öncesi parasetamol kullanarak ağrınızı hafifletebilirsiniz.

Bazen meme ucundaki hassasiyet bebeğin ağızındaki pamukçuktan kaynaklanabilir. Pamukçuk normalde bebeğin ağzında yaşayan zararsız bir mantar olan candidanın fazla üremesiyle oluşur. Pamukçuk bebeğin ağzında, dili üzerinde, yanaklarının iç kısımlarında peynire benzeyen beyaz noktalar ya da ince bir tabaka gibi görülür. Pamukçuk kaybolana kadar her emzirme sonrası meme uçlarınızı bir bardak ılık suya karıştıracağınız bir çay kaşığı karbonat ile silin.

Çok nadiren meme uçlarınızda derin çatlaklar gelişerek kanayabilir ve emzirme aşırı ağrıya yol açabilir. Böyle bir durumda 24-48 saat emzirmeyi kesin, bu sürede her üç saatte bir memelerinizi pompayla boşaltarak bebeğe sütü sizden başkası biberonla versin. Meme uçlarınız iyileşmeye başlayınca emzirmeye yavaş yavaş arttırarak başlayın. Örneğin ilk gün iki kez beş dakika, ikinci gün dört kez beş dakika gibi. Bu dönemde sütü her üç saatte bir pompayla çekmeye ve biberonla vermeye devam edin. Çatlakların üzerine bal sürülmesi iyileşmeyi hızlandırır.

Soru: Yeni doğum yaptım. Bebeğim çok iyi emiyor. Çoğu arkadaşımdan meme ucunda yara oluştuğunu duydum. Bunu engellemek için ne yapabilirim?

Cevap: Emziren her annenin meme ucu az ya da çok tahriş olur. Meme ucu bu kadar emilmeye ve hırpalanmaya birdenbire alışamaz. Zamanla bu sorun olmaktan çıkacaktır. Meme uçlarını kuru tutmak, günde birkaç kez havalandırmak, anne sütü ya da bal sürmek alınacak önlemlerden birkaçına örnektir.

Soru: Meme ucumda çatlak var. Emzirirken çok acıyor. Bir haftalık bebeğim bugün kanlı kustu. Çok korktum. Acaba ne olabilir?

Cevap: Meme ucundaki çatlaktan kanla beraber sütünüzü de emmiştir. Bazen bu taze kan bebeğinizin midesini bulandırabilir. Bebeğinizin emmesi normalse, kusmaları devam etmezse, rahat kaka yapıyorsa, gaz çıkarıyorsa endişelenmenize gerek yoktur.

Süt Kanalı Tıkanması

Emziren annelerde bazen bir bazen de birden fazla süt kanalı tıkanabilir. Tıkanan kanaldaki süt meme ucundan dışarı akamaz. Bu durumda memede ağrılı, kırmızı, üzeri sıcak iltihap gibi bir şişlik gelişir. Gerekli önlemler alınarak tedavi edilmezse meme enfeksiyonu ya da apsesi oluşabilir.

Yapmanız gerekenler:

• Sutyeninizin ve giysilerinizin memelerinize baskı uygulamaması ve sıkmaması gerekir.

• Memelerinizin tamamen boşalabilmesi için her zamankinden daha uzun ve sık aralarla emzirin.

• Her emzirmede bebeğin pozisyonunu değiştirerek farklı kanalların boşalmasını sağlayın.

- Bu dönemde meme ucunda kanal ağızlarında kurumuş süt parçacıkları görürseniz ılık suyla yıkayarak uzaklaştırın.
- Emzirmeye tıkalı memeyle başlayın ki tamama yakın boşalsın.
- Süt kanalının tıkandığı memeye günde birkaç kez sıcak banyo, havlu, termofor vs. ile sıcak uygulayın.
- İyi dinlenin.
- Memelerinize baskı olmaması için yüz üstü yatmayın.
- Emzirmeyi asla kesmeyin. Keserseniz, kanalın daha da tıkanmasına ve sütün kesilmesine sebep olursunuz.
- Şişlik bu önlemlere rağmen üç günden daha uzun sürerse doktorunuza görünün.

Meme Enfeksiyonlarında Tedavi

Meme enfeksiyonları genelde doğumdan iki-altı hafta sonra gözlenir. Emzirme öncesi elleri iyi yıkamamak, aşırı yorgunluk ve uykusuzluk, her emzirmede her iki memeyi vermemek, bebeğin yanlış pozisyonda tutulması, aşırı süt dolgunluğu, temiz olmayan pompa kullanımı, süt kanalının tıkanması enfeksiyona neden olabilir. Enfeksiyon baş ağrısı, ağrılı meme dolgunluğu, memenin bir bölgesinde şişlik, kızarıklık, sıcaklık, hassasiyet, yüksek ateş, titreme ve kırgınlık yapar. Enfeksiyonla birlikte süt yapımı azalabilir.

Halk arasında meme enfeksiyonu geçiren annelerin emzirmeyi kesmesi gerektiği gibi bir yanlış inanış vardır. Tersine emzirmeyi kesme apse oluşmasına yol açabilir. Emzirmeye devam eden anneler daha çabuk iyileşirler. Bu dönemde anne sütünün verilmesinin bebeğe herhangi bir zararı yoktur. Meme enfeksiyonu, antibiyotikler ve ağrı kesicilerle 36-48 saatte emzirmeyi kesmeden kolayca iyileşebilmesine karşın apsenin cerrahi müdahaleyle boşaltılması gerekebilir.

- Meme enfeksiyonu gelişirse her zamankinden daha çok dinlenip uyumaya çalışın.
- Doktorunuzun önerdiği, emzirmeyle kullanılabilen antibiyotik ve ağrı kesiciye başlayın. Enfeksiyon bölgesinin üzerine termofor ya da ıslak sıcak havluyla kompres yapın.
- Tamama yakın boşalabilmesi için emzirmeye enfeksiyon olan memeden başlayın.
- İyi destekleyen bir sutyen takın.
- Bol sıvı alın.

- Emzirmeyi doktorunuz söylemeden asla kesmeyin. Bazı bebekler iltihaplı göğsü daha tuzlu bulduklarından emmek istemeyebilirler. Bu durumda sütü pompayla çekerek biberonla vermeyi deneyin.

Çalışan Anneler ve Emzirme

Mesleklerine gebelik ve doğum nedeniyle ara veren annelerin tekrar ne zaman işe dönecekleri önemli bir sorudur. Çoğu zaman bunun yanıtını vermek güçtür. Olabildiğince geç dönülmesi en iyi öneridir. Gebelik ve doğum nedeniyle yıpranan annenin kendini toparlayabilmesi için en az dört-altı haftaya gereksinimi vardır. Zaten bu süre emzirmenin iyice oturtulması için yeterlidir.

Emzirme, çalıştığı için zamanının büyük kısmını bebeğinden ayrı geçirmek zorunda kalan anne ile bebek arasındaki bağın güçlenmesini ve yakın ilişki kurulmasını sağlar. Bu yakın bağın kurulması bebeğin gelişen kişiliğini önemli ölçüde etkiler.

İşe başlamak emzirmek için büyük bir sorun değildir. İşinize döndükten sonra da emzirmeye devam edebilirsiniz. İşiniz evinize yakınsa emzirmeye tam gün devam edebilirsiniz. Çoğu çalışan anne sabah işe gitmeden ve akşam iş dönüşünde süt verir. Siz işteyken bebeğe daha önceden sağdığınız anne sütü yetmediği zamanlarda formül mama verilebilir. Bazı bebekler anneleri işteyken biberonla beslenmeyi reddederek annelerinin eve dönmesini beklerler. Anne eve gelince dört-beş kez beslenerek bu durumu telafi ederler. Gece boyunca da emmeye devam ederek gündüzü hiç emmeden geçirebilirler.

Emzirme ve Doğum Kontrolü

Süt verenlerde yumurtlama ve adetler birkaç ay gecikmesine rağmen, emzirme tek başına yeterli bir gebelikten korunma yöntemi değildir. Anneler doğumdan iki ay sonra kadın-doğum doktoruna gitmelidir. Emzirme süresince doğum kontrol hapı kullanılmamalıdır. Doğum kontrol hapının içindeki hormonlar anne sütüne geçerek bebeğin sağlığını olumsuz etkiler.

Emzirme ve Kilo Verme

Emzirme için gereken ek kaloriyi sağlamak amacıyla gebelik süresince vücut yağ depolar. Doğumdan sonra emziren anneler emzirmeyenlere oranla bu yağları rahatça yakar. Kilo verme açısından emzirmeyen annelerin emzirenlere göre tek avantajı doğumdan hemen sonra sıkı bir diyete başlayabilmeleridir. Emziren annelerin sıkı bir diyet yapmaması gerekir. Sıkı bir diyet anne sütünü azaltır. Vücut ürettiği sütün kalitesini bozmamak için kas, kemik ve kan dokusu için gerekli olan besinleri anne sütü yapımında kullanmaya başlar. Bundan dolayı emzirme döneminde yetersiz beslenme osteoporoz, kas kaybı ve kansızlığa yol açabilir. Çevre kirlenmesi, yenilen besinler, içilen ilaçlar sonucu çeşitli toksinler yağ dokusunda birikir. Hızlı kilo verme yağ hücrelerinin parçalanmasına ve bu hücrelerde biriken toksinlerin kana karışarak anne sütüyle bebeğe geçmesine neden olur.

Emzirirken kilo verilecekse en ideali yavaş yavaş vermektir. Ayda bir kilodan daha hızlı kilo verilmemelidir. Gebelikteki kiloların toplam dokuz ayda alındığı göz önünde bulundurulursa dokuz ayda verilmesi de uygun bir süredir. İyi bir diyet unlu ve şekerli gıdaları tamamen kesmekle olur. Patates kızartması yerine püre ya da fırında pişmişi, kızartılmış sebze veya mücver yerine fırında pişmişi, eti kızartmak yerine yağsız tava ya da ızgarada pişirme, bol balık, salata, sebze ve meyve tüketilmelidir. Sofra tuzu yerine kaya tuzu kullanılmalıdır. Diyetle beraber spor yapmak da kilo vermeye yardımcı olur.

Soru: Hamileliğimde çok kilo aldım. Yalnızca anne sütü veriyorum. Kilo vermek için diyete ve spora ne zaman başlayabilirim?

Cevap: Sezaryenle doğumdan bir ay sonra, normal doğumda ise kanlı akıntı tamamen kesildiğinde spora başlayabilirsiniz. Doğumdan hemen sonra karbonhidrattan fakir bir diyetin hiçbir sakıncası yoktur. Glisemik indeksi düşük, yani yenildikten hemen sonra kan şekerini hızla yükseltmeyen karbonhidratlar tüketilmelidir. Süt verirken ağır bir diyet ya da tek yönlü beslenmeye dayalı diyetler yapılmamalıdır.

Emzirme ve Diğer Çocuklar

Eve yeni bebek geldiği zaman kardeşi varsa hem kıskanır hem de sevinip heyecanlanır. Çoğu zaman kardeşler bebeğin bakımına katılarak annelerine yardım etmekten hoşlanırlar. Bazen kıskançlık çok yoğun yaşanabilir, bu durum doğal ve normal karşılanmalıdır. Özellikle emzirme sırasında büyük çocuk sürekli kendisiyle ilgilenmenizi isteyerek etrafınızda dolaşabilir. Bu biraz da nasıl emzirdiğinizi merak etmesinden kaynaklanır. Emzirme süresince kitap okuma, masal anlatma, insan vücuduyla ilgili bilgiler verme gibi sakin aktiviteler büyük çocuğun da emzirme saatlerini sevmesini ve dışlanmadığını hissetmesini sağlar.

Anne Sütü Alan Bebeklere Hangi Vitaminler Verilmelidir?

Anne sütü yeterli miktarda D vitamini içermez. Bu nedenle bebeğe doğumdan itibaren yaz ayları dahil D vitamini verilmelidir. Bebekken başladığınız D vitaminine 18 yaşına kadar devam edin.

Omega$_3$ besinlerle mutlaka alınması gereken bir yağdır. Oysa günümüzün beslenme tarzı nedeniyle hemen hemen herkeste omega$_3$ eksikliği vardır. Bu nedenle süt veren annelerin her gün omega$_3$ alması gerekir. Bebeğinin zekâsını dört puan artırmaktadır. Mamayla beslenen bebeklere her gün omega$_3$ balıkyağı şurubu verilmelidir.

Doğumdan en az bir yaşına kadar bebeğe her gün probiyotik damla vermek iyi bir bağırsak florası oluşturmasına ve bağışıklık sisteminin daha iyi çalışmasına katkıda bulunur.

Soru: Doktorum süt verirken mutlaka omega$_3$ balıkyağı içmemi söyledi. Hamileyken çok kilo aldım. Balıkyağı alırsam şişmanlar mıyım?

Cevap: Sanılanın aksine balıkyağı şişmanlatmaz. Hatta daha kolay yağ yakılmasına yardım eder. Şekerden yağ yapımını azaltarak yağ depolanmasını da engeller. İnsülin direncini de azaltarak daha kolay kilo vermeye yardım eder.

Mama ve Anne Sütüyle Beslenen Bebeklere Katı Gıdalara Ne Zaman Başlanmalıdır?

Yeterli anne sütü varsa katı gıdalara altıncı ayda başlanır. Anne sütü yeterli değilse beşinci ayda başlanabilir. Daha erken başlanan ek gıdalar sindirim sistemi henüz yeterince gelişmemiş olduğundan bebeğinizi zorlar. Her yeni gıdaya az miktarda başlayıp giderek miktarı artırın. Ek gıdalara beşinci ayda başlarsanız her üç günde bir yeni bir gıda deneyin. Altıncı ayda başlarsanız ve bebeğiniz iyi tolere ederse her gün yeni bir gıda deneyebilirsiniz. Anne sütüyle beslenen bebekler mamayla beslenenlere oranla ek gıdalara daha kolay alışırlar. Bunun bir nedeni bebeğin annesinin yedikleriyle her öğün sütünün tadının, kokusunun farklı olmasıdır. Yani bebek anne sütüyle birçok gıdayı tatmış ve besinin kendisi verildiğinde yabancılamamış olur. Anne sütüyle beslenen bebeklere kaşıkla püre yedirme yerine sofradan eline minik parçalar halinde yiyecekler verip kendi kendini beslemesi daha kolay olur. Anne sütüyle beslenen bebekler aç olduklarında meme emmeyi, doyduklarında da bırakmaya kendileri karar verir. Zorla meme vermek imkânsızdır. Bu nedenle bebeğin kaşık yerine kendi eliyle yemesi daha kolay olur.

Prematüre Bebekler Yalnızca Anne Sütüyle Beslenebilir mi?

Prematüre bebekler için de en iyi besin anne sütüdür. Anne sütü alan bebeklerin hastanede ve yoğun bakımda kalış süreleri azalır. Anne sütü bebek kaç haftalık doğduysa, bebeğin doğduğu haftadaki besin ihtiyacını tamamen karşılayacak şekilde üretilir. Bebek büyüdükçe sütün içeriği de farklılaşır. Çoğu prematüre bebeğe ilk altı ay yalnız anne sütü verilmesi yeterlidir. Prematüre bebeklerin anne sütünde daha yüksek oranda protein ve yağ vardır. Bu bebeklerin henüz yeterince iyi gelişmemiş sindirim sistemleri anne sütünü hazır mamalara oranla daha kolay hazmeder. Ayrıca böbreklerini de daha az yorar. Bebek emebilecek büyüklükte değilse, anne sütü sağılarak biberonla ya da biberonla beslenemeyecek kadar erken doğmuş ise tüple verilir. Bebek tüple beslense bile annenin bebeğini sık sık kucağa alması, ten teması çok önemlidir. Ağzında beslenme tüpü olsa bile emmesini geliştirme amacıyla bebek anne memesinde tutulmalıdır. Bebek hastanede yatıyorsa her gün anne sütü götürülmelidir. Anne evde 2-3 saatte bir pompayla sütünü çekerek bebeğe götürmek için biriktirmelidir. Bu şekilde süt kesilmez ve yapımı artar. Prematüre bebeğin hızla büyüyebilmesi için bebek her istedikçe sık sık emzirilmelidir.

Soru: Sezaryenle doğum yapan anneler başarılı bir şekilde emzirebilirler mi?

Cevap: Sezaryen olan anne uyanır uyanmaz bebeği yanına alarak emzirmeye başlamalıdır. Bu süre ne kadar gecikirse emzirme o kadar sorunlu olur. Sezaryenle doğum yapan anneler genelde yatakta oturur pozisyonda, dizlerinin altında ve aralarında yastık ile emzirmeyi daha rahat bulurlar. Anne bebeğini yan yatarak emziriyorsa, bebeğin el ve kol hareketleriyle, dikiş yerlerine değmesini engellemek için dikiş yerlerinin altına ve önüne yastık yerleştirilmelidir.

Soru: Çorap giymediğim için evdeki büyükler çok söyleniyor. Ayağımı üşütürsem verdiğim süt bebeğime gaz yaparmış. Doğru mu?

Cevap: Kesinlikle doğru değil. Aynı şekilde annenin soğuk bir şey yemesi ya da içmesi de bebeğinde gaz oluşturmaz. Bebeğin gazı olmasın diye bebeğin ve annenin ayağını sıcak tutması gerekmiyor.

Soru: Yediğim bir şey dokundu. Kusuyorum, ishalim ve ateşim de var. Böyle bir durumda bebeğimi emzirmemde bir sakınca var mı?

Cevap: İster besin zehirlenmesi ister enfeksiyon geçiriyor olun bebeğinizi emzirmenizde sakınca yoktur. Emzirmeden önce, tuvalete gittikten sonra, bebeğinizi kucağa almadan önce ellerinizi yıkarsanız bebeği enfeksiyondan yeterince korumuş olursunuz. Anne sütü vermek tam tersine bebeğinizi geçirdiğiniz enfeksiyondan korur. Çabuk iyileşmek için bol sıvı, probiyotik, kefir, ayran ve yoğurt tüketin.

Soru: İlk defa biberonla beslenme denemesi yapmak istedim. Buzluğa iki ay önce koyduğum anne sütünü üç aylık oğluma biberonla içirmeye çalıştım. Biberonu asla kabul etmedi. Sütün tadına baktım, kötü kokuyor ve bozulmuş gibiydi. Acaba biberonu bu nedenle mi kabul etmedi?

Cevap: Anne memesinden beslenen bebekler anneleri biberon vermeye çalışınca almazlar. Hatta anne odadayken ya da yan odadayken bile biberon almak istemezler. Annenin emzirmesini tercih ederler. Ayrıca memeden emmekle biberon ucundan emmek farklı bir tekniktir. İlk seferde yadırgaması normaldir. Bu ilk denemede biberonu reddetmesinin nedeni süt bozulmasından çok sizden biberon yerine meme istemesidir. Mecbur kalınca yani siz evde yokken ya da acıkırsa mutlaka biberonu alır. Anne sütünün tadı güzel değildir, inek sütüne benzemez. Buzdolabında bekledikçe de güzelleşmez. Buzdolabında bekleyen süt bozulmamıştır, ama kokusu ve tadı pek hoşumuza gitmez.

Soru: Sağ mememde süt kanalları tıkandı. Kızarıklık ve şişlik gelişti. Doktor apse geliştiğini söyledi ve antibiyotik başlattı. Düzelmezse küçük cerrahi bir müdahale yapabileceklerini söyledi. Bu enfeksiyon ve antibiyotik sütüme geçmiş midir? Sütümü sağıp atmalı mıyım?

Cevap: Emzirmeye devam edin. Bu enfeksiyon süte geçmez. Kullandığınız antibiyotiğin süt vermeye uygun olması gerekir.

Soru: Bir aylık bebeğimi yalnız anne sütüyle besliyorum. Hava çok sıcak. Su vermem gerekir mi?

Cevap: Anne sütüyle beslenen bebeklere en sıcak yaz aylarında bile ilave su verilmesi gereksizdir. Anne sütü bebeğin artan su ihtiyacını karşılayacak şekilde sıcak yaz aylarında daha sulu üretilir.

Soru: Dört aylık bebeğim gece çok sık uyanıyor ve her uyandığında meme emiyor. Gece bir öğün mama ya da pirinçli kaşık maması versem daha uzun uyur mu?

Cevap: Aç kaldığı için uyanıyordur inancı doğru değildir. Uyku düzeni oturana kadar gece sık uyanmaya devam edecektir. Ek mama ya da pirinçli kaşık maması verilmesi bebeğinizi daha tok tutarak az uyanmasını sağlamaz. Boş yere hazır mama veya muhallebi vermeyin. Formül mama hariç ek besinlere beşinci aydan önce başlamamak gerekir.

MAMAYLA BESLENME

Mamayla beslemek için anne sütü gibi olağanüstü bir gıdadan vazgeçilemez. Hiçbir hazır mama anne sütünün yerini tutamaz. Ancak anne sütü yoksa hazır mama düşünülmelidir. Anne sütünün yeterli gelip gelmediği kararı ikinci haftadan önce verilmemelidir. İlk birkaç gün doktor gerekli görmedikçe mamaya başlanmamalıdır. Bir kez mamaya başlayınca anne sütüne dönmek çok zordur.

Kimi hastalıklar ve zehirlenmelerde, örneğin hepatit, sıtma, verem, psikoz, kurşun, cıva, arsenik zehirlenmesinde, galaktozemi gibi durumlarda anne sütü yerine mama önerilir.

Hazır Mamalar

Bir yaşına kadar, insan sütü yerine verilebilecek en iyi besin, bebeklerin çoğunda yeterli büyüme sağlayan, demir, omega$_3$ ve probiyotik ilave edilmiş hazır mamalardır. İlk dört-altı ay bu mamalarla beslenen bebeklere ek besin verilmesi gerekmez. İnek, keçi vb. sütler birinci yaşın sonuna kadar verilmemelidir. İnek sütünden evde muhallebi yapmak birçok mineral ve vitamin yetersizliğine yol açacağından önerilmez. Ayrıca inek sütünün sindirimi zordur. Bebekte ishal, kabızlık, kusma, kansızlık ve gaz sancılarına yol açabilir. İnek sütü alerjisi ve tahammülsüzlüğüne çok sık rastlanır. Bebekte egzema, sindirim sorunları, burun akıntısı ve tekrarlayan ortakulak iltihabı gelişimine neden olabilir.

Mama Seçimi

Sütünüz yetersiz veya yoksa bir yaşına kadar bebeğinize anne sütü yerine hazır mama verin. Piyasadaki mamaların yüzde sekseni inek sütünden üretilmiştir. İnek sütünün besin, vitamin ve mineral içeriği değiştirilerek anne sütüne benzetilir. Çoğu mama içerik bakımından birbirine benzer. Mama seçerken içeriğinin yüzde 60 oranında whey, yüzde 40 oranında kazein proteini içermesine dikkat edin. Bu protein dağılımı anne sütüne eş değerdir. Mamanın whey proteini içeriği ne kadar yüksekse sindirimi kolaylaşır, ayrıca bu mamanın bağışıklık sistemine daha iyi geldiği bilinir. İştahlı doymayan bebekler için satılan mamalar ile devam mamaların 2 ile 3 numarası, daha çok kazein ve karbonhidrat içerir. Doktorunuz önermedikçe bu tür mamaları almayın. Üzerinde 1 numara yazan mamalar ilk altı ay için önerilir, ancak bunları bir yaşına kadar verebilirsiniz. Mamaların 1 numarası genellikle yüzde 60 whey içerir. Numara büyüyünce kazein oranı artar. Bu nedenle bir yaşına kadar 1 numara ile devam edin. Mama alırken demir içeriği yüksek olanları tercih edin.

Bazı mamalar alerjisi olan bebeklere göre yapılmıştır, bazılarının ise sindirimi daha kolaydır. Ancak bu mamalar daha pahalıdır. İnek sütünden üretilen protein içeriği kısmen ya da tamamen parçalanmış mamalar vardır. İnek sütü alerjisi olan bebeklerde kullanılır. Bebekte ya da ailesinde egzama, astım gibi hastalıklar varsa hipoalerjenik mama kullanımı bu bebeklerde ileride alerji ve astım gelişme olasılığını azaltabilir. Bazı mamalar soya sütü veya keçi sütünden üretilmiştir. Soya sütü mamasında laktoz yerine şeker olarak glukoz veya sükroz vardır. Doktorunuz özellikle tavsiye etmedikçe bu mamayı kullanmayın. Keçi sütünden üretilmiş mamalar bazı bebekler tarafından daha iyi sindirilebiliyor. İnek sütü proteini alerjisi olan bebeklere verilebilir. Ancak inek sütü alerjisi olan bebeklerin üçte birinde keçi sütünde de alerji görülmektedir.

Bazı bebekler mamada süt şekeri olan laktozu ya da proteini iyi sindiremeyebilirler. Bu bebekler genelde mamayla beslendikten sonra aşırı huzursuzlanırlar ve yeterince kilo alamazlar. Bebeğinizin gazını çıkarmanıza rağmen çok huzursuzsa doktorunuzu aramalısınız. Mamasını laktozsuz mama ya da hipoalerjenik mamayla değiştirebilir.

Mama değişikliğinden sonra bebeğiniz daha çok ağlıyorsa bu doğru bir seçim mi diye doktorunuzla konuşmalısınız.

Bazı bebekler belli bir mamayı daha çok sever ve daha iyi sindirirler, bu mamayı bulmuşsanız başkalarını denemeniz gereksizdir. Bu mamadan bol miktarda depolayarak hafta sonu bulamadığınızda gaz ya da kolik gibi mama değişikliği nedeniyle gelişebilecek sorunlar yaşamayın.

Bebeğiniz çok sık acıkıyorsa veya doymuyorsa biberona daha çok mama, daha az su katma ya da tahıl katma (pirinçli kaşık maması) gibi yoğunlaştırma yöntemleri denemeyin. Mamayı yoğunlaştırmak su kaybına yol açabilir, ayrıca bebeğin henüz tam gelişmemiş olan böbreklerini yorar. Mamanın yoğunluğuyla oynama yerine içtiği mama miktarını artırın ya da daha sık besleyin. Fazla ya da az kilo aldığından endişeleniyorsanız çocuk doktorunuzu ziyaret edin.

Soru: Hazır biberon mamasıyla beslenen sekiz aylık bebeğim yeterli kilo alamıyor. Gazı da ara ara devam ediyor. Biraz keçi sütü içirebilir miyim?

Cevap: Bir yaşına kadar inek, manda, koyun, keçi sütü vermemelisiniz. Hem iyi sindirilemez hem de alerji ve tahammülsüzlüğe yol açabilir. Bir yaşından sonra da doğrudan içirmek yerine sütü yoğurt, kefir, lor şeklinde mayalayarak vermek daha doğrudur.

Soru: Bir arkadaşım bebeğine Amerika'dan bir mama getirtiyormuş. Benim de yurtdışından mama getirtme olanağım var. Buna değer mi?

Cevap: Bebeğinizin özel bir sağlık sorunu yoksa, alerjik ya da gazlı yapıda değilse yurtdışından mama getirtmenin anlamı yok. Ülkemize de çok iyi mamalar ithal ediliyor. En iyi bebek mamaları Amerika'da üretiliyor inancı reklamdan ibarettir.

Biberon Seçimi

Biberonla beslenen bebeklerin en az altı biberona ihtiyacı vardır. Biberonlar plastik, gazlı bebekler için özel üretilmiş, tek kullanımlık ya da cam olarak farklı tiplerdedir. Plastik biberonların BPA (Bisphenol A) içermediğinden emin olun. BPA plastiklerin sertleştirilmesi için kullanılan ve hayvan deneylerinde endokrin sisteme olumsuz etkileri gösterilmiş bir maddedir. Kanserojen de olabilir. BPA içermeyen biberonlar opak görünümdedir ve üzerinde 1, 2 ya da 5 rakamı vardır. 3, 6, 7 ya da PC harfleri bulunan biberonlar sağlık için zararlı BPA içeren plastikten yapılmıştır. Cam biberonlar kırılma ve yaralanma tehlikesi taşıdıklarından hareketli bebeklerde kullanılmamalıdır.

Bebeğiniz aşırı gazlıysa, bu bebekler için üretilmiş değişik biberonlar ve biberon uçları vardır. Bunların bazıları daha az hava yutmasını sağlayarak gazına iyi gelebilir. Deneme yanılma yöntemiyle doğru biberonu seçebilirsiniz.

Bebeğinizin ayına göre birçok biberon başlığı da gerekmektedir. Biberon başlıkları lateks ya da silikon olabilir. Şekil olarak yassı ya da yuvarlak olabilir. Bebekler yassı başlıkları anne memesine benzediği için daha çok tercih ederler. Hangisinin bebeğinize daha uygun olduğunu ancak deneyerek anlayabilirsiniz.

Biberon ucunun akışkanlığı da önemlidir. Bebeğiniz biberonla mücadele ediyorsa ve mamasını bitirmesi yirmi dakikadan fazla sürüyorsa daha hızlı akan bir üst uca geçmelisiniz. Biberon ucundaki delik çok dar ise bebeğiniz emmekte zorlanarak huzursuzlanır ve daha fazla hava yutar. Bebeğiniz beslenirken sıkça boğulur gibi olursa, sıkça çıkarırsa biberon ucu çok hızlı akıyor demektir. Delik çok büyükse sık sık yutkunarak öğürür. Bu durumda solunum yoluna mama kaçabilir. Biberonu ters çevirdiğinizde yavaş yavaş damlıyorsa ve birkaç saniye sonra akma durursa uç genişliği uygundur. İlk aylarda kullanılan biberon uçları tek deliklidir. Altı aydan sonra kullanılanlarda tek geniş delik ya da birden fazla küçük delik olabilir. Bebeğinize en uygun biberon ucunu deneyerek bulabilirsiniz.

Biberon Yıkama ve Sterilizasyon

Geniş ağızlı biberonları daha kolay temizlersiniz. Biberonları iyi yıkayabilmek için biberon fırçası alın. Biberon fırçası biberonun dip köşelerinde kalmış süt artıklarını temizler. Biberonları ve başlıkları ilk üç ay sterilize etmeniz gerekir. Sterilize etmeden önce biberonları bol su ve sabunla iyice yıkayın. Biberon fırçasıyla süt artıklarını tamamıyla temizledikten sonra bol suyla durulayın. Sterilizasyon için büyük bir tencere ayırın. Bu tencereyi yemek yapmak gibi başka işlerde kullanmayın. Biberonları tencerede beş dakika kaynatın ya da sterilizasyon aleti kullanın. Biberonları kaynattıktan sonra kullanana kadar temiz, kuru ve kapalı bir yerde saklayın. Biberon başlıkları sürekli kaynatma sonucu deforme olursa değiştirin. Sterilizasyon aygıtlarının tabletle çalışanı, buharla sterilize edeni ya da mikrodalga buharlı tipleri vardır. Herhangi bir tanesi uygundur. Buharla sterilizasyon yapıldığında biberonlar 24 saat cihazın içinde steril kalır.

Biberon ısıtıcısı, biberondaki suyu dışarıda sıcak tutmak için yapılmıştır. Mama kutusunu taşımak istemezseniz temiz bir kapta mamayı ayrı taşıyın. Mama hazırlamanız gerekirse biberondaki sıcak suya mamayı karıştırın. Önceden hazırlanmış mama, bozulabileceği için biberon ısıtıcısında tutulmamalıdır.

Soru: Biberonları nasıl temizlemeliyim?

Cevap: Mama hazırlamada kullandığınız tüm kaplar ve biberonlardan süt artıklarını uzaklaştırmak için önce yıkamalı sonra sterilize etmelisiniz. Kullanılmış biberonları önce mutlaka bol soğuk su ile çalkayarak süt ve mama artıklarını akıtın. Hemen yıkayamazsanız yıkayana kadar içini suyla doldurun. Daha sonra sıcak suyla biberon ve başlıkları sabun ve fırça yardımıyla iyice yıkayın. Başlıkları ters yüz ederek yıkayın, ayrıca delikten de bol bol su akıtın. Çok iyi durulayarak sabun artıklarını yıkayın. Dördüncü aydan sonra

biberonlar, bulaşık makinesinde yıkamaya uygunsa, yıkayabilir-
siniz.

Doğru mamayı, biberonu, biberon başlığını bulmak, biberonu ver-
me pozisyonunu ayarlamak ve gazını çıkarmakla ilgili sorunlar sık-
lıkla yaşanır. Sabır gösterin. Birkaç hafta içerisinde bebeğinizin
beslenmesi düzene girer.

Soru: İki hafta sonra çalışmaya başlayacağım. Yalnız anne sütüyle
beslenen üç aylık bebeğime deneme amacıyla biberonla mama
vermeye çalıştım. Aç olmasına rağmen kesinlikle almadı. Ben ev-
de olmadığım zaman nasıl alacak?

Cevap: Bebeğinizin burnu çok iyi koku alır. Siz evde yan odada ol-
sanız bile neden süt vermiyor diyerek biberonu reddeder. Siz ev-
deyken meme haricinde süt içmez, ama siz evde yokken açsa bi-
beronu kabul eder.

Soru: Perflourinli alkileyicilerin (PFA) anne sütünde bulunduğunu,
anne sütü alan bebekte de biriktiğini ve sağlığına zarar verdiğini
duydum. Mamalarda bu madde çok daha az. Ne önerirsiniz?

Cevap: Çoğu kozmetik malzemede ve teflon kaplarda bu madde
vardır. Anne sütüne geçmesine karşın anne sütü o kadar değerli-
dir ki süt kesilmemelidir. Süt veren annelerin kozmetik malzeme-
leri daha az kullanması, teflon kaplarda yemek pişirmemeleri öne-
rilir.

Mama Hazırlamak

Mama hazırlamak için kapalı şişe su ya da filtre edilmiş musluk su-
yu kullanın. İlk üç ay suyu bir dakika kaynatarak oda ısısına gelene ka-
dar soğutun. Kaynatılmış soğumuş suyu yarım saat içerisinde kullana-
bilirsiniz. Mamayı hazırlarken mutlaka kutusunun üzerindeki önerile-
re uyun. Mama hazırlarken içindeki ölçek kaşığını kullanın. Kaşık tepe-
leme değil tam silme doldurulmalıdır. Suyunu az koymanız ya da ma-
mayı daha fazla koymanız bebeğinizde kabızlığa, böbreklerinin zorlan-
masına, fazla protein almasına yol açar. Aynı şekilde doktoru tavsiye
etmedikçe su miktarı da fazla konulmamalıdır. Su miktarını fazla koy-
mak ciddi beslenme eksikliklerine, büyüme ve gelişmede duraksama-
ya yol açabilir. Mamayı biberonda iyice karıştırdıktan sonra bebeğini-

ze içirmeden önce birkaç damla elinize dökerek ısısını mutlaka kontrol etmelisiniz.

Hazır Mamayla Nasıl Beslemeliyim?

Mama bebeğin günlük besin ve su ihtiyacını karşılayacak şekilde hesaplanmıştır. Bebeğinizin ayına uygun mama satın alın. Mamayı tamamen kutunun üzerinde yazdığı gibi hazırlayın.

Bebeğinizi biberonla beslerken ten yakınlığı ve göz teması çok önemlidir. Biberonu verirken bebeğinizi kucaklamanız, sevginizi göstermeniz ve göz teması kurarak konuşmanız aranızda yakın bağ kurulmasını sağlar.

Biberonu emzirir gibi kucağınızda vermelisiniz. Bebeğinizi düz yatarken beslemeniz solunum yoluna mama kaçmasına ve boğulmasına neden olabilir. Ortakulak enfeksiyonu gelişmesine de yol açabilir.

Bebeğinize biberonu hafif eğimli bir açıyla verin. Biberon başlığı tamamen mamayla dolu olursa daha az hava yutar.

Bebeğinizin biberonla uyumasına izin vermeyin. Ağızda uzun süre kalan süt artıkları diş çürümesine ve ortakulak yolu enfeksiyonu gelişmesine zemin hazırlar.

Bebeğiniz kendi kendine beslenecek kadar büyüdüğünde bile beslenirken yalnız bırakmayın. Çok nadiren de olsa boğulma riski vardır. Ayrıca cam biberonlar kırılarak ciddi yaralanmalara neden olabilir.

Biberonla beslerken birkaç kez ara vererek bebeğinizin gazını çıkarın. Bebeğiniz ara vermek istemezse mama yarılandığında gazını çıkarın. Biberon bitiminde bebeğinizi kucakta dik gezdirmeniz ve sırtına hafifçe vurmanız hem gazını çıkarmasına yardım eder hem de kusmasını engeller.

Günlük Mama Miktarı Ne Olmalıdır?

Biberonla beslenen yeni doğan bebekler günde ortalama 6-8 öğünden, altı aylık olunca dört-beş öğüne inerler. Genellikle bebekler üç-dört aylık olunca gece beslenmeden uzun süre uyuyabilirler, gündüz daha fazla mama alarak günlük ihtiyaçlarını karşılarlar.

Kutunun üzerinde önerilen ayına uygun miktar kadar hazırlayın, ancak bitirmesi için bebeği zorlamayın. Bebeğinizin rahatlıkla bitirdiği ve doymuş olduğunu hissettiğiniz miktarı verin. Bebeğiniz hazırladığınız miktarı hızla bitirdikten sonra hâlâ mama için aranıyorsa gelecek sefere miktarı 30 ml fazlalaştırın.

Her öğün ne yediğinden çok bebeğinizin haftada ne kadar kilo aldığı daha önemlidir. Bazen yalnızca biraz susadığı için birkaç yudum alıp bırakabilir. Bazen de büyüme hızlanması dönemine girmiş olduğundan aşırı iştahlı olabilir. Bazen ise günlerce mamasını bitirmeyebilir, hatta biberonla ilgilenmeyebilir. Yeterli beslenip beslenmediğini günlük içtiği mama miktarından, çok iyi büyüyorsa, sağlıklı ve gelişimi ayına uygunsa anlarız.

Bebeğiniz doyduğunda biberonu bitirmesi için değişik yöntemler geliştirmiş olsanız bile üstelememelisiniz. Bebeğiniz doyunca biberonu ağzında tutmaya, oynamaya, emmemeye başlar, biberona ilgisini kaybeder. Doyduğunu öğrenebilmesi için tam bu noktada beslenmeyi sonlandırın. Sizin içmesini istediğiniz mama miktarından çok onun doyduğu miktar daha doğrudur.

Kendi kendine beslenebilen daha büyük bebeklerin yatağa biberonla girmeleri önerilmez.

Bebeklerin beslenme düzeni ilerleyen dönemlerde oturur. İlk dört ay bebeğinizin ihtiyacına göre her acıktığında, ağladığında besleyin. Böylece bebeğiniz ihtiyaçlarının karşılandığını hisseder, yoksunluk çekmez.

Bazı bebekler her biberondan sonra bir miktar çıkarırlar. İlk aylarda bu durum son derece normaldir. Eğer bebeğinizin yeterli kilo alamadığını düşünüyorsanız ya da beslenirken ve kusarken canının acıdığını gözlüyorsanız doktorunuza danışın.

Halk arasında çok sıcak havalarda mamayla beslenen bebeklere mutlaka su verilmelidir gibi yanlış bir inanış vardır. Mamayla beslenen bebeklere ilave su eğer kakaları katıysa ya da günde beşten az sayıda ıslak bezi varsa verilmelidir. Su vermeye başlamadan önce mamaların doğru miktarda suyla hazırlandığından emin olmanız gerekir.

Yeterli Mama Alıyor mu?

Biberonla beslenen bebeklerde annelerin en merak ettiği konu bebeğin yeterli mama alıp almadığıdır. Bebeğiniz aynı aydaki diğer bebeklerle karşılaştırıldığında daha az yiyorsa ya da mama kutusunun üzerinde aya göre önerilen miktarı bitirmiyorsa veya sürekli aç gibi biberona saldırıyorsa yetersiz mi besleniyor diye endişelenebilirsiniz. Ancak aynı günde doğmuş bebeklerin iştahları birbirlerinden çok farklı olabilir. Ayrıca bebeğinizin iştahı da günden güne farklılık gösterir. Kendi büyüme hızına ve metabolizmasına göre ne kadar mama alması gerektiğini en iyi kendisi ayarlar. Normal büyüyen bir bebeğin iştahının az olmasının hiçbir önemi yoktur.

Mama Saklamak

Bebeğiniz içtiği mamayı bitirmemişse bir saat sonra dökmeniz gerekir. Hazırladığınız mamayı hiç içmemişse buzdolabı rafında bir gün saklayabilirsiniz.

6. AY BESLENME

Bebeğiniz altı aylık olana kadar sofradan birçok farklı besini koklatın, tattırın. Altı aylık olunca ya püre ya da kendi yemesi için eline sebze ve meyve parçaları vererek başlayın. Beslenmenin son derece keyifli ve olumlu geçmesi için bebeğinizin tercihine göre davranın. Bazen püre bazen de eliyle yemesi gibi. Bebeğinizin iştahı en büyük yol göstericiniz olmalıdır. Sebzelere başlarken sağduyunuza güvenip bir-iki sebzeyi aynı anda deneyebilirsiniz. Süt ürünleri, yumurta, kuruyemişler, tohumlar, balık ve deniz ürünleri ilk defa aynı gün verilmemelidir. Olası bir alerji ya da olumsuz reaksiyona karşı yeni besinleri sabah ya da öğlen tattırmak daha iyidir. Yeni besinleri tattırırken aynı gün daha önce yediği besinlerden de vermeye devam edin, yani çok çeşit yemelidir. Ek besinlere geçerken asıl amacımız bebeğinizin hayat boyu sürecek sağlıklı beslenme alışkanlığının gelişmesidir.

İlk Başlangıç İçin Uygun Besinler

Sebze olarak havuç, yabani havuç, balkabağı, kabak, brokoli, karnabahar, avokado, patates, tatlı patates, taze fasulye. Bunları yıkayın, soyun, iri patates dilimi şeklinde kesip buharda pişirin ya da suda hafif diri kalacak şekilde pişirin. Ya da fırında yağlı kâğıdın üzerinde havuç, patlıcan, kabak, tatlı patates, yaban havucu, pancar, sarı, kırmızı ya da turuncu biber, patates zeytinyağı ya da tereyağında pişirilebilir.

Sebzeleri kaynatmak C vitamini ve folik asit başta gelmek üzere birçok vitaminin kaybolmasına yol açmaktadır.

Meyve olarak da elma, armut, muz, kayısı, erik ve şeftali verin.

Süt ürünü olarak da yoğurtla başlayabilirsiniz.

Beslenme Planı

Haftalık +	Sabah	Kuşluk	Öğlen	İkindi	Gece
1. gün	süt	süt	elma + süt	süt	süt
2. gün	süt	elma + süt	armut + süt	süt	süt
3. gün	süt	armut + süt	elma + havuç + süt	süt	süt
4. gün	süt	armut + süt	havuç + patates + süt	süt	süt
5. gün	süt	muz + süt	havuç + patates + armut + süt	süt	süt
6. gün	süt	kayısı + süt	havuç + brokoli + patates + süt	süt + muz	süt
7. gün	süt	meyve + süt	kabak + havuç + tatlı patates + süt	süt + şeftali	süt
2. hafta	süt + meyve	süt	et + sebze + pirinç	süt + meyve	süt
3. hafta	süt	peynir + avokado + süt	sebze + mercimek veya et	süt + meyve	süt

Bebeğiniz 7 aylık olduğunda sabah kahvaltısı, öğlen yemeği, ikindi ve akşam yemeği şeklinde olmalıdır. Yoğurt, peynir vb. diğer süt ürünleri, yumurta, et, balık, tavuk, mercimek, pirinç, irmik, bulgurla başlanmalıdır.

Bebeğinizin eline meyve ve sebzelerden sonra değişik peynir parçaları, ekmek parçası, lifleri boyunca ayrılmış didiklenmiş kuzu eti parçaları verebilirsiniz. Tüm bunların yanında günde toplam 500-600 ml süt içebilir.

Bebeğinizin ek besinleri fazlalaştıkça kaka rengi ve kokusu da değişir. Daha katı kıvamlı kakalar yapmaya başlayabilir.

Bebek ilk altı ay yeterli anne sütü alabiliyorsa annenin nasıl beslendiği de önem kazanır. Altıncı ayın sonundan itibaren ise diğer gıdaların verilmeye başlanmasıyla neler yedirmem gerekir, ne yararlı, kıvamı nasıl olmalı, miktarı ne olmalı, hangi sıklıkta gibi binlerce soru akla gelir. Bazı soruların cevabı kesin verilebilir. Ancak tüm bebeklere iyi gelen tek bir beslenme formülü sunmak imkânsızdır. Hem bebekten bebeğe hem de yaşanılan bölgeye göre yenilen çeşitler, miktar, ilgi, tolerans, sindirebilme gibi pek çok şey farklılık gösterir. Bebeğin kendi tercihleri, ailesinin beslenme alışkanlıkları, sosyoekonomik düzeyi ve hangi mevsimde ek besinlere başlandığı gibi birçok kişisel farklılıklar göz önünde bulundurularak beslenmesi düzenlenmelidir. Örneğin bazı anneler ilk yıl bebeklerine kavanozlarda satılan hazır ek besinleri yedirmeyi tercih eder. Böylelikle yemek pişirecekleri zamanı bebekleriyle oynayarak veya ilgilenerek geçirirler. Ancak sizinle sofraya oturmaya ne zaman başlayacağı, sofradan neler tattırabileceğiniz, sağlıklı besinler nedir, sırayla neler vermeliyim, bir yaşından sonra ne yedirebilirim gibi soruların cevabını bu bölümde bulabilirsiniz.

Soru: Altı aylık bebeğim muzu çok sevdi. Versem bir bütün muzu bitirir. Bu miktarda vermemde bir sakınca var mı?

Cevap: Bebeğiniz bir gıdaya çok düşkünse muhtemelen vücudundaki bir eksikliği bu gıdayla tamamlamaya çalışıyordur. Muz örneğinde potasyum ya da karbonhidrat düşünülebilir. Kabızlık yaratmadığı sürece bir tam muz yedirmenizde sakınca yoktur.

Soru: Altı aylık bebeğim çok yiyor, versem nerdeyse 200 ml'ye yakın sebze çorbasını bitiriyor. Kilosu da büyüme eğrilerinin üzerinde yer almakta. İleride fazla kilolu olmasından korkuyorum.

Cevap: Bebeğiniz sağlıklı yiyecekler yiyorsa, büyüdüğünde atıştırmalık ve abur cubur yiyeceklerden uzak durursa, şeker ve karbonhidrat içeren yiyecekler-içecekler tüketmezse fazla yemesinde sorun yoktur. Bebeğiniz yürümeye başladığında fazla kilolarını atacaktır.

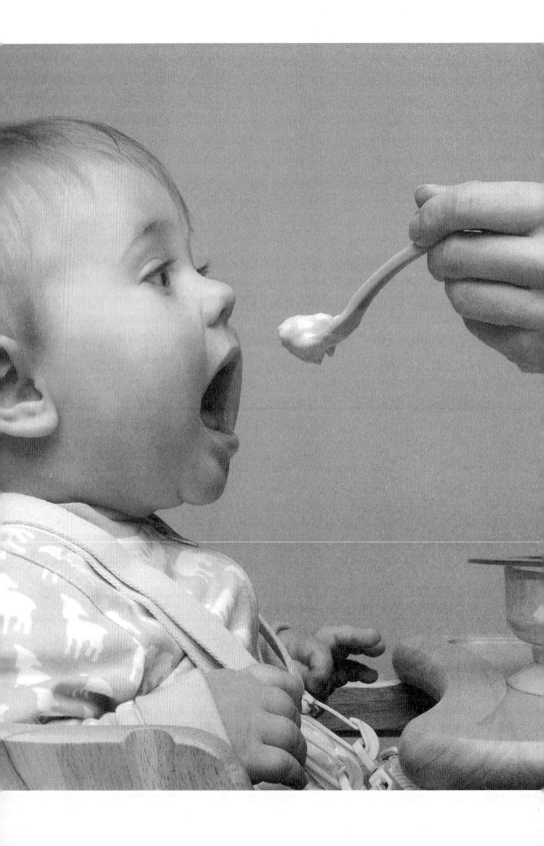

7-12. Ay Beslenme

EK BESİNLERE GEÇİŞ TARİHÇESİ

1900'lü yılların başına kadar bebekler ilk bir yıl yalnız anne sütüyle beslenmekteydi. Aslında anne sütü bebeğin bir yaşına kadar olan besin ihtiyacının çoğunu karşılar. Günümüzde halen bebeklerini ilk iki yıl yalnız anne sütüyle besleyen topluluklar var.

Yedinci-sekizinci aylar civarında dişlerini kaşıması ve kemirmeyi öğrenmesi için kemik parçası, sert ekmek kabuğu veriliyordu. Günümüzde dişini kaşıması için "Zürafa Sophie" gibi diş kaşıma oyuncakları, soğuk yeşil soğan ya da kemirme filesi içerisinde soğuk havuç verilmektedir.

9-10. aylarda dana ya da koyun eti suyu çorbası kaşıkla veriliyordu. Günümüzde kuzu ya da dana etine altıncı aydan itibaren başlanmaktadır.

Anne sütündeki D vitamini yetersiz geldiğinden bebekleri raşitizmden korumak için balıkyağı, C vitamini yetersizliğinden (iskorbüt) korumak için de turunçgiller gibi meyveler ya da lahana turşusu veriliyordu. Günümüzde bebeklere D vitamini doğar doğmaz veriliyor. Omega$_3$ balıkyağı takviyesi hamilelik ve bebeklik döneminde başlanmaktadır. Günümüzde her mevsim bol miktarda taze sebze ve meyve bulunduğundan C vitamini eksikliği görülmemektedir.

1950'lerden sonra ek besinler çok erken verilmeye başlandı. Hatta 60'lı yıllarda 2-3 aylık bebeklere kaşıkla nerdeyse yoğurt bile yediriliyordu. Ek besinlere dördüncü aydan önce başlamanın daha çok besin alerjisine ve tahammülsüzlüğüne yol açtığı saptanarak 90'lı yıllardan itibaren ek besinlere başlama zamanının 4-6. aylardan önce olmaması kararlaştırıldı. Günümüzde ek besinlere yalnız anne sütü alan bebeklerde 6. ay, mamayla beslenenlerde de bebeğin gelişimine göre 5. ayda başlanabileceği kabul edilmektedir. Günümüzde ek besinlere bir yaşından önce başlanmasındaki amaç bebeğin enerji, vitamin, demir gibi mineral gereksinimlerini tamamlamak, bebeği çeşitli besinlere ve yeni tatlara alıştırmak, yetersiz beslenmeyi engellemektir.

Son yüzyıla kadar anneler bebeğin talep ettiği kadar süt veriyorlardı. Son 60 yıldır doktorlar çocuk beslenmesine el atarak annelere saatle ve süreyle emzirme, ek besinleri ve yenilmesi gereken miktarı hakkında çok katı kurallar koydular. Bu durum beklenilenin aksine beslenme sorunlarının artmasına yol açtı. Bebeğin isteklerini gözeten beslenmeden doktorların ve aile büyüklerinin tavsiyelerine uyma ve zorla beslenmeye geçilmesi bebeklerin pek yararına olmadı. Çoğu annenin sütü yetersiz gelmeye başladı. Süt verme süresi kısaldı. Daha çok formül mama verilmeye başlandı. Bebeklere erkenden muhallebi ve kaşık mamaları verilmesiyle birlikte, aşırı kilo sorunu ve hastalanma sıklığı da arttı. 1930'lardan itibaren bebekler için üretilmiş hazır meyve ve sebze püreleri de satılmaya başlandı. Pürelerle birlikte bebeğin kendi eliyle tutup yiyebileceği besinler artık verilmez oldu. Bebek ailenin yediklerinden farklı şeyler yemeye başladı. 2000'li yıllardan itibaren ilk 6 ay anne sütü ve mama dışında bir besin verilmemesi önerilmektedir.

EK GIDALAR
Market Alışverişi

Sağlıklı beslenme daha satın alırken başlar. Evinizde sağlıksız besinleri bulundurmayın. Günümüzde maalesef sonsuz sayıda hazır gıda seçeneği mevcuttur. Bu işlem görmüş gıdalarda farkında olmadığımız çeşitli kimyasal maddeler vardır. Doğal gıdaları bırakıp hazır gıdalarla beslenmeye başladığımızdan beri tıptaki ve teknolojideki tüm ilerlemelere karşın sağlığımız daha kötüleşti, kanser başta olmak üzere kronik hastalıklar arttı. Alışveriş yaparken gıdaları yararlı ve zararlı olarak ikiye ayırın. Uzun ve az hastalıklı bir hayat istiyorsanız zararlı gıdaları satın almayın. Çoğu hazır gıdada son derece zararlı bitki yağları, trans yağlar ve şeker bulunur. Hakiki doğal besinleri satın alın. Öncelikle lokal ürünleri tercih edin. Örneğin İstanbul için Bursa, Yalova, Adapazarı, Çanakkale ve Trakya'daki meyve sebzeler lokal kabul edilebilir. Bir besin ne kadar uzaktan geliyorsa taze olmama, yeterince güneş görmemiş olma ihtimali artar. Doğal, işlem görmemiş sağlıklı besinleri seçin. Sebze, ot ve meyveyi görerek ve seçerek günlük almaya çalışın. Taze, mümkünse organik ve birçok farklı çeşit alın. Mutlaka yenilmesi gereken en yararlı besinler diye bir tanımlama yapma yerine çok farklı besinler yemeye çalışın. Her besin yararlıdır. Her birinde vücudumuzun ihtiyaçlarını karşılayan farklı şeyler vardır. Beyaz ekmek, makarna yerine tam tahıllı ve tam buğdaylı ürünleri alın. Şeker ve tatlandırıcı hiç kullanmamak en iyisidir. Doğal besinlerden aldığımız karbonhidrat yeterli miktardadır. Kahverengi şeker beyaz şekerden daha iyi değildir.

Soru: Altı aylık bebeğime ananas verebilir miyim?

Cevap: Verebilirsiniz, ama ananas, mango, papaya gibi meyveler uzun bir yolculuk yaparak ülkemize gelir. Bu tür ithal meyve ve sebzeler bozulmamaları için kimyasallara maruz kalırlar, yeterince güneş görmeden ve olgunlaşmadan toplanırlar. Bunları yedirmek yerine ülkemizde lokal yetişen meyve ve sebzeleri mevsimine uygun yedirmek daha doğrudur.

Soru: Çoğu besinin bölgemizde yetişenlerini almaya çalışıyorum. Burada yetişmeyen ama yararlı olduğu için bebeğime yedirmem gerekenler var mı?

Cevap: Tüm baharatlar, çaylar, otlar, yabanmersini, ahududu gibi orman meyveleri, kuruyemişler, tohumlar, zeytin, tereyağı, salça, turşu, nar ekşisi, sirke gibi besinler uzaklardan gelebilir.

SAĞLIKLI BESLENME ALIŞKANLIĞI GELİŞTİRMEK

Sabır ister, zaman alır. Üç haftayla üç ay arası bir sürede sağlıklı beslenme alışkanlığını oturtabilirsiniz. Çocuklarımız sağlıklı beslenme alışkanlığı edinmezlerse hiç kuşkusuz ömürleri daha kısa olur ve çeşitli hastalıklara yakalanma olasılıkları artar. Hepimiz sağlıklı beslenmenin ne olduğunu sürekli televizyon, medya ve doktorlardan dinlemekteyiz. Sebze ve meyve yemenin, işlenmemiş gıdalarla beslenmemizin sağlıklı olduğunu bilmemize rağmen çok azımız böyle beslenmektedir. Sağlıklı besinler hazırlasak bile çocuklarımızın bunları yemek istemediğini görürüz.

Çocuğun Her Şeyi Yemesini, Seçici Olmamasını Sağlamak

Her gün sofraya keyifle oturmak her yaş, kültür, ülke ve her çeşit koşulda mümkündür. Yemek yeme alışkanlıkları büyük ölçüde ilk bir yaşta gelişir. Aile ne kadar farklı ve değişik besinler yedirirse bebek büyüdüğü zaman seçici olmaz. Sofranızda her çeşit sağlıklı ve doğal besini bulundurmaya ve yemeye çalışın.

Dünyanın her yerinde pasta, makarna, kızarmış patates, pilav, çikolata ve dondurma maalesef çocukların en favori yiyecekleridir. Burada gerçekçi olmak bunları sevmemesini değil nadiren yemelerini sağlamaktır. Önlerine konulan her şeyi yemeleri ve nefret ettikleri çok az sayıda besin olmasını sağlamalıyız. Yavaş ve keyif alarak yemek yeme alışkanlığını oturtmalıyız. Masada yemek yerken televizyon seyretmesine veya telefon ve ipadla oyun oynamasına izin verilmemelidir. Sofrada oturmak ve sosyalleşmek en az yemek yemek kadar keyiflidir. Sofra zamanının keyif zamanı olduğu öğretilmelidir. Çocuğun gündüz yaptığı yaramazlıklar sofrada konuşulmamalıdır. Kısaca sofrada çocuk azarlanmamalıdır, olumsuz konular konuşulmamalıdır. Yemek bitene kadar sofrada oturması gerektiğini öğrenmelidir. Zaten keyif alırsa sofrada isteyerek oturacaktır. Erişkinlerin sofrasına kabul edilmiş olmak ve onların yemeklerinden pay alabilmek bir çocuk için çok önemlidir. Kendini ailenin eşit bir bireyi olarak hisseder, benliği gelişir ve özgüveni artar. Öte yandan yemek sosyal bir olaydır, aile bağlarını güçlendirir, hatta tek başına yemek yiyen insanların grup halinde beslenenlere oranla daha sağlıksız beslendikleri gösterilmiştir. Günümüzün modern ailesi maalesef yemeklerini zamansızlıktan ayrı ayrı yer. Anne işe gitmeden çocuğunu doyurup sonra kendisi yer. İşten döndüklerinde de herkes yorgun olur, çocuk genelde uyumuş, eğer uyumamışsa da ebeveynler sabır gösteremeyecek kadar enerjileri tükenmiş olur. Çocuğun hızlıca karnını doyurup bir sorumluluğu daha yerine getirmeye çalışırlar. Bu durumda hafta sonları nasıl oyun oynamak için zaman ayrılıyorsa birlikte yemek için de zaman ayrılmalıdır. Çok küçük yaştan itibaren ailesiyle beraber dışarıda gezip yemek yiyebilmelidir.

Yemekte baskı ve zorlama hiçbir işe yaramaz. Zorlamazsam hiç yemiyor düşüncesi de hiç doğru değildir. Sebze yemeyi sevmiyorsa yeterince denememiş olabilirsiniz. Sevmediği bir sebzeyi açken farklı şekillerde pişirerek yedirebilirsiniz. Sabırla denerseniz zamanla sevme-yeceği ve yemeyeceği hiçbir şey kalmaz. Bir besine alışması ya da severek yemeye başlaması için özellikle bebeğiniz acıkmışken en az 7-10 kez farklı pişirme teknikleriyle farklı zamanlarda denemeniz gere-kir. Örneğin zeytinyağlı enginar püresini sevmedi, etli enginar yemeği-ni ezerek vermeyi deneyin. Bu da olmazsa enginarlı bir sebze çorba-sı hazırlayın. Eninde sonunda enginara alışır. Mama ya da anne sütüy-le karnı doyunca farklı bir şey denemeyi istemeyebilir. Nasılsa süt ge-lecek diye denemeyi reddedebilir. Bebeğinizin merak ve keyifle farklı besinleri deneyebileceği tek yer sofrada sizin yemeklerinizdir. Sağlıklı besleyeceğim kaygısıyla bebeğe pişirilen pürelerin çoğu hem görün-tü hem de tat olarak cazip değildir. Bebeğe ayrı yemekler pişirmeye çalışmak hem çok zaman alıcı hem de çok yararlı bir yöntem değildir. Bunun yerine kendi mutfağınızda her çeşit sebze, meyve, et, peynir gi-bi farklı besinler pişirmek ve bunlardan bebeğinize tattırmak daha doğ-rudur. Evde pişirdiğiniz yemeklerin suları çok yararlıdır ve bunları ke-sinlikle atmayıp bebeklerinize yedirebilirsiniz.

Soru: Dokuz aylık bebeğimi mama sandalyesiyle sofraya oturttum. Öğlen yemeklerimizden tattırıyorum. Kesinlikle vermemem gere-ken bir besin var mı?

Cevap: Pakete girmiş ve işlem görmüş hiçbir besini vermeyin. Örneğin hazır zeytin ezmesi almayın. Onun yerine sofradaki zey-tinin çekirdeğini çıkararak ezerek vermek daha iyidir. Sütlü tatlılar dahil hiçbir tatlı sofrada bulunmamalı ve yedirilmemelidir. Buna hiç şeker kullanılmadan yapılan tatlılar da dahildir. Çocuklar tatlı-ya alıştırılmamalıdır. Fava ve bakla yedirilmemelidir.

Ödül ya da ara öğün olarak bir kurabiye vermek bebeğin iştahı-nı bozar. Yemek hiçbir zaman emzik, oyuncak, dikkat dağıtmak, sakinleştirmek ya da disiplin yöntemi olarak kullanılmamalıdır. Kendini kötü hissedince, yorulunca, sıkılınca yemek yedirmek de şişmanlığa yol açar. Örneğin, arabada mızmızlanan çocuğa muz yedirmek ya da kurabiye vermek gibi. Yemeği ödül olarak kullan-mak ileride şişmanlamasına yol açabilir. Örneğin banyo yapmak istemeyen çocuğa "Yıkanırsan dondurma yiyebilirsin" demek gi-bi...

İştahsızlık

Her bebeğin iştahı farklıdır. Bazı bebekler daha az miktarda yerler ve daha seçicidirler. Böyle bir durum hem bebek hem anne için çok moral bozucu olabilir. Sağlıklı yemekler sunma, rahat ve huzurlu bir sofra düzeni kurma dışında bebeğin ne kadar yiyeceğine karar vermek ve bu miktarı yedirmek sizin göreviniz değildir. Her bebeğin acıkınca yiyeceğini ve açlıktan ölmeyeceğini sıklıkla kendinize hatırlatın. Bebeğiniz ana öğünde yemediği zaman hemen yerine ne yiyebilir diye çeşitli alternatifler sunmayın. Ara öğün de vermemeye çalışın. Vereceksiniz de yoğurt ve meyve gibi sağlıklı olmalıdır. "Hiçbir şey yemiyor hiç olmazsa bir süt ve bisküvi yesin" sıklıkla yapılan bir hatadır. Bir sonraki öğünde de çocuğun yememesini sağlamış olursunuz. Bir sonraki öğüne kadar aç kalırsa acıkıp yer.

Soru: Bebeğim çok iştahsız. İştahını arttıran bir şurup ya da vitamin var mıdır?

Cevap: Yan etki olarak iştah arttıran bazı alerji şurupları vardır. Ama bunlardan bebeğinize vermeniz gereksizdir. Bebeğinizde çinko ve demir eksikliği olup olmadığından emin olun, bunlar da sıklıkla iştahsızlık yapabilir. Burada önemli olan besleyici besinler yedirmektir, az ama öz, örneğin ciğer yerse hem demir hem de çinkoyu tamamlamış olur. Fazla süt içiyorsa sütü azaltmak bile tek başına iştahını arttırabilir. Doktorunuz bebeğinizin büyüme ve gelişmesini normal buluyorsa iştahsızlığını önemsemeyin. Aç olunca mutlaka yiyecektir.

Soru: Yedi aylık bebeğimin kilosu aynı aydaki diğer bebeklere göre oldukça az. Çok zayıf olması sağlığı ile ilgili bir sorun yaratır mı?

Cevap: Günümüzde bebekler ve çocuklar çoğunlukla fazla kiloludur. Diğer çocuklarla karşılaştırdığınızda sizinkinin zayıf gözükmesi aslında daha sağlıklı olduğunu göstermektedir. Herkesin belli bir vücut yapısı vardır. Çok zayıf insanlar bile yaşlandıkça belli bir miktar kilo alır. Zayıf olmak hiçbir sağlık sorunu yaratmadığı gibi az yiyen ve zayıf olan insanların daha uzun ve sağlıklı yaşadıkları bilinmektedir. Bebeğinizi kilo alması için zorla yedirmeye çalışmayın, istemediği yerde bırakın. Kilo kaybetmiyorsa, sağlıklı ve mutlu ise, çocuk doktorunuz da kilosunu normal buluyorsa endişelenmenize gerek yoktur.

Soru: Bir yaşındaki oğlum hâlâ sekiz kiloyu geçemedi. Çocuk doktorumuz oldukça sağlıklı olduğunu ve endişelenmememizi söylüyor. Yaşındayken doğum kilosunun üç katı olması gerektiğini sürekli duyuyoruz. Acaba yetersiz mi besleniyor?

Cevap: Bebeklerin 4 aylıkken doğum kilolarının iki katına, 1 yaşındayken de üç katına çıkacağı kabaca genel bir bilgidir. Ancak bu bir kural değildir, dolayısıyla her bebek için geçerli değildir. Her bebeğin kendine göre bir büyüme hızı vardır. Büyümesi diğer bebeklerle karşılaştırılmamalıdır. Çocuk doktorunuz aylık muayenelerinde büyümesini ve gelişmesini yeterli buluyorsa endişelenmeyin.

Soru: İki yaşındaki oğlum neredeyse hiçbir şey yemiyor. Üç öğün yemesi için zorladığımızda karnının ağrıdığını söylüyor, ağzını kilitliyor. Sağlığı için cidden endişeleniyorum. Doktoru büyümesini yeterli buluyor. Ne yapabilirim?

Cevap: Bazı çocuklar çok çok az yemelerine karşın büyümeye devam ederler, sağlıkları oldukça yerindedir, gün içerisinde minik minik atıştırmak onlara yeterli gelir. Ebeveynlerinin tüm endişelerine karşın yedikleri onlara yeterli gelir.

Sofra Terbiyesi

Sofrada nasıl oturulacağı, davranışlar, beslenme alışkanlıkları ve ağız tadı ilk birkaç yılda biçimlenir. Sofrada nasıl konuşacağı ve nezaket ailede öğrenilir. Neyi ve nasıl yediği ileride mutluluğunu, sağlığını, uzun yaşamasını ve başarılı olmasını etkiler. Sağlıklı yemeğin nasıl hazırlandığı ve pişirildiğini görmeleri, yemek alışverişini beraber yapmanız ve yemeği hazırlarken sizi seyretmeleri de en az matematik dersi kadar önemlidir. Yemeğin keyifli olmasına odaklanırsak sağlıklı beslenme kolayca beraberinde gelir. Sofrayı paylaşmak, beraber yemek aile bireylerini birbirine yakınlaştırır, aile bağlarını güçlendirir. Dökmeden yemek, sofra düzeni, düzgün görünümlü bir sofra hazırlamak da evde öğrenilir. Örneğin sofrada tuzu ve yemekleri birbirine karıştıran, yemekleri masanın üzerine döken iki yaş civarındaki bir çocuğa "Yemekle oynamıyoruz, yiyoruz!" doğru bir cümle.

Çok erken yaşlardan itibaren şık bir lokantada yemek iskemlesinde oturarak ailesinin ne yediğini seyretmeye ve sabırla yemelerini beklemeyi öğrenirse çocuk, ailesiyle beraber hem kolay seyahat edebilir hem de evde kalmasına gerek kalmaz. Sofrada saygılı davranmayı öğrenen çocuk evdeki diğer zamanlarda da bu davranışını sürdürür. Yemek yemenin oldukça sosyal ve eğlenceli olduğunu da sofrada öğrenir.

Sofranın özenle hazırlanması, güzel ve çekici olmasına çaba harcanması, ailenin sofraya giyinerek oturması çocukların üzerinde olumlu etkisi olur. Onların daha saygılı ve özenli davranmalarını sağlar. Yemeğin sofrada oturularak yenileceği öğrenilir. Arabada, ayakta, koşarken ya da yerde değil. Herkesin tabağına konulmadan yemeğe başlanılmaması, servis için sıranın gelmesini beklemeye alışmak gibi birçok şey farkına varılmadan evde öğrenilir. Sofra hem ailenin hem de çocuğun beraber rahatladıkları, dinlendikleri yer olmalıdır. Yalnızca yemeğin değil, aile bireylerinin birbirlerinin de keyfini çıkardığı zaman olmalıdır.

"Ne yediğini söyle kim olduğunu söyleyeyim" doğru bir tespittir. Bir kişinin nasıl beslendiğine, sofradaki davranışları ve seçtiği besinlere bakarak kişiliği hakkında önemli ipuçları elde edebiliriz. Örneğin çocuk on yaşına gelmiş olmasına rağmen hâlâ çatal-bıçak kullanmayı bilmiyorsa bu ailesiyle beraber sofrada yemek yemediğini gösterir.

Yemekler lezzetli pişirilir ve her gün farklı besinler sunulursa, aralarda ara öğün yemesine izin verilmezse bebekler acıkacakları için verilenleri yerler. Ara öğünler vermek bebeğin iştahını azaltır ve daha seçici olmasını sağlar.

Yemek Sofrası ve Aile Bağları

Çocuklar diğer aile bireyleriyle hep beraber yemek yediklerinde sofrada şakalaşırlar, o gün içerisinde ne olup bittiğini paylaşırlar. Kendileriyle ilgilenildiğini ve korunduklarını hissederler. Burada önemli olan ne yedikleri değil ailesiyle beraber vakit geçirmeleri ve güzel zamanlarını paylaşmalarıdır. Güzel yemek hayattan zevk almayı arttırır. Aile bireyleri bir arada keyifle sohbet etme imkânı bulur. Geleneksel aile yemekleri aile bağlarını da güçlendirir. Yemek yemeye vakit ayırmak ve bunu keyifle bağdaştırmak hayat boyu sağlıklı beslenme alışkanlıklarının gelişmesine katkıda bulunur.

Yemek çatışma konusu olmamalıdır. Lüzumsuz tartışmalarla yemek yemenin keyfini bozmayın. Çocuğunuza sağlıklı besinler sunun, ancak ne kadar yiyeceğine kendisi karar vermelidir. Yemeğini bitirmesi için zorlama sofrada tansiyonun yükselmesine ve çocuğun yemeyi reddetmesine yol açar.

Özellikle ergenlikte aile beslenmeyi tartışma konusu haline getirmemeye özen göstermelidir. Bu dönemde stres nedeniyle aşırı yeme ya da yememe ciddi bir soruna dönüşebilir.

İLK YIL BESLENME DÖNEMLERİ

Burada belirtilen süreler ortalamadır ve bebekten bebeğe değişir.

1. Emme Dönemi (ilk 4-6. ay)

Bebek anne karnındayken 34. haftadan itibaren parmağını emmeye başlar. Anne karnında 34. haftasını dolduran bebekler emme refleksiyle doğar. Bu nedenle 4-6. hafta erken doğan bebekler sorunsuz emzirilebilirler. Otuz ikinci haftadan önce doğan bebekler ise emme refleksi gelişene kadar sondayla beslenirler. Emme refleksi gelişince sonda bırakılır ve bebek dört-altı ay anne memesinden ya da biberonla verilen mamayı emer. İlk aylarda yutma refleksleri tam gelişmiş olmadığından kaşık ya da minik bardakla beslenmeleri zordur. Ancak anne memesi ya da biberonla verilen sütü iyi emer ve yutabilirler.

2. Geçiş Dönemi (5-10. ay)

Anne sütü ya da hazır mama yanında bebek diğer ek besinlerden de denemeye başlar. Bu geçiş dönemi daha çok yalama, tattırma, deneme, kemirme, alıştırma ve bebeğe iyi gelip gelmediğini anlama şeklindedir.

Altıncı aya kadar bebeğin dilinin üzerine bir şey değdiğinde refleks olarak dilini dışarı çıkarır. Dil çıkarma refleksi kaybolana kadar bebeği kaşıkla beslemek zordur. Ancak eline verilen yumuşak meyve dilimlerini, pişmiş sebze parçalarını yavaş yavaş kemirerek yiyebilir. Her bebeğin sinir ve sindirim sistemi farklı zamanlarda olgunlaşır. Ek besinlere geçiş zamanı, nasıl verildiği, besinlerin kıvamı, miktarı, çeşidi de bebekten bebeğe farklılık gösterir. Bazı anneler ilk ay kaşıkla püre vermeyi bebek alışınca da hızla kendi eliyle yiyebileceği besinlere geçmeyi tercih eder.

Geçiş döneminde *çok sabırlı ve esnek* davranmalısınız. İster kaşıkla beslemeye karar verin ya da besinleri bebeğin önüne koyarak kendi kendine beslenmesini bekleyin, her olasılıkta bebeklerin bunları farklı farklı yaptığını göreceksiniz. Bebeğin kendi kendine yemediğini görerek ezip kaşıkla vermek zorunda kalabilirsiniz. Tam tersine kaşığa itiraz edebilir, püreyi kendi eliyle yemek isteyebilir. Bazı bebekler önlerine konulan sebze-meyve-peynir dilimlerine büyük bir merakla uzanırken bazı bebeklerin ilgisini bile çekmeyebilir. Bazı anneler bebeğin ek besinlerle hiç ilgilenmeyeceği korkusuna kapılabilir.

Bebeği hangi yöntemle beslerseniz besleyin besinlerindeki değişikliği yadırgayıp reddedebilirler. Zorlarsanız kusabilirler, kaşıkla verseniz bile ağızlarından çıkarabilirler. Böyle bir durumla karşılaştığınızda birkaç gün bekleyip bebeğin keyifli olduğu bir zaman sizinle beraber sofraya oturtup önüne besinleri koyabilirsiniz. Ne yapacağını tamamen ona bırakın. Yere atabilir, birazını ağzına götürebilir, ne de olsa bunlar ilk denemelerdir. Bazen 3-6 hafta hiç elini sürmeyebilir, ağzına da götürmeyebilir. Gayet sabırlı ve anlayışlı davranarak sizinle sofraya oturtmaya ve önüne bazı besinler koymaya devam edin. Ek besinlere alışmayan ve eliyle kendi kendine yemeyi öğrenemeyen bebek yoktur ancak her bebeğin alışma hızı epey farklıdır. Örneğin sekiz aylıkken pirzolayı kemirebilen bebek varken aynı ayda iki tatlı kaşığından fazla sebze püresi yemeyen bebek de vardır. İkisi de normaldir, karşılaştırma yapılmamalıdır. Her tür karşılaştırma anne-babaları gereksiz yere endişelendirir.

3. Erişkin Tipi Beslenme Dönemi
(8-10. aydan itibaren)

Bebek kaşığın ne işe yaradığını fark eder, kaşıkla önce oynar, zamanla ağzına götürmeyi ve biraz dökerek yiyebilmeyi öğrenir. Gıdaları renk ve tatlarına göre ayırt edebilmeye, kemirmeye, çiğnemeye ve yutmaya başlar. Sindirim sistemi ve böbrekleri çeşitli besinleri sindirebilecek ve atıkları vücuttan uzaklaştırabilecek olgunluğa ulaşmıştır. Artık sofradaki çoğu besini yiyebilir. 8-10. aylardan itibaren biraz daha kıvamlı ve pütürlü yumuşak sofra yemeklerini çiğneyerek boğulmadan yutabilir. Yutma ve çiğneme işlevi tam gelişmeden katı lokmaları yutturmak gereksizdir. İyi bir hazım için yutulan gıdanın yavaş yavaş yenilmesi ve iyice çiğnenmesi gereklidir. Geçiş döneminde lokmaları çiğnemeden yutturmak hazımsızlığa, gıda alerjisine ve bazen de kaşıkla verilen gıdanın boğazına kaçarak kaşıktan korkmasına ve kaşığı reddetmesine yol açabilir.

Bebeğin iyi sindirebilmesi için ağzındaki lokmayı çok iyi çiğneyip ufalamış ve tükürükle iyice yumuşatmış olması gerekir. Lokmalar nerdeyse blendırdan geçirilmiş kıvama gelene kadar çiğnemelidir. Yarı katı lokmaları 8-9. aylarda çiğneyerek yutabilir, bu nedenle çatalla hafifçe ezmek yeterli olur. Tam bu aylar yarı katı besinlere başlamak için iyi bir zamandır. Arka azı dişleri çıkmadan bebeğin sert besinleri çiğnemesi mümkün değildir. Bu nedenle sert gıdaların çatalla iyice ezilerek veya badem, ceviz gibi gıdaların blendırda toz haline getirilerek verilmesi uygundur. Bebeklerin havuç, üzüm, kabuğu soyulmamış elma, fındık, fıstık, ceviz, patlamış mısır, sosis, sucuk, biftek gibi katı besinleri çiğneyip yutabilmeleri 3-5 yaş arasında mümkündür. Bu besinler iyice ufalanmadan ve ezilmeden verilmemelidir.

Soru: Yedi aylık bebeğime meyveleri blendırdan geçirip kaşıkla verdiğimde yiyor, dilimleyerek verdiğim zaman ilgilenmiyor. Komşular her şeyi blendırdan geçirdiğim için ileride lokmaları yutamayacağını ve hep blendırdan geçirmek zorunda kalacağımı söyleyerek beni korkuttular. Sizce ne yapmalıyım?

Cevap: Yedi aylıkken püre, sekiz aylıkken hafif pütürlü, dokuz aylıkken de yarı katı yemeye başlayabilir. Bebekler tam katıları çiğneyip yutmayı ancak üç yaşında öğrenirler. Her bebeğin öğrenme yaşı farklıdır. Henüz yutmaya ve çiğnemeye hazır olmayan çocuğu zorlamanın anlamı yoktur. Zorlama tam tersine öğrenmeyi geciktirir.

Soru: Bebeğime mıhlama verebilir miyim?

Cevap: Yedinci aydan itibaren verilebilir. İçinde tereyağı, peynir ve mısır unu bulunur. Ilıkken birkaç kaşık verilebilir. Mümkünse GDO'suz mısır unu kullanın.

BEBEĞİNİZİN EK BESİNLERE HAZIR OLDUĞUNU GÖSTEREN BELİRTİLER

Size göre çok hazır gözükse bile dördüncü aydan önce ek gıdalara kesinlikle başlanmamalıdır. Sofrada siz yemek yerken yediklerinizle ilgileniyorsa, elinizdeki yiyeceklere uzanıyorsa, tattırdığınız gıdalara ilgi gösteriyorsa, kendi eliyle tutup ağzına hızlı ve düzgün bir şekilde götürebiliyorsa, az bir destekle ya da desteksiz oturabiliyorsa ek gıdaları denemek için hazır diyebiliriz. Sofrada tabaktaki yemeklere uzanıp ağzına atmaya çalışıyorsa bu kesin olarak farklı besinleri deneme zamanı geldiğini gösterir. Günlük içtiği anne sütü ya da mama miktarı bir litreden fazlaysa ek besinler verilebilir. Dilini dışarı çıkarma refleksi kaybolmadan ek besinlere başlanmamalıdır. Dilinin üzerine konulan püreyi diliyle dışarı çıkarıyorsa henüz ek besinlere hazır olmadığını gösterir. İnek sütü tahammülsüzlüğü veya alerjisi olan bebeklere ek gıdalar altıncı aydan sonra başlanmalı ve yavaş yavaş denenmelidir. Annebabada gıda duyarlılığı varsa bebeğe ek besinler altıncı aydan sonra başlanmalı ve daha dikkatli verilmelidir.

EK GIDALARA NE ZAMAN BAŞLANMALIDIR?

Bebek 4 aylık olana kadar anne sütü ve hazır mama dışında kesinlikle bir şey yedirilmemelidir. Bebeklerinin hızlı büyümesini ve gelişmesini isteyen pek çok anne bir an once farklı besinler yedirmek ister. Emziren anneler farklı gıdalarla beslendikleri zaman bunlar zaten anne sütüyle bebeğe geçer. Bir önceki kuşağın "Size üç aylıkken yoğurt bile yediriyorduk" baskısı anneleri erkenden süt yerine çorba, meyve vermeye yöneltir. Anneler ek besinlerle bebeklerinin daha iyi kilo alacağına ve gece daha uzun uyuyacaklarına inanırlar. Maalesef ek besinlere başlanan ilk aylarda bebekler genelde iyi kilo alamaz, gece uykuları da sanıldığı gibi düzene girmez.

Ek gıdalara en erken dört en geç ise altıncı ayın bitiminde başlanmalıdır. Yeterli anne sütü varsa altıncı aydan önce başlanmamalıdır. Dördüncü aydan önce verilen ek gıdaları sindirim sistemi hazmedemez, ayrıca bazı sindirim enzimleri henüz yeterli düzeyde değildir. Bu dönemdeki bebeklerde emme isteği hâlâ çok güçlüdür, memeyi ya da biberonu katı besinlere tercih ederler. Sinir sistemi de çiğneme ve yutma işlevine hazır değildir. Ek besinlere erken başlanılması besin alerjilerine, besin duyarlılığına, demir eksikliğine, yetersiz kilo almaya, aşırı gaz, kabızlık, kusma, ishal ve iştah azalmasına neden olabilir. Ek besinlere altıncı aydan daha geç başlanılması bebeğin yeni tatlara alışmasını güçleştirir. Yalnız anne sütü ya da hazır mamayla beslenen bebeklere ek besinlere altıncı aydan geç başlanırsa bir miktar protein, demir, çinko ve kalori yetersizliği gelişebilir.

Altıncı Aydan Önce Verilmemesi Gereken Gıdalar

- Et
- Balık ve deniz ürünleri
- Yumurta
- Kuruyemiş ve tohumlar
- Ekmek, makarna gibi glüten içeren gıdalar
- Yoğurt, peynir, kefir
- Mercimek, yeşil fasulye, patlıcan
- Portakal gibi turunçgiller.

Bir Yaşına Kadar Verilmemesi Gereken Gıdalar

Bir yaşına kadar bebeğinizin yemeklerinde tuz, şeker ya da herhangi bir tatlandırıcı kullanmayın. Örneğin yoğurt gibi yeni verilen bir besini yemedi diye içine pekmez ya da pudra şekeri eklemeyin. Mamalarına tatlı ilave edilmesi ister pekmez ister kuru kayısı olsun bebeğin lüzumsuz fazla kalori almasına, sonuçta şişmanlamasına, yalnızca tatlı tatları tercih etmesine, ileriki yaşlarda karbonhidrat ağırlıklı beslenmesine neden olur. Bebeklere verilen kuru meyveler bile tatlı bağımlılığı geliştirebilir, öyleki meyve veya pekmez ilave edilmeden hiçbir mamayı yemezler.

Bir yaşına kadar bakla, baklagiller ve süt vermeyin. Balı benmari usulü ısıtmadan yedirmeyin. Bisküvi, peksimet, poğaça, beyaz ekmek vb'de ne kadar şeker ve tuz olduğu bilinmemektedir. Aynı şekilde pakette satılan üzerinde bebeklere uygundur yazısı olsa bile bu besinlerin hiçbirini vermemek gerekir.

Bir yaşına kadar pişmemiş et, çiğ balık ve deniz ürünü vermeyin. Aynı şekilde çiğ yumurta ya da az pişmiş yumurta yedirmeyin. Şarküteri et ürünleri ve tütsülenmiş balık vermeyin. Midye ve kılıç balığı yedirmeyin.

Kahve, gazlı içecekler ve az yağlı ya da diyet hiçbir besin maddesi yedirmeyin.

Soru: Her yerde bir yaşından önce bal vermeyin, botulizm yapar uyarısı var. Köyden çok iyi bal geldi. Dokuz aylık bebeğime verebilir miyim?

Cevap: Botulizm iyi kapatılmamış konservelerde ve balda bulunabilen bir toksinin neden olduğu, çok nadiren görülen bir hastalıktır. Küçük bebeklerde solunum güçlüğü ve felçlerle seyredebilir. Üç aydan küçük bebeklerde daha ciddi seyretmektedir. Balı benmari usulü beş dakika yaklaşık 80 derecelik suda bekletmek botulizm tehlikesini tamamen yok eder ve bebeklere verilebilir hale gelir. Bebeğiniz dokuz aylık olduğu için köyden gelen balı verebilirsiniz.

İLK DENEMELERLE İLGİLİ ÖNEMLİ NOKTALAR

Üçüncü aydan itibaren sofrada ne yiyorsanız bebeğe koklatıp yalatıp elletip adını, rengini söyleyerek besinleri tattırmaya ve tanıtmaya başlayabilirsiniz. Bu yedirmek değildir, yalnızca göstermek ve tanıştırmaktır. Beşinci-altıncı aydan itibaren ek besinleri bebeğin doğrudan kendisinin uzanıp alması ve yemesi için önüne koyabilirsiniz ya da başlangıçta kısa bir süre kaşıkla püre vermeyi deneyebilirsiniz. Hangi şekilde başlarsanız başlayın aynı kurallar geçerlidir.

Püre yaparak kaşıkla vermeye karar verirseniz, bebeğiniz kaşıkla almazsa zorlamayın. Bir-iki hafta sonra kaşığı tekrar deneyebilirsiniz. Biberonun ucunu sebze çorbası gibi katı gıdaların geçebileceği kadar genişleterek vermek doğru değildir ve tehlikelidir. Diğer bir seçenek de bebeği sizinle beraber sofraya oturtup önüne şeftali karpuz gibi yumuşak, sulu dilimlenmiş meyve koymak ve kendi kendine yemesini beklemektir. Bu şekilde beslenmeyi seçerse önüne haşlanmış sebze parçaları, çeşitli meyveler ve peynir koymaya başlayabilirsiniz.

Bebeğinizi kaşıkla beslemeye karar verirseniz tahta, gümüş veya bebekler için üretilmiş beslenme kaşığı kullanın. Yumuşak sulu gıdalardan daha kıvamlı katı gıdalara aşamalı olarak geçin. Bebeğin önce emme, sonra ısırma en sonunda çiğneme işlevi gelişir. Her bebek gelişimini farklı zamanlarda tamamlar. İlk denemelerde katı gıdaları blendırdan geçirerek hiç pütür olmayacak kıvamda daha sonra da çatalla ezerek yedirin. Bebeğinizi dikkatle gözlemleyerek gıdaların kıvamını giderek daha katı ve pütürlü hale getirin.

Bebeğiniz ister kaşıkla ister kendi kendine beslensin beslenirken dik oturmalıdır. Sırt üstü yatan bebeği kaşıkla beslemeyin ve eline kemirmesi için herhangi bir besin vermeyin. Yatar pozisyonda biberonla beslenecekse bile en az 45 derece eğimle baş kısmını yükseltin.

Bebekleri mama sandalyesine oturtarak beslemek en doğrudur. Beslenirken boğazına bir şey kaçmaması için güldürmemek gerekir. Emeklerken, yürürken beslenmesine izin vermeyin. Bu tür davranışlar hem yemek düzenini bozar hem de diş çürüklerine yol açar.

Kaşıkla beslemek kendi kendine beslenmesinden daha zordur. Kaşıkla verdiğiniz mamayı dil çıkarma refleksiyle dışarı çıkarabilir. Lokmayı yutması için birçok tekrar gerekebilir. Anne ya da bakıcı kolaylıkla hayal kırıklığına uğrayabilir. Bebek de ağzının arkasına yutması için boşaltılan gıdaya olumsuz tepki gösterebilir. Kendi kendine beslenirken döke saça üstünü başını ve etrafı kirleterek yer, ama baskı olmadığı için bebek açısından daha olumlu ve meraklı bir deneyim olur.

İlk kez verilen besinin alerji ya da sindirim güçlüğü yaratmadığının anlaşılabilmesi için aynı anda birden fazla yeni gıdaya başlamayın. Yeni bir besine başladıktan sonra ikincisine başlamak için bebeğiniz dört aylık ise üç gün, beş aylık ise iki gün, altı aylık ise ertesi günü bekleyin. Denediğiniz besin alerji, tahammülsüzlük ya da sindirim güçlüğü yaratırsa bebeğinizin cildinde kızarıklık, kaşıntı, pişik, aşırı gaz, karın şişliği, kusma kabızlık ya da ishal gibi belirtiler ortaya çıkar. Besin alerjisi ya da tahammülsüzlüğüne neden olan besin en erken üç hafta sonra çok az miktarda tekrar denenebilir.

Her yeni besini başlangıçta az miktar verin, zamanla bir öğün besleyebilecek kadar artırın. Eğer kaşıkla besliyorsanız 1-2 tatlı kaşığı gibi az miktarla başlayıp bir haftada Türk kahvesi fincanına çıkabilirsiniz. Eğer kendi kendine besleniyorsa küçük bir parça muzla başlayıp 1/3 muza çıkabilirsiniz.

Kaşıkla verdiklerinizi sevip sevmediğini anlamanız daha zordur çünkü ancak altıncı aya doğru tepkilerini belli etmeye başlar. Kaşıkla verdiğinizin tadını severse ağzını açar, sevmezse ağzını sıkıca kapar, başını sağa sola çevirir, verilen lokmayı yutmaz ve çıkarır. Önüne konulanları beğenirse ve ilgisini çekerse yer ya da hiç ilgilenmez. Yüzünü ekşiterek yemeye devam ediyorsa bu sevmediği anlamından çok ekşi ya da farklı bulduğu için yadırgıyor olarak yorumlanmalıdır.

Bazı bebeklerin yeni besinlere alışması daha uzun zaman alır. Bebeğiniz sırf tadını değişik bulduğu için bir besini yemeyi reddedebilir. Verilen gıdayı beğenmezse yemesi için kesinlikle zorlamayın. Birkaç hafta aradan sonra aynı gıdayı tekrar deneyerek bu besinin tadına alışması için zaman tanıyın.

İlk denemelere bebeğiniz hastayken, ateşliyken, diş çıkarırken, seyahatteyken ya da aşıdan hemen sonra başlamayın. Herhangi bir nedenle keyfi kaçmış ise yeni bir besin denemeyin. Öte yandan ilk denemeleri yaparken annenin de iyi dinlenmiş, keyifli, telaşsız ve bol zamanının olması önemlidir. Yeni besinlere ailenin keyifli bir zamanında başlanırsa, bebeğin alışması daha kolay olur. Bebekler annelerinin duygularını iyi hissederler ve annenin ruhsal durumundan çok etkilenirler. Sevgiyle, güler yüzle ve eğlenerek yemek yenilen bir sofrada verilen gıdalar bebek tarafından pek reddedilmez. Yüz ifadesi kadar vücut dili de önemlidir. Endişeli ve sıkıntılı bir anne ek besinlere geçişte bebeğin zorlanmasına yol açar.

Bazı bebeklerin açlığa tahammülü çok azdır. Bu bebeklere ek besinler biraz mama ya da anne sütü içirildikten sonra verilmelidir. Birkaç kaşık denemesinden sonra ya da sofrada sebze kemirdikten sonra tekrar sütle devam edilebilir. Bazı bebekler yeni besini ara öğün olarak almayı tercih edebilirler.

Anne sütünün azalmasını önlemek için aynı öğünde önce anne sütü daha sonra ek besin verilir. Örneğin öğlen sebze çorbası bebeği bir öğün besleyecek miktara ulaştığında anne sütü bu öğünde tamamen atlanabilir.

Bebeğiniz yeni bir besini tamamen reddederse bu besini sevdiği ya da tanıdığı bir tatla karıştırarak verebilirsiniz. Örneğin yoğurdu tek başına ekşi bulan ama muzu çok seven bebeğinize muzlu yoğurt yedirebilirsiniz. Bazen hazır mama ya da anne sütünün içerisine sebze dahil her çeşit yeni besini karıştırabilirsiniz. Bir erişkinin hiçbir zaman yemeyeceği böyle bir karışımı bebeğiniz bayılarak yese de her gün aynı şeyi vermeyin, farklı ve yeni şeyler deneyin.

Daha önce de söylediğim gibi her yeni gıdadan sonra kakada bazı değişiklikler olabilir, telaşlanmayın. Muz, elma, şeftali, muhallebi, patates, havuç, pirinç kabızlık yapabilir. Yeni başlanan meyveler ve sebzeler yeşil renkli sulu dışkılara yol açabilir. Sarı ve kırmızı renkli meyve ve sebzeler turuncu kakalara neden olabilir. Muz yedikten sonra kakada ince kahverengi kurtçuklar şeklinde lifler görülebilir. Armut verdikten sonra kakada kum tanesi gibi sertlikler olabilir. Ek besinlerle birlikte kaka kötü kokmaya başlar.

Ek gıdalara başlandığında bazı besinlerin hiç sindirilmeden kakayla olduğu gibi çıktığı görülebilir. Bu besinleri sindirecek enzimlerin henüz yeterli olmadığı anlamına gelir. Sindiremediği gıdayı bebeğinize bir süreliğine vermemeniz uygundur.

Bebeğinize ayrı yemek hazırlamak yerine kendi yaşadığınız yörenin geleneksel yemeklerinden vermeniz uygundur. Aynı bölgede uzun senelerdir yaşamanın getirdiği evrimleşme yöresel yemeklerin daha kolay hazmedilmesini sağlar.

Soru: Bebeğim altı aylık oldu. Ek gıdalara başlayacağım, hangi besinle başlamalı ve nasıl bir sıra takip etmeliyim?

Cevap: Artık eskisi gibi önce bu meyveler ve sebzeler denenmeli sonra yoğurt başlanmalı gibi katı bir sıralama günümüzde tavsiye edilmemektedir. Mevsimine uygun sebze ve meyveler, yoğurt, peynir, kuzu eti yavaş yavaş denenmelidir. Günde bir öğünle başlayarak bebeğin ilgilenmesine göre iki zamanla da üç öğüne çıkılmalıdır. Başlangıçta püreyi sekiz aylıkken hafif pütürlü dokuz aylıkken yarı pütürlü verin.

Soru: Ek besinlere yeni başladım. Dışarıda yemek yerken ne verebilirim?

Cevap: Gittiğiniz lokantada bir parça muz veya dilimlenmiş avokadoyu her mevsim bulabilirsiniz. Bunları çatalla ezerek yedirmeniz kolaydır. Bebeğiniz büyüdükçe diğer haşlanmış sebzelerden ve yoğurt tattırabilirsiniz.

Soru: Bebeğime yedireceğim sebze püreleri ne sıcaklıkta olabilir?

Cevap: Bebeğe yedireceğimiz besinler ılık, oda ısısında ya da soğuk olabilir. Sıcak yemekler daha lezzetli algılanmasına karşın bizim sevdiğimiz çorba sıcaklığı bebeğe fazla gelir.

Soru: Altı aylık bebeğime sebze püresi vermeye başladım. Ne zaman doyduğunu anlamadığımdan bazen kusmasına yol açıyorum. Doyduğunu nasıl anlarım?

Cevap: Bebeğiniz kaşığı gördüğünde ağzını açmıyorsa, başını çeviriyorsa doymuştur. Oynayarak, dikkatini dağıtarak ya da televizyon seyrettirerek beslemeye çalışmak zorlamaya girer. Yeni besinlerden 1-2 tatlı kaşığı almış olması bile yeterlidir. Bebeğiniz bitirmek istemediğinde zorlamayın, az yemesi hepsini çıkarmasından daha iyidir.

Soru: Bebeğim altıncı ayını bitirmesine rağmen verdiğim hiçbir besinle ilgilenmiyor. Epey gecikti diye endişeleniyorum.

Cevap: Bazı bebekler katı besinlere geçişte zorlanabilirler. Bebeğinizin sağlıklı olduğunu, mama ve anne sütüyle bir yaşına kadar yeterince besin alabileceğini hatırlayın. Acele etmeyin ve zorlamayın. Hazır olunca yemeye başlayacaktır. Eninde sonunda erişkinler gibi beslenmeye başlayacaktır.

Soru: Altı aylık bebeğim bir öğünde ne kadar meyve ve sebze yemelidir?

Cevap: Sağlıklı bir bebek kendine yetecek miktarda yer. Yediği miktar günden güne öğünden öğüne değişebilir. Ne kadar yemesi gerektiğini bebeğiniz size belli eder. Bebekler genellikle 5-6 aylıkken büyüme durakladığı için az yerler. Bir-iki tatlı kaşığı yemesi bile yeterli olabilir. Bebeğiniz daha fazlasını istemiyorsa kesinlikle zorlamayın. Sağlıklı hiçbir bebek açlıktan ölmez.

Soru: Bebeğime kaşıkla sebze ve meyve yedirmeye yeni başladım. Bebeğimin kakası zaman zaman sümüksü ve yeşil renkli olabiliyor. Endişelenmeli miyim?

Cevap: Ek besinlere geçişte kakalar sümüksü ve yeşil renkli olabilir, daha kötü kokmaya başlayabilir. Ancak ishal de gelişirse belli bir besini sindiremiyor olabilir, 1-2 hafta gibi bir süre bu besine ara vermek gerekir.

BARDAĞA GEÇİŞ

Bebeğiniz ek gıdalara geçince yavaş yavaş bardağa alıştırma dönemi de başlar. Altıncı aydan itibaren bebekleri bardaktan ya da su içme kabından su içmeye alıştırmak gerekir. Önce kolay tutabilmesi için her iki yanından saplı olan ağızlıklı veya pipetli geçiş kapları alın. Başlangıçta bebek bu kabı oyuncak zannederek ilgilenmeyebilir. Bebeğiniz bunları sık sık fırlatacağından etrafa dökülmemesi için kapalı kapları tercih edin. Daha sonra ilaç içme bardakları ya da minik kahve bardaklarından doğrudan içirmeyi deneyin. Bunlar bebeğin eliyle tutabileceği ve ağzıyla daha az dökerek içeceği büyüklüktedir. Banyoda eline bir kap verirseniz su doldurma ve boşaltma oyunlarıyla el becerisi gelişir, bardağı tutma deneyimi edinir. Böylece masada bardaktaki suyu baş aşağı çevirerek ne oluyor diye merak etmez.

İlk denemelerinde döke saça içmesi normaldir. Defalarca denedikten sonra doğru içmeye başlar. Bardaktan su içme alıştırmaları bebeğin el-ağız-göz koordinasyonunun gelişmesine yardım eder. Aynı zamanda biberonu bırakmasını da kolaylaştırır. Islaklığa ve kirliliğe aldırmadan öğrenmesi için sabırlı davranmanız gerekir. Dökmeden su içmeyi başarması altı ayı bulabilir.

Biberonu Bırakma

Bebeğiniz daha doymadan kucağınızdan inmeye çalışıyorsa, meme ya da biberon emerken sık sık bırakıp etrafıyla ilgileniyorsa biberonu bıraktırmanın zamanı gelmiştir. Biberonu hemen bırakmasını beklemeyin. Önce gün içerisindeki bir öğünü bardağa çevirin, sonra da sabah öğününü, en sona gece öğününü bırakın. Bazı bebekler gece uykusuna dalmadan önce meme ya da biberonla beslenmeyi sakinleştirici, huzur verici bir alışkanlığa çevirirler. Beslenme işini yatağa yatırmadan önce bitirin, biberonla uyumasına izin vermeyin. Gece uyandığında hâlâ biberonla besleniyorsa önce maması yavaş yavaş sulandırılarak, sonra tamamen suya geçilmelidir, daha sonra da biberon yerine bardakla su verilmelidir. Bir yaşından sonra biberon yavaş yavaş bıraktırılmalıdır. İki yaşına gelip hâlâ biberonla içmeye devam eden çocukların büyüdüklerinde yüzde 30 olasılıkla aşırı kilolu oldukları gösterilmiştir.

Bebek daha doymadan kucaktan aşağı inmeye çalışıyorsa, meme ya da biberon emerken sık sık bırakıp etrafıyla ilgileniyorsa bebeği bardağa alıştırmanın zamanı gelmiştir.

Soru: Dokuz aylık bebeğim anne sütünü bıraktı. Anne sütü yerine biberonla mama mı vereceğim?

Cevap: Daha önce hiç biberon almadıysa mamayı bardakla içirin. Bir yaşından sonra süt yerine ayran, kefir gibi süt ürünlerini bardakla verin. Eğer biberonla anne sütünü içiyorsa yatmadan önce biberonla verebilirsiniz, gündüzleri bardakla içmesi uygundur.

SOFRA YEMEKLERİNE GEÇİŞ

Bebeğiniz desteksiz oturmaya başlayınca artık kendi kendine beslenmeyi öğrenmesi için eline bazı yiyecekler vermeye başlamalısınız. Daha önce yalnızca kaşıkla yedirilen bebekler 8-12 aylar arasında kendi kendine, az miktarda da olsa beslenmeye başlayabilirler. Kaşıkla beslemeye devam ederken her istediğinde kemirmesi için eline bir şeyler verin. Solunum yoluna kaçmaması için eline verdiğiniz besinlerin yumuşak, kolay yutulur ve çiğnenir olmasına dikkat edin.

Şu yiyecekleri bebeğinizin yutma ve çiğnemesinin gelişimine paralel olarak sırayla sunun: Humus, yumuşak peynir dilimleri, nohut ezmesi, ekmek kabuğu, muz parçaları, pişmiş brokoli, haşlanmış taze patates dilimi, pişmiş havuç, kabak, taze fasulye, sebze püresi, olgun avokado dilimi, soyulmuş şeftali, nektarin, iyice olgunlaşmış yumuşak sulu armut dilimi, evde yapılmış meyve kompostosu, yavaş yavaş pişirilmiş çok yumuşak söğüş et parçası, peynirli-sebzeli yumuşak kanepeler, ince dilimlenmiş lifleri boyunca ayrılmış et parçaları, spiral şekilli makarna, erişte, köfte parçaları, balık dilimleri, ikiye bölünmüş çekirdekleri ve kabuğu alınmış üzüm tanesi, kabuğu soyulmuş yumuşak elma dilimi.

Soru: Dokuz aylık kızımız blendırdan geçmeyen hiçbir şeyi yutamıyor, çatalla ezerek verdiklerimiz hemen boğazına kaçıyor ve kusuyor. Komşumuzun aynı aydaki bebeği ise eline verilen pirzola dilimlerini bile kemirerek bitiriyor.

Cevap: Her çocuğun yutma ve çiğneme işlevi farklı aylarda gelişir. Ama eninde sonunda her çocuk üç yaşına kadar iyi çiğnemeyi ve yutmayı tamamen öğrenir. Bebeğiniz üç-dört yaşından sonra erişkinler gibi her şeyi çiğneyip yutabilen bir birey olacaktır. Ancak gelişimini tamamlayana kadar kolay yutabileceği ve çiğneyebileceği gıdaları verin. Pütürlü olmayan pürelerden yavaş yavaş çatalla ezilmiş yarı pütürlü besinlere geçin.

Soru: On aylık kızımızı hafta sonları dadı izinliyken yedirmekte inanılmaz güçlük çekiyorum. Dadısı hafta içinde ben işteyken çok iştahlı olduğunu ve verilen her şeyi yediğini söylüyor. Öneriniz?

Cevap: Sizinle yemiyorsa anne-bebek arasında yemek güç savaşına dönüşmüş demektir. Böyle bir durumda kesinlikle zorla yedirmeye çalışmamanız, hele son lokma diyerek ısrar etmemeniz gerekir. Bebek istemiyorsa kesinlikle zorlamayın. Hafta sonu yemese bile hafta içerisindeki yedikleri yeterli gelecektir.

BASİT MENÜ

Menü örnekleri vermemdeki amaç bunları harfiyen uygulamaktan çok kabaca bir fikir vermektir. Bebeğinizin her gün aynı iştah ya da ilgiyle yemesini beklemeyin. Beslenme düzenini saate göre değil bebeğinizin acıkma sıklığına göre belirleyin. Ek besinleri ne miktarda yiyeceğini bebeğinize bırakmalısınız. Hangi ayda hangi yeni besini yedirebileceğinizi size bebeğiniz belli eder. Örneğin yedi aylık bebeğinize her et vermeye çalıştığınızda tükürüyorsa veya reddediyorsa hazır değildir, eti sekizinci aya bırakmanız gerekir. Bazı bebeklerin dişleri erken çıkar, bazılarının ise dişleri olmamasına rağmen eti çok iyi çiğneyebilirler. Aynı ayda et yiyebilen bebek olduğu gibi, bir-iki kaşık sebze püresini bile kabul etmeyen vardır. Bu nedenle besinlerin kıvamında da bebeğe uyulmalıdır. Anne-babalar bebeklerine kaliteli ve sağlıklı gıdalar sunmalıdır. Ancak yiyecekleri miktarı bebeklerine bırakmalıdırlar. Ebeveynler bebekleriyle inatlaşmadan sabırla onlara uyarak beslerlerse beslenme sorunu yaşamazlar, bebeklerine de çoğu besini zorlanmadan yedirmiş olurlar.

Ailesinde obezite ya da kilo fazlalığı sorunu olan bebeklere karbonhidrat içeren muhallebi gibi besinler ve glisemik endeksi yüksek şekerli meyveler hiç yedirilmemelidir. Taze sıkılmış olsa bile meyve suyu hiç içirilmemelidir. Ek besinlere de biraz daha geç başlanmalıdır.

Soru: Büyük kızıma köfte ve balığa ancak dokuz aylıkken başlayabildim. Şimdi beş aylık olan küçük kızımın ise üç dişi var, sofradaki her yiyeceğe saldırıyor, verdiğim köfteyi bile yedi. Beslenmesinde çok mu acele ettim?

Cevap: Acele etmemişsiniz, tamamen bebeğinizin gelişim hızına uygun davranarak beslemişsiniz. Bebeğinizi dikkatle gözlemleyerek neyi ne miktarda hazmedebildiğini anlayabilirsiniz. Yine de et gibi besinlere başlamak için altıncı ayı beklemek daha iyidir.

Soru: Et vermeye ne zaman başlayabilirim?

Cevap: Bebeğin meyve ve sebzelere kolay alışması durumunda kırmızı ete altıncı ayda da başlanabilir.

Soru: Pekmez çok yararlıdır diye biliyoruz. Bebeğime demir ve vitamin vermektense pekmez vermek yeterli midir?

Cevap: Pekmez zannedildiği kadar çok demir ve vitamin içermez. İçerdiği antioksidanlar nedeniyle bal çok daha yararlıdır. Yeterli demir ve vitamin için doğal ve dengeli beslenmek şarttır.

Soru: Şekerlenen bal bozuk ve sahte midir?

Cevap: İyi bal da şekerlenir, bozulduğu anlamına gelmez, 37 derecede benmari usulü on-on beş dakika bekletildiğinde kristalleşme kaybolur. Balı kaynatmak içindeki birçok değerli enzimi, probiyotiği ve vitamini öldürür.

4. ay menüsü

Bebeğiniz yalnızca anne sütüyle besleniyorsa ve süt yeterliyse ek besinlere altıncı ayda başlayabilirsiniz. Bu ayda sofradaki farklı yiyecekleri yalatarak tadına baktırabilirsiniz. Bebeğiniz hazır mamayla besleniyorsa ve sizin yediklerinizle çok ilgiliyse yavaş yavaş sebze ve meyveleri tattırmaya ve sonra da günde bir-iki kez hafifçe pişirerek 3-4 tatlı kaşığına kadar vermeye başlayabilirsiniz. Değişik tatlara alışması için yediklerinizi yalatabilirsiniz. Mevsimine uygun meyveleri üç gün arayla bir yenisini deneme kaydıyla kabukları soyulmuş çeyrek dilimi blendırdan geçirip hafifçe pişirip kaşıkla yedirebilirsiniz. Aynı şekilde mevsimine uygun sebzeleri üçer gün arayla teker teker deneyerek verebilirsiniz. Sebzeyi BabyCook ya da çelik tencerede kısık ateşte hafif diri kalacak şekilde pişirin. Blendırdan geçirip yedirmeden önce de biraz zeytinyağı ilave edin. Bu şekilde sevmezse 30 ml mama hazırlayıp sebze ve mamayı blendırdan geçirerek yedirmeyi deneyebilirsiniz (örneğin sütlü havuç püresi gibi).

Bebeğin farklı besinleri yalaması, tadına bakması bile bu ay için yeterlidir. Sindirim ile ilgili sorun yaşamazsa, miktarı bir-iki haftada bir-iki çorba kaşığına kadar artırabilirsiniz.

- Sabah ilk uyandığında anne sütü veya biberon maması
- Saat 10:00-11:00 1-2 çorba kaşığı, beş dakika kısık ateşte hafif pişmiş meyve (mevsimine göre elma, armut, muz, erik, kayısı, şeftali) + anne sütü veya biberon maması

- Öğlen 1-2 çorba kaşığı pişmiş sebze (mevsimine göre havuç, balkabağı, kabak, patates, enginar, kereviz, brokoli, bezelye, yeşil fasulye vb) + anne sütü veya biberon maması
- Akşamüstü 2-3 çorba kaşığı meyve + anne sütü veya biberon maması
- Bebek çok severse meyve ve sebze öğünleri ikiye çıkarılabilir. Bebek doymazsa öğünler anne sütü ya da mamayla tamamlanır.
- Gece uyanırsa anne sütü veya biberon maması verilir.

5. ay menüsü

- Sabah erken uyanırsa içebildiği kadar formül mama ya da anne sütü
- Saat 9:00-10:00 meyve püresi 60 ml + anne sütü veya biberon maması
- Öğlen bir kâse sebze püresi (Sebzeler tek ya da iki-üç sebze bir arada olabilir, biraz zeytinyağı ya da tereyağı ilave edilmelidir.)
- Akşamüstü 60-90 ml meyve püresi, üzerine aynı öğünde 120-180 ml formül mama ya da anne sütü
- Gece yulaflı kaşık maması ve 120 ml formül mama
- Gece yarısı acıkarak uyanırsa 180 ml formül mama
- Bebeğin uyku düzeni, acıkma sıklığı ve iştahına bağlı olarak miktarlar ve öğün sıklığı değişir. Bebeğe uymanız gerekir.

6. ay menüsü

- Sabah uyanınca anne sütü ya da formül mama
- Saat 10:00-11:00'de yarım yumurta sarısı + lor/beyazpeynir + 2 kaşık hazır kahvaltılık mama (mama yerine ekşi mayalı tam buğday ya da tahıllı ekmek içi) + ıhlamur çayı veya 60 ml anne sütü/biberon maması. Kahvaltıda başlanan yeni besinler üç gün arayla eklenebilir.
- Öğlen bir kâse sebze çorbası, içine kuzu ya da dana eti konulabilir.
- Akşamüstü yoğurt ve mevsimine uygun meyve (örneğin avokado + elma)
- Akşam tahıllı kaşık maması + anne sütü ya da sebze çorbası + anne sütü
- Gece uyanırsa anne sütü ya da formül mama

7. ay menüsü

- Sabah anne sütü veya formül mamayla 2-3 çorba kaşığı buğday, yulaf ezmesi hazırlanabilir veya kahvaltı verilebilir. Kahvaltıya domates, zeytin içi, bir çay kaşığı tereyağı ya da kaymak eklenebilir.
- Öğlen 7 çorba kaşığı sebze + 30-50 gr kırmızı et
- Akşamüstü meyve + anne sütü/formül mama
- Akşam karışık tahıllı kaşık maması ya da muhallebi içine 3-4 çorba kaşığı meyve ilave edilir. Bazı akşamlar bir kâse sebze çorbası verilebilir. Sade yoğurt ekleyebilirsiniz.

8. ay menüsü

- Sabah erken uyanırsa 210 ml mama ya da anne sütü (Mama miktarı bebekten bebeğe değişir.)
- Kahvaltıda bir dilim içi buğday ya da tam tahıllı ekmek, tereyağı, peynir, yumurta sarısı, ıhlamur çayı ile ıslatılarak yedirilir. Bebek doymazsa aynı öğünde meyve ilave edilmiş minik bir yoğurt verilebilir. Ihlamur çayı yerine formül mama, taze sıkılmış meyve suyu kullanılabilir.
- Öğlen sebze, et ve maydanoz, dereotu gibi yeşillikler ilave edilmiş bir kâse sebze yemeği.
- Akşamüstü 150 gr yoğurt içine 50-100 gr meyve püresi
- Gece bebek doymazsa yatmadan önce en fazla 210 ml formül mama ya da anne sütü.

9. ay menüsü

- Sabah kahvaltı 90 cc suya 3 kaşık formül mama ya da kaşık maması, iki kibrit kutusu keçi peyniri/pastörize sütten lor peyniri, bir dilim tam buğday ekmeği içi, bir tatlı kaşığı tereyağı ya da kaymak, bir katı yumurta sarısı, 5-6 zeytin, yarım kabuğu soyulmuş domates rendesi, sabah kahvaltısında yediklerini arada portakal suyu ya da ıhlamur çayıyla da karıştırılabilirsiniz.
- Ara öğün 1 meyve + 1 kâse yoğurt
- Öğlen 150 cc'ye kadar sebze + et + 1 tatlı kaşığı irmik, kırmızı mercimek ya da 1 tatlı kaşığı pirinç + piştikten sonra 1 tatlı kaşığı çiğ olarak sızma zeytinyağı.
- İkindi 1 meyve + 1 kâse yoğurt
- Akşam 150 cc'ye kadar sebze + et + 1 tatlı kaşığı irmik ya da 1

tatlı kaşığı pirinç + piştikten sonra 1 tatlı kaşığı çiğ olarak sızma zeytinyağı.

* Gece sabaha kadar yalnızca su verin. Daha önce uyanarak mama içmeye alıştıysa mamayı giderek sulandırın ve gece beslenmelerini bırakın. Gece beslenmesini bırakamıyorsa 180 cc suya 1 kaşık mama katın.

10. ay menüsü
* Sabah 5-6 çorba kaşığı kaşık maması ve meyve
* Öğle 3-4 çorba kaşığı sebze, 2-3 çorba kaşığı et, yumurta sarısı çatalla iyice ezilmiş
* Akşamüstü 7-8 çorba kaşığı meyve + yoğurt
* Akşam 8 çorba kaşığı patatesli, pirinçli veya makarnalı sofra yemeği veya sabah gibi kaşık maması

11-12. ay menüsü
* Kaşık mamalarına devam edebilirsiniz, bebeğiniz büyüdüğü için evdeki pişen yemeklerden çatalla ezerek verebilirsiniz. Kahvaltılıkları teker teker vermeye başlayabilirsiniz.

BESLENME MİKTARI

Her bebeğin büyüme hızı, günlük enerji gereksinimi ve dolayısıyla yemesi gereken besin miktarı farklıdır. Bebek bir öğünde ne kadar yemesi gerektiğini anneden daha iyi bilir ve kendine yettiği kadarını yer. Bebeklerin ay ve kiloya göre ayarlanmış kesin saatler ve miktarlarla beslenmesi olanaksız ve gereksizdir. Aynı şekilde bir hafta önceden yaptığınız menü sonucu çarşamba öğlen bir kâse balkabağı çorbasını severek içmesini beklemek de doğru değildir. Örneğin mama kutularının üzerinde ayına göre her öğünde alması gereken mama miktarı belirtilmesine karşın bu ölçüler çoğu bebeğe uymaz. Ayrıca bebek her öğün eşit miktarda mama içmediği gibi iştahında günler ve mevsimler arasında da farklılıklar görülür. Çok sıcak günlerde yediği miktar azalır. Gece uyuyan bebekler sabah daha aç kalkacaklarından en büyük miktarı ilk öğünde alırlar.

Kabaca bebeğinizin kilosu sizin kilonuzun sekizde biriyse sizin bir günde yiyebileceğiniz herhangi bir gıdanın ancak sekizde birini yiyebilir. Örneğin siz günde dört kivi yiyebiliyorsanız bebeğinize yarım kivi vermeniz yeterli olur. Bebeğiniz bu miktarın daha fazlasını talep ederse verebilirsiniz. İstemezse bitirmesi için zorlamayın.

Aşağıdaki ölçüler kabaca yediği miktarı tahmin etmenizi sağlar:

- Çay kaşığı 1,5 ml
- Tatlı kaşığı 3 ml
- Büyük boy tatlı kaşığı 5 ml
- Çorba kaşığı 15 ml
- Su bardağı ve kâse 200 ml
- Çay bardağı 100 ml
- Kahve fincanı 50 ml
- 1 ml = 1 cc
- 1 ml = 20 damla

6-9. ay arasındaki bebekler 4-6 çorba kaşığı sebze (60-90 ml), 6-7 çorba kaşığı meyve (90-105 ml), 2-3 çorba kaşığı tahıl ya da mercimek, 30-60 gr et, 30-60 gr peynir ve yoğurt yiyebilirler. Bu aydaki bebekler 2-3 öğünü tam bitirebilir diğer iki öğünü ara öğün gibi biraz daha az ve ilgisiz yiyebilirler. Bebeğinizin her gün ne yediğini hesaplamaktansa aylık kilo alımı ve boy uzama hızını takip edin, büyümesi yeterliyse endişelenmeyin. Hiç yemiyor diye şikâyet eden pek çok annenin bebeklerinin büyüme eğrisinde normal büyüdükleri ve iyi geliştikleri görülür.

Öğün Sayısı

İbni Sina "Acıkmadan yemeyin, günde en fazla iki öğün yiyin ve sofradan doymadan kalkın" demiştir. Sindirim sisteminin de dinlenmesi gerekir. Bu sürede vücut kendini onaracak enerji ve zamanı bulur. Bu nedenle 7 kiloyu geçen bebeklerin gece en az 12 saat süreyle aç kalması oldukça sağlıklıdır. Büyük çocukların ve erişkinlerin ise gece 15-16 saat boyunca bir şey yememeleri önerilmektedir. Bir yaşından büyük çocukların günde üç öğün yemeleri yeterlidir. Yeni doğan bebeklerin anne sütü yeterli gelmeye başladıktan sonra 3-4 saat arayla beslenmeleri önerilir. Doğum kilosunu geçtikten sonra gece uyanmıyorsa 8 saat beslenmeden uyumasına izin verilir. Bazı anneler bebeği uyandırmadan gece bir kez uykusunda *"dream feeding"* yani gece uykusunda beslemeyi tercih ederler. Bu beslenmeyle bebeklerinin sabaha kadar acıkmadan uyumasına katkıda bulunurlar. Bebek büyüdükçe günlük öğün sayısı dört-beşe düşmelidir. Bir yaşına doğru üç-dört öğüne inmelidir. Ek besinlere başlandıktan sonra iki öğün arasında su verilmelidir.

Soru: Bebeğimizle beraber sofraya oturmamızı öneriyorsunuz. Biz çalıştığımız için öğlen ve akşam yemeğini bir arada yememiz imkânsız. Bunun bir sakıncası var mı?

Cevap: Yemeklerin bir arada yenilmesi bebeğin yemek yemeyi öğrenmesini kolaylaştırır, ayrıca daha iştahlı beslenmesini sağlar. Her öğünü beraber yiyemeseniz de en azından hafta sonları ve sabah kahvaltılarını bir arada yapmanız yeterli olur.

Ara Öğün

Mide ve sindirim sisteminin de dinlenmeye ihtiyacı vardır. Öğünler arasında gelişigüzel atıştırmalıklar verilmemelidir. Rasgele abur cubur vermek çok zararlıdır, ileride bırakılması güç olan sürekli atıştırma alışkanlığı oluşturur.

70'li yıllardan itibaren çocuklar ve bebekler üç ara ve üç ana öğün ile beslenmeye başladı. Bu beslenme düzeni sindirim sistemini çok yorar. Ara öğünlerin genelde sağlıksız olduğu, ara öğün yiyen çocukların uzun vadede şişmanlamaya eğilimli olduğu, sebze ve meyve gibi yararlı besinleri daha az yedikleri gözlenmiştir. Günümüzde bu nedenle bebeklere bile tek ara öğün verilmesi önerilmektedir. Ara öğünlerin kalkması ana öğünde acıkmasına ve daha çok yemesine, canı sıkılınca bir şey yemesini engellemesine, başka şekillerde oyalanmayı öğrenmesini sağlar. Ek besinlere başlayan bebeklerin erişkinlerle beraber üç ana öğün ve akşamüzeri bir ara öğün yemeleri yeterlidir. Ara öğün de masada yenilmelidir.

Bebeğiniz acıkmıyorsa lüzumsuz ara öğün yedirmeyin. Bebeklerin ara öğün yerine tam öğün yemeleri daha sağlıklıdır. Örneğin meyveleri ara öğün olarak yedirme yerine aynı öğünde yoğurt ya da anne sütü vererek tam öğüne tamamlayın. Ara öğünler bebeğinizin tüm gününü beslenmeyle geçirmesine yol açar. Sık beslenme sürekli insülin salgılanmasına, zamanla insülin direnci gelişmesine ve metabolik sendroma yol açar. Sonuçta aşırı kilo alınmasına neden olur.

Soru: Yedi aylık bebeğim kaşığı kendi kendine kullanmayı ne zaman öğrenecek ve tamamen kendi kendine ne zaman beslenecek?

Cevap: Bebekler eline verilen besinleri azar azar kemirerek yemeyi 8-12. aylar arasında öğrenirler. Sekiz-on iki aylar arasında kaşıkla genellikle oynarlar, hatta bazıları kullanmayı deneyebilir. 12-18. aylar arasında kaşıkla döke saça beslenmeyi öğrenirler. Bir buçuk yaşına kadar yeterli beslenebilmesi için bir yandan sizin de kaşıkla yedirmeniz gerekir.

Soru: On bir aylık oğlum yalnızca kendi başına yemek istiyor, kaşığı reddediyor, yeterli beslenmediğini düşünüyorum. Ne önerirsiniz?

Cevap: Tam bu aylarda bağımsızlığını kazanma ve her şeyi tek başına yapma isteği çok ağır basar. Endişelenmeyin açlık içgüdüsü yeterli gıda almasını sağlar. Pişmiş makarna ve pişmiş yumuşak sebze parçaları, muz, şeftali gibi yumuşak meyveler, patates püresi, köfte vb. gıdaları minik minik keserek parmağıyla yemesi için önüne koymalısınız. En sevdiği püreleri bir yandan siz kaşıkla yedirirken onun tuttuğu kaşığı ağzına götürmesine yardım edebilirsiniz.

Soru: Bebeğim 9 aylık, ciddi iştahsızlık sorunu yaşıyoruz. Arkadaşlarımızın aynı aydaki bebeği bizimkinin neredeyse üç katını yiyor. Acaba yeterince beslenmiyor mu?

Cevap: Yeterli beslenmediğini düşünüyorsanız doktorunuza başvurun. Bebeğiniz yeterince büyüyorsa muhtemelen bir sorunu yoktur. Bebeklerin iştahı öğünden öğüne hatta günden güne farklılık gösterir. Ayrıca her bebeğin iştahı ve yediği miktar da çok farklıdır. Bebeğin iştahını asıl belirleyen şey büyüme hızıdır, o da anne babanın genetiğiyle alakalıdır.

6-9. Ay Bebek Beslenme Miktarı

Anne sütünü bebek ne kadar talep ederse verebilirsiniz. Bebeğiniz mama içiyorsa günde 3-5 biberon mama yeterli olur.

Kaşık maması iyi kilo alamayan bebeklere iki-üç çorba kaşığı (30-45 ml) günde iki öğün verebilirsiniz.

Buna tam tahıllı ekmek ya da grisini ekleyebilirsiniz.

Sebze püresini hiç pütürsüz, dört-altı yemek kaşığı (60-90 ml) ile başlayarak bebeğiniz büyüdükçe çatalla ezilmiş kıvama geçiniz.

Zamanla evdeki pişen etli sebzeli yemeklerden ve çorbalardan verebilirsiniz. Evdeki yemeklere tuz atmadan önce bebeğiniz için bir kâse ayırabilirsiniz. Bebeğiniz çok gazlıysa öğlen ev yemekleri, gece ise sebze çorbası içirebilirsiniz.

Meyve püresi için başlangıçta iyice olgun meyveler seçin. Hazım sorunu olursa meyveyi biraz pişirerek altı-yedi yemek kaşığı (90-100 ml) verebilirsiniz. Bebeğiniz büyüdükçe çatalla ezerek vermeye başlayabilirsiniz. Taze sıkılmış meyve suyunu su kabıyla içirebilirsiniz.

Et ve et ürünlerini, bebeğiniz meyve ve sebzeye iyice alışınca günde 1-3 yemek kaşığı kadar sebzelerine ekleyebilirsiniz. Önce kırmızı etle başlayarak sırasıyla tavuk sonra da balık deneyebilirsiniz. Yumurta sarısı da yedirebilirsiniz.

Süt ürünlerinden sade yoğurdu 30-50 ml, beyazpeynir/lor peyniri 1-2 yemek kaşığı verebilirsiniz.

Soru: Bebeğime pirinçli kaşık maması ya da pirinç unuyla yapılmış muhallebi verebilir miyim?

Cevap: Eskiden bebeklere ilk başlangıç besini olarak verilen pirinç ununun ya da beyaz pirincin besin değerinin çok düşük olduğu anlaşıldı. Bunun yerine kinoa, çiya tohumu, yulaf, kabuklu kahverengi pirinç, tam dürüm buğdayı vermek daha yararlıdır. Aynı şekilde makarna, erişte, mantı, ekmek tam buğday ya da tam tahıllı olanları verilmelidir. Tahılları çimlendirip yedirmek daha da yararlıdır.

---

9 Ay-1 Yaş Arası Dört Ana Besinin Verilmesi Gereken Miktar

Çoğu anne çocuğunun yeterli beslenmediğini düşünür. Her gün yenilmesi zorunlu olmamakla beraber aşağıdaki miktarlar günlük alım için yeterli olup, kabaca annelere bir fikir vermek için düzenlenmiştir:

Süt ve süt ürünleri:
- Anne sütü ya da mama 1 su bardağı, 2-3 kez
- Yoğurt 1 kâse, 1-2 kez
- Peynir 30 gr

Et ve alternatifleri

- Et veya balık veya tavuk 2-3 çorba kaşığı, günde 2 ve üstü
- Yumurta 1 adet tam
- Pişmiş tahıl, baklagiller 1-3 çorba kaşığı
- Fıstık, fındık, badem ezmesi 1-2 çorba kaşığı
- Meyve ve sebzeler, günde 4 ya da üstü
- C vitamini olarak turunçgiller ya da suları, 2-3 çorba kaşığı
- Domates, brokoli, tatlı kırmızı 30-90 ml meyve suyu
- Biber, çilek, kiraz vb.
- A vitamini olarak koyu yeşil ve sarı 30-90 ml meyve-havuç suyu
- Renkli meyve-sebzelerle havuç, 2-6 çorba kaşığı
- Brokoli, balkabağı, patates, ıspanak
- Kayısı, domates

Diğer meyve ve sebzeler

- Tahıllar, günde 3 kez
- Kepekli ya da tahıllı ekmek 1/2 ya da 1 dilim
- Pilav, makarna 2-6 çorba kaşığı
- Müsli 1/2 kâse
- Yağlar tereyağı ya da zeytinyağı olarak öğünlerde en az 1-2 tatlı kaşığı eklenmelidir.

BEBEĞİN İSTEDİĞİ GİBİ BESLENMESİ (KENDİ ELİYLE YEMESİ)

Çoğu anne, çocuk doktoru, komşuları ve diğer annelerin önerisiyle ek besinlere ne zaman başlayacağına karar verir. Sütten farklı gıdalara başlar başlamaz bebeğinin yapılan püreleri severek yemesini ve bitirmesini bekler. Bu ister istemez bebeğin üzerinde bir baskı ve çatışma durumu yaratır. Bunun yerine bebeğinizin gelişimini ve isteklerini göz önüne alarak beslenme konusunda sizi yönlendirmesine izin verin. Ne kadar süre emeceğine ne zaman ek besinlere başlanacağına ve yiyeceği miktarı annenin karar vermesinden çok bebeğin isteklerine göre düzenlemek mümkündür. Bebeğin isteklerini gözeten beslenme düzeni, anneyle bebek arasında oluşabilecek beslenme sorunlarını çözer. Beslenmenin daha keyifli ve zevkli geçmesini sağlar. Bebek ihtiyacı kadar yemeyi yani doyduğu zaman durmayı öğrenir. Bu ileride fazla kilolu olmasını engeller.

Bebekler için özel yemek tariflerine ve menü oluşturmaya gerek yoktur. Bunun yerine ailenin doğal ve sağlıklı beslenmesi, yemeklerine az miktarda doğal tuz ilave ederek pişirmeleri, kendi yediklerinden yavaş yavaş bebeklerine tattırmaları yeterlidir. İlk bir yılda verilmemesi gereken gıdaları evde pişirmeyin. Besin değeri yüksek yiyecekleri tercih edin. Böyle bir beslenme düzeni tüm ev halkının dengeli, doğal ve sağlıklı beslenmesini sağlar. Kesinlikle daha ekonomiktir.

Kaşığı görünce ağlayan ya da başını çeviren bebeklerin kendi kendilerine beslenmeyi öğrenmeleri daha kolaydır. Evde pişen yemekleri ailesiyle beraber yemesi daha sosyal olmasını ve keyifli yemek yeme alışkanlığı edinmesini sağlar. Bebeğe ayrı yemek pişirmek yerine bebek dahil tüm ev halkının yiyebileceği yemekler hazırlamak daha kolaydır. Bu hem daha doğal, ekonomik hem de daha zahmetsizdir.

Yarı katı, katı veya kemirilen gıdalara erken başlamak dişlerin iyi gelişmesini sağlar.

Bebeğin İsteğine Göre Beslenmesinin Temelleri
- Kendi yediklerinizden yedirin.
- Anne sütü ve hazır mama asıl besinidir.
- Değişik tatlar sunun.
- Değişik şekil ve dokuda besinler deneyin.
- Tabağına fazla yemek ve çok çeşit koymayın. Bitirdikçe yenisini ekleyin.
- Bebeğinizle aynı yemekten yiyin. Yemeklerinizi ona göre hazırlayın.
- Bebeğinizin sevdikleri ve sevmedikleri günden güne, haftadan haftaya değişir.
- Yemek istemediği zaman sorun yapmayın. Ne zaman yiyeceğine kendisi karar vermelidir. Beslenme konusunda bebeğinize güvenin. Bugün yemediği bir şeyi birkaç gün sonra yiyebilir.

Sütü Bırakmak
Sütten kesmek, yalnızca anne sütü ya da mamayla beslenen bebeğin yavaş yavaş ek besinlere başlaması ve sonunda sütü tamamen bırakmasıdır. Bu süreç mamayla beslenen bebeklerde en az altı ay sürer. Anne sütüyle beslenen bebeklerde ise senelerce uzayabilir. İlk başta verilen besinler tamamen sütün yerini alamaz, yalnızca tamamlayıcıdırlar. Bu ilk besinler bebeğin çeşitli tatlara alışmasını sağ-

lar. Zamanla farklı ve değişik besinleri yemesi dolayısıyla yediklerinin çeşitliliği artar.

Kaşıkla beslenmede sütten ne zaman keseceğine ve ek besinlere ne zaman ve nasıl başlayacağına çoğunlukla anne karar verir. Hangi besin hangi ayda verilmeli, miktarı ne olmalı ne sıklıkta verilmeli, öğünleri hangi saat aralıklarında olmalı gibi konuları çocuk doktorlarına danışırlar. Bebeğin isteğine göre beslenmede ise ek besinlere ne zaman başlayacağı, sütü ne zaman bırakacağı kararı ve yiyeceği miktar tamamen bebeğe bırakılır. Bebeğin içgüdülerine ve kabiliyetlerine güvenilir. Bazı bebekler önlerine konulan besinlere 8-9. aydan önce ilgi göstermezler. Bebeklerin son yüzyıla kadar beslenmeleri kendi inisiyatiflerine bırakılıyordu. İkinci Dünya Savaşı'ndan sonra doktorlar ek besinlere erken başlanmasını önerdiler. Bunun sonucunda besin alerjileri, yetersiz beslenme, obezite benzeri sorunlara daha sık rastlanır oldu. Günümüzde ise daha sağlıklı olduğu fark edilerek geleneksel beslenmeye geri dönüldü. Bu kaşıkla beslenme için de geçerlidir. Bu nedenle bebeğin isteğine göre beslenme yöntemini takip edeceksiniz ne medya ne de aile büyüklerinin söylediklerinden etkilenmemeye çalışın.

Bebeğin Ek Besinleri Kendi Eliyle Denemesi ve Yemesi

Ek gıdalara ne zaman başlayacağına ve ne kadar yiyeceğine bebek karar vermelidir. Ebeveynin bebeğe kaşıkla yedirmektense bebeğin önüne yumuşak, sulu, yarı katı gıdalar koyarak bebeğin bunlara ilgi göstermesi, uzanması, ağzına götürmesi, sonra da yavaş yavaş kemirerek yemesine izin verilmelidir. Aslında binlerce yıldır uygulanan bu yöntem günümüzde yeniden tercih edilmeye başlanmıştır. Aileler ilk bebeklerinde daha özenli beslemeye çalışırken aslında birçok beslenme sorununa yol açarlar. İkinci bebeklerinde daha rahat davrandıkları için farkında olmaksızın bu yöntemi uygularlar.

Bebeğin kendi eliyle yemesinin kaşıkla beslenmeye göre avantajı bebek henüz hazır değil ise besinlerle hiç ilgilenmemesidir. Dolayısıyla zorlama ve baskı yoktur. Bebek edilgen olmayıp beslenme işlevine doğrudan katılır, istediklerini dener ve yer. Doyduğu zaman ve istemediği zaman yemez. Bazı günler hiç yemezken bazı günler daha iştahlı yiyebilir. Böyle beslenen bebeklerin daha az kilo sorunu yaşadıkları gözlenmiştir. Kaşıkla yedirilen pürelerin tadı ve kıvamı çok benzerdir.

Bebek bir müddet sonra sıkılabilir. Kendi eliyle sofradan yediği zaman lezzet farklarını anlar, koku, tat, kıvam, elle dokunuşu, yerken çıkardığı sese kadar tüm duyu organlarını kullanır. Farklı tatlara bakmak eğlencelidir, ileride gelişmiş bir ağız tadına sahip olmasını sağlar. İleriki yaşlarda daha az seçici olur ve her şeyi ayırt etmeden yiyebilir. Aileyle sofraya oturup aynı yemeklerden tadabilir. Aynı sofrada oturduğu zaman ailesinin nasıl yemek yediğini görüp epey şey öğrenir. Anne kendi yemeğini soğutmadan bitirirken bebek kendi yemeğini yiyebilir. Bu şekilde beslenme bebek açısından daha eğlenceli ve heyecanlıdır. Yemek yemeği, iyi çiğnemeyi, sofra kurallarını, çatal-kaşık kullanmayı daha çabuk öğrenir, bağımsızlığını hızla kazanır. El becerisi, el-göz uyumu, sosyal becerileri hatta konuşması bile hızlanır.

Esneklik

Böyle bir beslenmede oldukça esnek davranmalıyız. Bol zamanınızın olduğu günler bebeğiniz sofrada yavaş yavaş sebzelerin, peynirin, yumurtanın tadına bakabilir. Aceleniz olan günlerde ise kaşıkla sebze çorbası ya da püre yedirebilirsiniz. Kendi eliyle yemeğe başlayıp bitiremediği noktada önündekileri iyice ezerek kaşıkla yedirebilirsiniz. Bebeğiniz çok yorgun ya da aç olduğunda ya da arkadaşınızdayken doğrudan kaşıkla beslemeyi tercih edin.

Soru: Beslenmesini bebeğimin kontrolüne bıraktım. Ne zaman doyduğunu nasıl anlayacağım?

Cevap: Bebeğinizin içgüdülerine güvenin. Bu beslenme çok uzun sürebilir. Üstelik bu beslenmeyle doymasını beklemiyoruz. Asıl besini anne sütü ya da hazır mamadır. Sıkılıp mama sandalyesinde oturmak istememesinden ve önündekileri ağzına götürmektense yere atmasından anlayabilirsiniz.

Soru: Bebeğim dokuz aylık. Kendi eliyle beslenmesini uygun buluyorum. Önüne koyduğum yiyeceklerin hiçbirini eline alıp ağzına götürmüyor. Kaşıkla bir şeyler yedirmemek için kendimi zor tutuyorum. Daha ne kadar bekleyebilirim?

Cevap: Bebeğin kilosu ve gelişimi normal sınırlarda ise bir yaşına kadar bekleyebilirsiniz. Çok pis yemesi, yere atması, boğazına kaçacak endişesi, ne kadar yediğini ve nasıl yediğini tedirgin gözlerle takip etmek bebeğin yemesini olumsuz etkiler. Sofrada bebeğinizle yemek yerken ne yediğini ve nasıl yediğiyle ilgilenmek yerine kendi yemeğinizi normal bir şekilde yemeniz ve sofradakilerle sosyalleşmeniz daha öğreticidir.

Soru: Bebeğim kendi kendine büyük bir iştahla ayıkladığım balık dahil sofradaki her şeyi yiyor. Herhangi bir besin takviyesine gerek var mı?

Cevap: Omega$_3$ balıkyağı ve D vitamini vermeniz yeterlidir.

Ek Besinlere Kaşıkla mı Kendi Eliyle mi Başlamalı?

Bebeğin kendi eliyle beslenmesi bana göre daha uygundur. Ancak günlük yaşamın sıkışıklığı nedeniyle bebeğin kendi kendine beslenmesi için yeterince zaman bulunamayabilir. Bazı aileler hafta içi iş saatlerindeki sıkışıklık nedeniyle birlikte yemek yiyemezler. Böyle bir durumda hafta sonları sofraya hep beraber oturup bebeğin yemek yerken sizi model alması mümkün olur. Hafta sonları kendi eliyle beslenen bebek hafta içi zamansızlıktan kaşıkla yedirilebilir.

Amerika ve İngiltere ek besinlere 6. aydan itibaren başlanılmasını tavsiye ederken diğer bazı ülkeler 5-6. ay arasında başlanılmasını uygun görmekteler. Hiç kuşkusuz ne zaman başlanılacağı bebekten bebeğe göre değişir. Ek besinlere hangi ayda başlayacağınıza bebeğinizin hazır olup olmamasına göre karar verin. 5-6. ay arasında meyve ve sebzeleri kemirme filesine koyup kemirmesi için eline vermeye başlayabilirsiniz. Beşinci ayda önce püre yapıp kaşıkla tattırabilirsiniz ve yavaş yavaş eline kendi yemesi için yumuşak besin parçalarını önüne koyabilirsiniz. Bebeğinize ek besinlere 6. aydan itibaren başlayacaksanız doğrudan kendi eliyle tutarak yiyebileceği yumuşak, sulu kıvamlı şeftali, kayısı, olgun muz, salatalığın ortası, peynir gibi besinlerle başlayabilirsiniz. Püre yapmanıza gerek yoktur.

Bazı aileler bebeğin eline kemirmesi için besinlerin verilmesini solunum yoluna kaçabileceğinden tehlikeli bulup korkarak bu yöntemi denemekten kaçınır. Halbuki bu yöntem bebeğin oturması, emeklemesi, ayağa kalkması, sıralaması ve yürümesi gibi kendiliğinden oluşan bir beslenme gelişim sırasıyla oluşur. Bebek önce emer, sonra her şeyi ağzına götürmeye başlar, önce tadına bakar, sonra ısırır, zamanla ağzında tutmaya, çiğnemeye başlar, hazır hissedince yutar sonra da giderek daha katı kıvamlı besinleri de çiğneyerek yutmayı öğrenir. Oysa kaşıkla beslenme daha hiç hazır olmadan boğazının arkasına tıkmayı ve yutmasını beklemeyi sağlar ki bunun da boğulma riski en az kendi kendine beslenme kadardır.

Kendi kendine beslenmesinin dezavantajı: Öğün çok uzun sürer. Sofra uzun süre kalkmaz. Başlangıç dönemi fazla kirli geçebilir. Bebek tamamen kendisi yemeye başlayana kadar sürebilir. Bebeğin yeni besinlere alışması daha uzun sürebilir. Yediği miktar ve çeşit daha az olur.

Soru: 11 aylık bebeğim eğer onunla oynarsak ya da dikkatini dağıtabilirsek kahvaltısını bitiriyor. Başka türlü ağzını açmıyor. Ne önerirsiniz?

Cevap: Bunların tamamı kaşıkla beslenme sorunudur. Bebeğiniz oyun oynayarak yemeye alışmış. Yapılan çalışmalar oyun oynayarak yedirilen çocukların kendi haline bırakılanlara oranla daha az yediğini göstermektedir. Birkaç gün sabırlı olup hiç oynamadan ve stres yapmadan yemeğinin ne kadarını bitireceğini bebeğinize bırakın. Yemezse ara öğün ya da başka bir alternatif vermeyin. Bunu 1-2 hafta uygularsanız kesinlikle daha iyi beslenmeye başlar.

Soru: Altı aylık bebeğime ek besinleri püre yaparak kaşıkla vermeye karar verdim. Ancak bebeğim kaşığı gördüğü anda başını çeviriyor, üstelediğimde ağlıyor. Öneriniz?

Cevap: Bebeğinizi kaşıkla besleme yerine kendi kendine beslenme yöntemini denemeniz daha kolay olacaktır. Bazı bebekler kendi kendilerine beslenmeyi daha eğlenceli ve heyecan verici bulurlar. Yeni bir beceri geliştirme ve kendisinin yapıyor olması önemlidir. Önce kendi eliyle yemeyi sonra da kaşığı kendisi kullanmayı tercih eder.

Soru: Dokuz aylık bebeğim koca bir lokmayı ağzına dolduruyor, boğazına kaçacak diye çok korkuyorum. Ne yapmalıyım?

Cevap: Kendi eliyle yiyen bebekler zamanla ağzını çok doldurmamayı öğrenirler. Öğürme refleksi ağızlarını çok doldurdukları zaman ya da yutamayacakları besinleri ağızlarından çıkarmaya yardımcı olur. Bebeğinizi yemek yerken dik oturtun. Dikkatini dağıtmayın. Eğer öğürürse paniklemeyin, bu şekilde ağzındakilerin ne kadar büyük olduğunu anlar, yutamayacağı şeyleri ağzından çıkarmayı öğrenir.

Soru: Altı aylık bebeğim önüne koyduğumuz tüm gıdaları ağzına götürüyor ama tükürüyor. Ne yapmalıyım?

Cevap: Dil çıkarma refleksi geçene kadar bebeğiniz ağzına gelen her şeyi diliyle dışarı çıkarır. Bu refleks en geç 1-2 ayda kaybolur. Önüne besinleri koymaya devam edin. Bir müddet sonra kendiliğinden bunları önce ağzında tutmayı, sonra hafif çiğner gibi yapmayı sonra da yutmayı öğrenir. Bu gelişimi hızlandırmanın yolu yoktur. Son derece rahat davranıp oluruna bırakmalısınız.

Soru: Yedi aylık bebeğimi pürelerle beslemeye karar verdim. Kendi eliyle yeterince beslenemeyeceğini düşünüyorum. Öneriniz?

Cevap: Yedi aylık bebek asıl besin ihtiyacını anne sütü ya da hazır mamadan karşılar. Elle yemesi deneme, öğrenme ve pratik yapma amacıyladır. Püre yemediği için herhangi bir besin eksikliği gelişmez. "Bebeğin ihtiyacı varsa yer" doğru bir inanıştır. "Ben kaşıkla püre yedirmezsem aç kalır" yanlış bir inanıştır. Kendi eliyle yiyen bebekler kaşıkla beslenenlere göre başlangıçta daha az yerler, alışmaları biraz daha uzun sürer. Ancak katı besinleri çiğnemeyi, yutmayı, kaşık kullanmayı, kendi kendine yemek yemeyi daha hızlı öğrenirler. Yedi aylık bir bebeğin ne kadar yediğinden çok, pek çok farklı çeşidi denemesi ve yemek yemeyi keyifli bulması ve zevk almayı öğrenmesi daha önemlidir.

Kendi Eliyle Yemesi

Çoğu doğu kültüründe besinler hâlâ elle yenir. Besini ellemek ve hissetmek önemlidir, çatal ve bıçakla yenildiği zaman bazı duyuların eksik kullanıldığına inanırlar. Batılılar bebeklerini hemen kaşıkla beslemeye başlarlar. Daha doğal olan bebeğin kendi eliyle beslenmesidir. Bebeğin kendi eliyle besinini tutamayacağı ilk 3-4. ayda ek besinlere başlanırsa tabii ki kaşık ve püre ilk seçenek olur. Bebekler son 60 yılda kaşıkla beslenmeye başladı. Bebekleri kaşıkla beslemek gerektiği düşüncesi çok doğru değildir. Yapılan çalışmalar ek besinlere ve kaşığa erken başlamanın birçok yan etkisini ortaya çıkardı. Eski zamanlardaki gibi, bebeğin besinlere ilgi duyduğu ve besinleri kendi kendine ağzına götüreceği ayları beklemek daha doğrudur.

Soru: Ben biraz temizliğe düşkün titiz bir anneyim. Bebeğimin kendi eliyle yemesini istiyorum ama etrafın kirlenmesini göze alamıyorum. Bunu önlemenin bir yolu var mı?

Cevap: Kolay yıkanabilen pratik bir beslenme sandalyesi edinin. Bebeği sofraya sıcak aylarda yalnızca beziyle oturtun. Beslenme biter bitmez de banyoya sokun. Yeri gazete kâğıdı ya da eski çarşaflarla kaplayın. Şarjlı küçük bir el süpürgesi edinin. Beslenme sandalyesinin ön tablasına ya da masaya düşen yiyecekleri tekrar bebeğinize vermenizde bir sakınca yoktur. Özel beslenme önlükleri de satılmaktadır. Bebek kirlenmesin diye besinleri tutması engellenen, yalnızca kaşıkla çok titiz yedirilen bebekler büyüdüklerinde besinleri elleriyle tutamaz, iğrenirler ya da üzerlerine yemek sıçradığında deprem olmuş gibi algılamalarına yol açar.

Kendi Eliyle Yemesinin Avantajları
Daha Eğlenceli
Bebekler de erişkinler gibi yemek yemekten keyif almalıdırlar. Ne yiyeceğine ve ne kadar yiyeceğine karar verebilmesi, canı istediğinde yalnızca tadına bakabilmesi, bizzat bunu kendisinin yapması yemek yemeyi eğlenceli hale getirir. Tam tersi de çok felakettir. Tadını sevmediğiniz ya da aç olmadığınız bir durumda biri zorla ağzınıza yemeği boşaltıyor ve ne kadar vereceğine kendisi karar veriyor. Bebeğin kendi kendine yemesine izin verilirse yeni besinlerin tadına bakmayı, sofraya büyükler oturduğu zaman orada yer almayı istemesi yemek zamanlarının stressiz geçmesini sağlar.

Daha Çok Çeşit Yiyorlar
Bebeklerin önüne farklı yiyecekler konulduğunda zamanla lahana yemeyi bile sevmeye başlıyorlar. Önlerine lahana konulduğunda zorlama olmazsa bu tada alışırlar. Zorla bitirmesini istediğinizdeyse genellikle daha seçici davranmaya başlıyorlar. Baskı ve zorlama bazı besinlerden hayat boyu kaçınmalarına yol açabilir.

Bu Yöntem Daha Doğal

Bebekler deneme yanılma yoluyla öğrenirler. Çeşitli deneyimler hoşlarına gider. Ellerine geçen her şeyi ağızlarına götürerek ve tadarak ne olduğunu öğrenmeye çalışırlar. Bu besinler için de geçerlidir. Hazır olduğunda kendisi deneyip çiğner, yutar ve daha fazla yer.

Daha Dengeli Beslenme

Bebeklerin önlerine çeşitli sağlıklı gıdalar konulduğunda tamamen içgüdüleriyle dengeli bir şekilde beslenirler. Nerede doyduklarını bilirler. Acıkınca yerler. Vücutlarındaki eksiklikleri tamamlayacak besinleri seçerler yani besin ihtiyaçlarına göre beslenirler. Kaşıkla beslenme eninde sonunda çocukların bazı besinleri dengesiz bir şekilde daha çok yemelerine yol açıyor.

Daha İyi Sindirirler

Bebeklere kendi kendilerine yerken bol zaman verilirse besinleri ağızlarında uzun süre tutarak hem tükürükle besini epey yumuşatarak kısmen sindirmiş olurlar hem de çiğnemeyi öğrenirler. Yavaş yemek ve iyi çiğnemek en sağlıklı beslenme şeklidir. Kaşıkla beslenme bebeğin ağzına gelenleri direkt çiğnemeden yutmasına ve yeterince besinin tükürükle karışamamasına yol açar. Anneler bebeklerini kaşıkla beslerken farkında olmaksızın hemen yutmasını bekleyen acele ettirici gözlerle bakarlar. Beslenme işini bir an önce bitirmeye çalışırlar.

Daha Az Beslenme Sorunu

Beslenme konusunda kontrol bebeğe bırakılırsa büyüdüğü zaman beslenme sorunlarına daha az rastlanmaktadır. En doğal beslenme nasıl bebek istedikçe meme emmesi ve doyunca bırakması ise aynı şey ek besinler için de geçerlidir. Erişkinler kaşıkla maalesef tüm kontrolü ellerine geçirmiş oluyorlar. Bu durum her çeşit beslenme sorununa yol açar.

Soru: Bebeğime her gün farklı çeşit organik sebze ve meyvelerden son derece zengin püreler hazırlıyorum. Kendi kendine beslenmesinde bu kadar çeşit yiyebileceğini düşünmüyorum. Sofrada kendi eliyle yemesi bir eksiklik yaratmaz mı?

Cevap: Bebekler içgüdüsel olarak neye ihtiyaçları varsa sofrada ona uzanırlar. Kendi eliyle beslenmede çok daha fazla farklı besinler tadabilirler. İçerikleri ne kadar zengin olursa olsun hep aynı püreleri yemeye alışan çocuklar büyüdüklerinde hep aynı yemekleri yiyen erişkinlere dönüşürler.

Soru: Üç yaşındaki oğlumu bebekken pürelerle beslemeye başladım. Bebekken gayet iyi yerken büyüdükçe yemek konusunda çok seçici olmaya başladı. Birkaç yemek dışında hiçbir yeni yemeği kabul etmiyor. Şimdi altı aylık bebeğim var. Aynı hatayı yapmak istemiyorum. Öneriniz?

Cevap: Yaşamının ilk yılında bebek değişik tatları tatmaya çok açıktır. Bu nedenle kaşıkla hep püre ya da çorba verilirse buna alışır. Bunun yerine sofradan kendi eliyle yemesi birçok farklı yiyeceğe alışmasına ve 2-3 yaş seçicilik dönemine girdiğinde zaten çoktan birçok farklı besine alışmış olmasını sağlar.

Soru: Bir buçuk yaşındaki oğluma brokoli, brüksel lahanası, karalahana gibi sebzeleri nasıl sevdirebilirim? Sebzeleri hiçbir şekilde yediremiyorum. Makarnasına katsam bile tabağında sebzeleri seçip bırakıyor.

Cevap: Israrla değişik sebze yemekleri pişirmeye devam edin. Başlangıçta yemese bile zamanla yemeye başlayabilir. Örneğin brokoli sevmiyorsa tüm aile sofrada brokoli yemeli ve ona zorla vermemeli, yalnızca tadına bakma kuralı getirmelisiniz. Günün birinde büyüdüğünü göstermek için de yiyebilir.

Soru: Evimizdeki köpekle bir yaşındaki bebeğim sürekli temas halinde. Bebeğimin kendi eliyle yemesini istiyorum. Sürekli elini mi yıkamalıyım?

Cevap: Bebek beslenme sandalyesinde beslenir. Dolayısıyla buraya oturtmadan elini yıkamalısınız. Evde köpeğin varlığı kendi eliyle beslenmede yere düşen artıkların köpek tarafından süpürülmesine yol açar. Bu durum bebeğin daha motive olmasına yol açıyor. Bir köpeğe atar bir kendi yer.

Soru: Bebeğim dört hafta erken doğmuştu. Şimdi 6 aylık oldu. Kendi eliyle beslenmeye başlamasında bir sorun olur mu?

Cevap: Bir-iki hafta erken doğan bebekler prematüre kabul edilmezler. Sizin bebeğiniz dört hafta erken doğduğu için biraz daha fazla besine ve vitamine ihtiyaç duyabilir. Kendi eliyle beslenmeye 7. ayda başlayabilirsiniz. Ama 6. aydan itibaren meyve ve sebze pürelerini kaşıkla vermeniz iyi olur. Gelişim geriliği olan ve erken doğan bebeklerde kendi eliyle beslenme programı birkaç ay ertelenerek uygulanmalıdır.

Soru: 18 aylık kızım televizyon açmadan ya da ipad ile oynamadan yemek yemiyor. Böyle yemek yemesi zararlı mı?

Cevap: Böyle bir alışkanlık gelişmişse bunu değiştirmek zor ama imkânsız değil. Sağlıklı çocukların acıkınca mutlaka yiyecekleri ve açlık grevine girmeyeceklerini hatırlamak gerekir.

Ek Besinlere Başlamak İçin Yanlış Bilinenler

Gece sık uyanmak: Çoğu aile ek besin ya da muhallebi gibi tok tutacak bir besin verirse bebeğinin gece uyanmayacağını düşünür. Ek besinlere başlamak bu sorunu çözmez. Bebeğin gece aç kaldığı düşünülerek ek besinlere zamanından erken başlanılmış olur. Altı aydan küçük bebeklere, aç ise ek besin yerine mama ya da anne sütü verilmelidir. Gece sık sık uyanması ek besinlere başlamak için bir neden olmamalıdır. Bebeklerin sık uyanmalarının ayrılık korkusu, uyku düzeninin oturmaması, diş çıkarma gibi birçok farklı nedeni vardır.

Yalnız anne sütüyle beslenen bebeklerde 4. ay civarında kilo alımının yavaşlaması: Çoğu aile bebeklerinin kilo alması yavaşlayınca ya da durunca hemen ek besinlere başlar. Dördüncü ay civarında özellikle anne sütüyle beslenen bebeklerde böyle bir dönem olması normaldir, ek besin ya da hazır mama verilmesini gerektirmez.

Bebeğin yaşıtlarına oranla küçük olması: Bu durum büyük ihtimalle kalıtsal olarak ileride minyon olacağını gösterir. Bebeğin büyük olması da tamamen genetik yapısıyla alakalıdır. Sindirim sisteminin daha olgun olduğunu ve ek besinlere daha erken başlanabileceğini göstermez. Bebeğin kaç kilo olduğu ek besinlere ne zaman başlayacağını belirlemez. İlk altı ay bebeğin kilosunun az ya da çok olması durumunda bebeğin ihtiyacı olan tek besin anne sütü ya da mamadır. Altı aydan küçük bebekler yeterince beslenemiyorlarsa anne sütü alımı ya da mama miktarı artırılmalıdır. Ek besinlere başlaması gerektiği anlamına gelmez.

Kendi Eliyle Beslenmesi İçin Ne Yapmalıyım?

Üçüncü-dördüncü aydan itibaren bebekler yetişkinlerin ne yaptığını büyük bir merakla izleyerek anlamaya çalışırlar. Gördüklerini taklit ederek öğrenirler. Bu dönemde siz yemek yerken bebeği kucağa oturtmak ve besinleri koklatmak, yalatmak, elletmekle başlayabilirsiniz. 5-6 aylık olduğu zaman bambu seat ya da mama sandalyesi alarak sofraya sizinle oturtmaya başlayın. Kendi kendine yiyeceği zaman mutlaka dik oturmalıdır, arkaya doğru kaykılmamalıdır. Bu nedenle ana kucağı ve araba koltuğu beslenme için uygun değildir. Başlangıçta oynaması için bir kap ya da tahta kaşık verin. Aile sofrasında oturmak bile tek başına hoşuna gider. Mümkün olan her fırsatta sizinle beraber sofraya oturtun. Sofraya oturduğunda çok aç olmasın. Kendi kendine beslenmenin ilk birkaç ayı daha çok taklit etme, keşfetme, oynama ve sosyalleşme olduğu için karnı açken bunları yapması daha zordur.

Altı aylık olduğu zaman uzanacağı ve alabileceği mesafeye ekmek parçası, haşlanmış brokoli, olgun avokado dilimi gibi besinleri koyun. Bunları başlangıçta eline alıp uzun bir süre oynayabilir. Ama günün birinde ağzına götürüp tadına bakıp uzun süre yanağında tutabilir, geri tükürebilir. Bu şekilde yavaş yavaş besinleri ağzında kemirmeyi, çevirmeyi, çiğnemeyi öğrenmiş olur. Sizin de sabırlı davranarak bu süreci bebeğinize bırakmanız gerekir. Nasıl bazı bebekler 9 aylıkken yürüyor diğerlerinin yürümesi 17. ayı buluyorsa, kendi eliyle beslenmesinin oturması da bebekten bebeğe büyük farklılık gösterir. Kendi eliyle yemeye başladığı ilk üç ayda bebeğin asıl besininin anne sütü ve hazır mama olduğu unutulmamalı ve bebek daha çok yesin diye zorlanmamalıdır. Kendinizce eliyle yeterince yemiyor diye düşünseniz bile hemen püre ve kaşığa geçmeyin. Yemek yeme süresini bebeğe bırakın. Öğün sonunda ya da öncesinde istediği kadar anne sütü emmesine izin verin. Dokuzuncu aydan itibaren daha çok çeşit yemeye, elini daha iyi kullanmaya, daha iyi tutabilmeye ve daha küçük parçaları da yemeye başlamış olur.

Altı Aylıkken Eliyle Neleri Yiyebilir?

Buharda haşlanmış, tencere ya da fırında hafif pişmiş parmak büyüklüğündeki bir-iki sebze parçası bebeğin önüne konulur. Kabuğu soyulmuş salatalık, avokado, muz dilimleri gibi yumuşak besinler pişirilmeden de verilebilir. Havuç, yaban havucu, tatlı patates, kabak gibi sebzelerin fırında piştikten sonra küçülecekleri göz önünde bulundurularak daha büyük parçalar halinde fırına konulmalıdır. Başlangıçta bebek birkaç gün bazen de haftalarca bu besine ilgi göstermeyebilir. Zamanla önündeki besinlerle oynamaya, sonra ağzına götürmeye ve sonra da kemirmeye başlar. Bu süreci tamamen bebeğe bırakın. Hazır olunca bunları kendiliğinden yapar. Bazen birkaç hafta önündekilere elini bile sürmez. Sonra birdenbire ağzına götürebilir. Besinlere hiç ilgi göstermese de sofrada sizinle oturması onun da önünde sizin yemeklerinizden olması yeterince öğreticidir.

Bebeğin, sofraya oturtmadan önce anne sütü ya da hazır biberon mamasıyla karnı doyurulur. Çok açken yeni ve farklı bir şeyler kemirmek istemeyebilir.

Brokoli, karnabahar, kabak, balkabağı, havuç, yaban havucu, patates, tatlı patates, taze fasulye, şalgam, yaprak bezelye (sultani bezelye).

Şeftali, armut, muz, kayısı, nektarin ve mürdüm eriği iyice yıkanarak kabuğuyla verilebilir. Elma sert gelebilir hafifçe buharda pişirilip verilebilir.

Diş çıkarırken soğuk salatalık ya da yeşil soğan kemirtmek işe yarayabilir.

Soru: Havucu buharda azıcık pişirip dilimler halinde bebeğimin önüne koydum. Bunları ağzında tutarak iyice yumuşatana kadar emdi ama bitiremedi. Günler geçmesine rağmen bitiremiyor. Ne yapmalıyım?

Cevap: Havuç muhtemelen hafif çiğ kalmıştır biraz daha fazla buharda pişirerek vermeyi deneyin. Bazen fileye koyarak kemirtebilirsiniz.

Soru: Bebeğim 6 aylık olunca kendi eliyle beslenmeye başlamasına karar verdim. Kaşıkla beslenmede her üç günde bir yeni besin deneniyordu. Bu yöntemle biraz daha hızlı davranabilir miyim?

Cevap: İlk defa katı besinleri kendi eliyle yemeğe başlayacak olan bebeğin bunlardan çok azar miktarda yiyebileceği kesindir. Bu yöntemle her gün bir ya da iki yeni gıda denenebilir.

Soru: Biberon maması, köfte, makarna, yoğurt, patates, çorba dışında bir şey yediremiyorum. Çok iştahsız ve hep aynı şeyleri yiyen çocuğuma ek vitamin vermeli miyim?

Cevap: Her şeyi yiyen çocuklarda vitamin ve mineral eksikliği daha az görülür, yeşil yapraklı sebzeler ve otlar potasyum, magnezyum, kalsiyum, çinko ve biyotinden zengindirler. Örneğin çok süt içen çocuklarda demir eksikliği görülür. Hemen ek vitamin verme yerine sebze ve meyve yedirmeye başlayın. Birkaç hafta kararlı bir şekilde pilav, köfte, makarna, patates vermeyi kesin. Bunların yerine farklı etli sebzeli yemekler hazırlayın. Yemezse bir sonraki öğünü bekleyin, çeşitli denemelerden sonra acıkacağı için daha önce hiç denemediği yemeklerden de yemeye başlar.

Kendi kendine beslenmenin daha kolay oturması için bebek her istediğinde anne sütünü alabilmesini sağlayın. Saatle ve düzenle besleme yerine sizinle her fırsatta sofraya oturtun. Çok aç ise önce biraz süt verip sizinle sofraya oturtmak daha kolay olacaktır.

Başlangıçta eliyle alıp yiyebileceği haşlanmış sebze ya da meyve parçaları en az 5 cm uzunluğunda olmalıdır. Besin parçaları parmak ya da kraker büyüklüğünde olmalıdır. Haşlanmış sebzeler vıcık vıcık olmayacak katılıkta verilmelidir. Bebek avucundan dışarı çıkanı kemirecektir. Avucunda arta kalanı yere atıp ilgisini çeken yeni şeye yönelecektir.

İlk haftalarda verdiklerinizin çoğunu yere atacak ya da beslenme sandalyesine dökülecektir. Çok oyun oynayacak ama yediklerinin çok azını yutabilecektir. Gerekli besinlerin çoğunu anne sütünden aldığı için ilk birkaç ay ne kadar yediğinin bir önemi yoktur. Başlangıçta 3-4 farklı besini önüne koyun. Örneğin avokado parçası, pişmiş brokoli ve havuç dilimi koyun. Yavaş yavaş kemirmeye çalışsın. Bunların çoğunu yere atacağı için hemen yerine yenisini koyun. Az miktarda koymak iyidir, miktar fazla olunca hiç yemeden doğrudan yere atmaya başlayabilir.

Başlangıçta bir öğün ortalama 40 dakika sürebilir. Bu bir öğrenme süreci de olduğundan bebekleri acele ettirmenin hiçbir anlamı yoktur. Bu esnada erişkinler yemeklerini rahat rahat bitirmiş olurlar.

Baskı Yapmayın

Bebek annesinin yerken sürekli ona baktığını ve her lokmasını saydığını hissederse rahatsız olur. Annesinin sürekli gözleriyle ne yediğini kontrol etmesi bebeği çok rahatsız eder. Aynı şekilde bebeği seyretmek ebeveyni de strese sokar. Yemek zamanları günlük herhangi bir aktivite gibi olmalıdır.

Bebeğe Saygı

Sofrada size eşlik eden bir erişkine nasıl davranıyorsanız bebeğe de aynı şeklide davranmalı, iletişim kurmalısınız. Ne kadar yemesi gerektiğine karışamazsınız. Ne zaman ve ne şekilde yediğine saygı gösterip ikide bir yüzünü ıslak mendille silip rahatsız etmemek, beslenme işi bittikten sonra temizliğe girişmek doğrudur.

Soru: Altı aylık bebeğim ek besinleri gayet iyi yerken birdenbire hiç ilgi göstermemeye başladı. Diş çıkarıyor olabilir mi?

Cevap: Bebekler üç gün arka arkaya çok iyi yiyip her çeşit yeni besini deneyebilirler. Ardından da birkaç gün hiçbir ek besin almayabilirler. Birkaç gün ileri sonra biraz gerileyerek sonra yine ilgilenmeye başlayarak aslında giderek ilerleme kaydederler. Bu nedenle yemedikleri günlerde hiçbir panik yapmadan bekleyin, kaşık ya da püreyle beslemeye çalışmanıza gerek yoktur.

Soru: Altı aylık bebeğimi 2-3 haftadır bizimle beraber sofraya oturtuyorum. Önüne de kemirebileceği çeşitli meyve parçaları dizdim. Hiçbirini ağzına götürmüyor. Sizce püre yapıp kaşıkla yedirmeye mi başlamalıyım?

Cevap: Sizin göreviniz bebeğe sağlıklı yiyecekler vermektir, yani yedirmek değil ikram etmektir. Önüne sağlıklı yiyebileceği ayına uygun besinler koyun. Bunları ne yapacağına kendisi karar vermelidir. İster yere atar ister eliyle yoğurur. Bebeğiniz hazır olunca besinleri ağzına götürüp bir parça ısırıp dişetleriyle çiğneyip uzun süre yanağında tutup yarısını tükürerek diğer yarısını yutmayı başararak ek besinlere başlayacaktır. Her fırsatta sizinle sofraya oturtmaya çalışın. Hazır olmasını bekleyin. Bu esnada yemekleri oyun gibi görmesi, keşfetmesi ve merak gidermesi daha önemlidir. Yemeye yedinci ayda başlasa da olur.

7-9. Ay Bebek Beslenmesi

Başparmağı ve işaret parmağı ile daha iyi tutabildiği için artık daha küçük besinleri de eliyle yiyebilir. Günde üç öğün sofra yemeklerinden yemesi uygundur. Artık yemek saatleri belli bir saat düzeninde ayarlanabilir. Bebekler bu düzene çabuk alışırlar ve acıkarak daha keyifli yerler. Sizin göreviniz sağlıklı gıdalar hazırlamaktır, yedirmek değildir. Ne kadar ve ne nasıl yiyeceğine bebek karar verir. Bu şekilde davranmanız beslenmeyle ilgili mücadele vermenizi engeller. Bir öğün mutlaka et, balık, tavuk ya da mercimek gibi protein içermelidir. 2-3 öğünde meyve ve sebzeler olmalıdır. Örneğin sabah kahvaltısında salatalık, avokado, domates, biber, haşlanmış patates, ıspanak, kuşkonmaz, havuç yumurtanın yanında yer alabilir. Öğlen kabak dolması, biber dolması, pazı, kıymalı ıspanak, türlü, sulu köfte gibi yemekler uygundur. Bebeğin elle yemek istemediği günler çatalla ezerek kaşıkla verebilirsiniz. Artık blendırdan çekmenize gerek yoktur, hafif pütürlü yemeğe alıştırmaya başlayın. Daha önce hep kaşıkla beslemiş de olsanız bu aylarda eliyle yiyebileceği besinlere de başlamanız gerekir. Her gün eliyle yiyebileceği besinleri ara öğün olarak da verebilirsiniz. Balık buğulama ya da balık çorbası minik minik yemesi için eline verilebilir. Sebzelerin ve meyvelerin her öğünde verilmesi ve sık sık tekrarlanması bebeklerin alışmasına yardım eder.

Bu aylarda kaşığı kullanması için yavaş yavaş bebeğin eline vermeliyiz. Şimdiye kadar ister eliyle ister kaşıkla beslenmiş olsun artık bebek kaşıkla kendini beslemeye başlayabilir. Kaşığını doldurmasına yardımcı olabilirsiniz. Döke saça ağzına götürmeyi yavaş yavaş kendisi öğrenir. Arada başka bir kaşıkla siz de besleyebilirsiniz. Ama onun kaşığını ağzına götürmesi için zorlamayın. Kaşık kullanmayı öğrenirken kolayca doldurabileceği koyu kıvamlı hazırlanmış elma püresi, patates püresi, yoğurt, lor peyniri, çökelek gibi gıdalarla başlayın.

Soru: Kaşığı kendi kendine kullanmayı ne zaman öğrenecek? Tamamen kendi kendine ne zaman beslenecek?

Cevap: Altı-sekiz aylar arasında eline verilen kaşıkla oynar, besinleri azar azar kemirerek yemeyi öğrenir. Sekiz-on iki aylar arasında kaşıkla döke saça beslenmeyi öğrenirler. Bir buçuk yaşına kadar yeterli beslenebilmesi için bir yandan sizin de kontrol etmeniz, yeterli yemediği zaman yemesine ve kaşığını doldurmasına yardım etmeniz gerekir.

Başlangıçta elleri ve ağzı çok kirli olabilir. İki de bir ıslak mendil ya da bezle elini ve ağzını silmeye çalışmayın, tam tersine beslenme bitene kadar sabırla bekleyin. Silmek beslenme işlevini kesintiye uğratır, ayrıca bebeğin keyfini kaçırır.

7-9. Aylarda Kahvaltı

Bazı günler bebeğinizin hiç aç olmadığını ve kahvaltıda bir şeyler yemek istemediğini fark edersiniz. Bu durum genellikle gece boyunca biberonla ya da anne sütüyle beslenen bebeklerde gözlenir. Kahvaltıda hep aynı şeyleri vermek bir müddet sonra bebeğin sıkılmasına yol açabilir. Her sabah sizinle beraber kahvaltıya oturarak önüne kendi eliyle yiyebileceği peynir parçaları, tatlı biber dilimleri, avokado, haşlanmış havuç, kuşkonmaz ve patates, çilek, muz, olgun sulu armut gibi meyve dilimleri, yoğurt-meyve karışımı, menemen, katı yumurta, peynirli tost, omlet, bazen akıtma, çekirdeksiz zeytin, domates, salça, değişik peynirler, tereyağı, çırpılmış yumurta, french toast (yumurtalı ekmek), meyveli lapa, kinoa, irmik, pirinç ya da yulaf ezmesini meyvelerle pişirip verebilirsiniz. Bira mayası yüksek miktarda B vitamini ve eser elementler içerir. İştahsız bebeklere sekizinci aydan itibaren verilebilir.

7-9. Aylarda Öğlen ve Akşam Yemeği

Beraber sofraya oturup yemek yemek önemlidir. Akşam yemeğini geç yiyorsanız en azından öğlen yemeğini ve sabah kahvaltısını beraber yapmaya çalışın. Bir önceki geceden kalan sebze yemeklerini öğlen yedirebilirsiniz. Bazen evde yaptığınız makarna ya da erişteyi sebzelerle karıştırıp ertesi günü verebilirsiniz.

Gün	Sabah	Kuşluk	Öğlen	İkindi	Gece
1	muz, süt, müsli	sebzeli poğaça/börek	türlü, armut	havuç, humus, süt	balık, patates, brokoli, çilek
2	armut, süt, pancake	domates, avokado, peynir	kuzu, sebze, muz	elma, yoğurt	lor peynirli pırasa çorbası
3	yumurta, lor, ekmek	şeftali, süt	tatlı patates, tavuk, domates	haşlanmış sebze, peynir	ıspanak, pirinç+yoğurt
4	peynir, kavun, süt	armut, 2-3 badem+süt	domates çorbası, lor, şeftali	süt, peynirli-sebzeli kiş	kıymalı-sebzeli makarna
5	peynirli menemen	muz, süt, 2 ceviz	kabak dolması, yoğurt	süt, şeftali	sebze çorbası, zeytinyağlı enginar
6	peynirli omlet, haşlamış sebze kayısı, süt	sebzeli mercimek, bulgur pilavı	yoğurt, muz		bol sebzeli balık çorbası, zeytinyağlı
7	çırpılmış yumurta, peynirli tost	meyve, süt	sulu köfte, patates püresi, zeytinyağlı alabaş	süt, şeftali	balkabağı çorbası

Soru: Yedi aylık bebeğim ek besinleri yerken ağzına bir pütür geldiğinde ya öksürüyor ya da öğürüyor. Aşırı panikliyorum. Solunum yoluna kaçmaması için ne yapabilirim?

Cevap: Böyle bir durumda tam tersine çok sakin davranmanız gerekir. Biraz öğürmesi veya öksürmesi sizin paniklediğinizi görmezse bebeği endişelendirmez. Aşırı tepki göstererek hemen sırtına vurmaya kalkışmayın. Böyle davranmazsanız uzun bir süre pütürlü şeyleri ve lokmaları yemek istemeyecektir. Katı besinlere geçmeyi erteleyecektir. Örneğin dört yaşında ve hâlâ blendır kullanıyoruz, katıları yutamıyor gibi şikâyetler aşırı endişeli annelerin çocuklarında daha sık gözlenmektedir.

9-12. Aylarda Beslenme

Bebek çatal ve kaşık kullanması için teşvik edilmelidir. Giderek bağımsızlığını kazandığı için her şeye tepki gösterebilir, sürekli yere atabilir. Kendi kendine beslenmesi desteklenmelidir. Yemeğini, dökülmemesi için çanağa koyun. Yere atmaması için az miktarda koyun. Atma, tükürme gibi istemediğiniz davranışları gülerek teşvik etmeyin.

Bebeğiniz her gün 3-4 porsiyon sebze ve meyve yemelidir. 2 porsiyon et, balık, yumurta, mercimek gibi protein almalıdır. 3-4 öğün anne sütü veya 500 ml civarında mama, ayran, kefir ya da yoğurt yemelidir. 1-2 porsiyon ekmek, tahıl, pilav, patates-havuç gibi sebzeler ve makarna vb. yiyebilir.

7. Ayda Başlanabilecek Besinler

- Peynir, yumurta, kuşkonmaz, yeşil fasulye, bezelye, kabak, patates, şeftali, erik
- Sabah uyandığında ilk öğün anne sütü ya da mama
- İkinci öğün anne sütü ya da mama + 120 ml civarında domates + peynir + avokado + yumurta + 2 ceviz (badem, fındık) + tereyağı + zeytin içi + salatalık + haşlanmış patates + havuç
- Üçüncü öğün anne sütü (mama) + 120 ml civarında etli sebze yemeği (tavuk ya da balıklı da olabilir) ya da sebze çorbası ya da tarhana ya da sebzeli mercimek çorbası
- Dördüncü öğün meyve ve yoğurt olabilir.
- Beşinci öğün anne sütü ya da mama olmalıdır.

- Bir haftada toplam 3-4 yumurta yiyebilir. Alerjisi yok ve yumurtayı çok seviyorsa her gün yiyebilir. Her gün ya yoğurt ya da peynir yemelidir.

8. Ayda Başlanabilecek Besinler

- Ciğer başta gelmek üzere sakatatlar, kuruyemişler, tahin (1/2-1 tatlı kaşığı), ketentohumu (1-2 yemek kaşığı), bira mayası (1 tatlı kaşığı), buğday özü, bamya, deniz börülcesi
- Günde beş öğüne kadar anne sütü ya da mama içebilir. Aynı öğünde ek besin de almalıdır.
- Meyve-sebze günde 4-5 porsiyon verilmelidir.
- Günde 60-120 ml su içmelidir.

9. Ayda Başlanabilecek Besinler

- Mercimek, bezelye, fasulye
- Turp, maydanoz

10. Ayda Başlanabilecek Besinler

- Badem ezmesi, fıstık ezmesi, bulgur pilavı, mısır ekmeği, tam buğday makarna, pişmemiş biber, salata, havuç-lahana salatası

1-2 Yaş Arası Beslenme

Bebeğiniz oturmaya başladıktan sonra sofrada sizinle beraber yemelidir. Kemirmesi ve yemesi için eline ayına uygun olarak ekmek, avokado, muz, armut, salatalık, peynir, yumurta, humus, zeytinyağlı sebzeler gibi yumuşak sofra yemekleri koyun. Alerji riski taşımayan bebeklere sofradan pek çok farklı çeşit yedirilebilir. Dokuzuncu aydan itibaren bebekler çok hareketlenirler ve beslenmeye olan ilgileri azalır. Onuncu aydan itibaren aşırı tuzlu ve yağlı olmayan çoğu yemeği yedirebilirsiniz. Baklagillere bir yaş civarında başlayabilirsiniz. Bebekler bir yaşından itibaren erişkinlerin yiyebileceği her çeşit besini sindirmeye başlar. Tabağına sizin yediğiniz miktarın üçte biri kadar yemek koymalısınız. Beslenmesini ailenizin beslenme düzenine göre ayarlayın. Üç ana öğün, yeterli gelmiyorsa bir ara öğün yeterlidir. Ara öğünden anlaşılan küçük bir dilim meyve, bir parça peynir ya da atıştırmalık yoğurt olabilir. Bir yaşından itibaren çocuğunuzun her gün süt veya devam sütü içmesi şart değildir. Ancak hâlâ emiyorsa kendi bırakana kadar emzirmeye devam etmeniz yararlıdır. Emzirilmeyen çocukların patates püresine ya da çorbalarına ilave edilen süt yeterlidir. Süt içirmek yerine peynir, yoğurt, kefir gibi süt ürünleri tercih edilmelidir. Çocuğun tadını bilmediği şeyi özlemeyeceği ve canının da çekmeyeceğini hatırlayarak zararlı atıştırmalıkları vermeyin, tattırmayın. Bu kural çikolata, şeker, kızartmalar için özellikle geçerlidir. Birinci yaştan itibaren biberon yerine su kabı, bardak ve kaşık kullanmasını teşvik edin. Biberon kullanımını yalnız suyla sınırlandırın. Evin içinde biberonla dolaşmasına izin vermeyin. Elinde biberonla dolaşmaya izin verilen bebekler biberonu 2-3 yaşına kadar bırakamazlar. Biberon bağımlılığı diş çürüklerine ve diğer besinlere karşı ilgisizliğe, iştahsızlığa yol açabilir. Biberonu bıraktırmanın en kolay yolu biberonun yalnızca beslenme sandalyesi ve kucaktayken verilmesiyle olur. En fazla yatmadan önce biberona su koyup verebilirsiniz.

Bir yaşından itibaren büyüme hızı çok yavaşlar. Örneğin bir aylık bebek günde toplam içtiği süt miktarının yüzde 35'ini büyümeye harcarken bu oran bir yaşından sonra yüzde 3'e düşer. Bir yaşından iki yaşına kadar senede en fazla 1-2 kg alır. Artık daha yavaş büyüdüğü için yediği miktar ve öğün sayısı da belirgin ölçüde azalır. Kabaca her yaş grubu için geçerli olan porsiyon büyüklüğü çocuğun kendi avuç büyüklüğü kadardır. Baklagiller ve tahıllar için bu miktar avucunu kapattığı zaman içine sığan miktar kadardır. Bu aylarda yemek yeme alışkanlığı sıkça değişir. Yiyecekler konusunda daha seçici olur. Genelde gün içerisinde sınırlı yiyeceklerden oluşan tek bir büyük öğün yer. Az sayıda yediği yiyeceklerden sıkılıp bunların yerine yeni sınırlı türde yiyecekler seçebilir. Bazen seçiciliği karşısında çok zorlandığınızda yaratıcı olup şaşırtmak işe yarayabilir. En sevdiği renk yeşilse tüm besinleri yeşil renkli olanlardan seçerek verebilirsiniz. Örneğin sarı günü deyip sarı biber, tatlı patates, sarı domates, yumurtasına zerdeçal serpip sarı yumurta gibi seçenekler sunabilirsiniz. 15 ay civarındaki çocuklarda iki tip yeme alışkanlığı gözlenir ya düzenli üç öğün yerine tek büyük bir öğün yiyenler veya bir gün iştahlı olup iki-üç gün çok az yiyenler. Bu son derece normaldir. Ancak çocuğunuz çok az yiyorsa öğünler arasında sağlıklı atıştırmalıklar verebilirsiniz. Yine de diğer öğüne kadar yemeden beklerse acıkacağından normal öğününde yeme olasılığı artar. Çocuk için en iyi iştah açıcı acıkması yani öğün atlamasıdır. Yemediği öğünde alternatif olarak makarna, süt vermek yerine bir sonraki öğüne kadar acıkmasını beklemek daha doğrudur. On beşinci aydan itibaren her öğünde kaşık, çatal, bardak kullanmasını teşvik edin. Bir buçuk yaşında iştahı iyice azalabilir, daha da seçici olabilir. Yeterince beslenip beslenemediği doktorunuz tarafından boy ve kiloda aynı büyüme eğrisinde kalmasıyla takip edilir. Büyümesi yeterliyse size göre hiçbir şey yemese bile rahatlayın. Hiçbir çocuğun açlıktan ölmeyeceği ve eninde sonunda acıkınca yemek yiyeceğini aklınızdan çıkarmayın. Sizin sorumluluğunuz sağlıklı besinler hazırlayarak sunmaktır. Yiyeceği miktarı çocuğunuza bırakın. "Ne yemek istiyorsun?" gibi sorular sormayın. Ailecek ne yiyeceğinizin sorumluluğunu çocuğa bırakmayın. Yemeği bitirmesi için zorlamayın. Yemekte oyun oynatmayın ve oynamasına da izin vermeyin. Sofradaki yemeği yemezse alternatif bulmak zorunda değilsiniz. Biraz aç kalırsa bir sonraki öğünde verilenleri yeni ve farklı olsa da yiyecektir. Bir öğün atlaması sağlığını bozmaz, tam tersine seçici olmasını, tek yönlü beslenmesini engeller. Acıkınca en sevmediği yemekleri bile yer.

Bağımsızlığını kazanmaya çalışırken her şeye hayır deme dönemi sofraya da yansır. Beslenme sorunları yaşamamak için yemeği tartışma konusu haline getirmeyin. Anne-babaların görevi, çocuklar az yese bile, sağlıklı besinler yemelerini ve seçmelerini sağlamaktır. İki yaş bunalımı geçiren ve her şeye itiraz eden çocuğun ne kadar yemek yediği bizi ne kadar sevdiği veya dinlediğiyle ilişkilendirilmemelidir. Tam tersine yediklerinin enerji ve besin gereksinimini karşılaması hedeflenmelidir. Bu yaş grubunda beslenme ya da sofra polisine dönüşmemeye çalışın. Tam tersine keyifle ve huzurla yemek yerseniz çocuğunuz farkında olmaksızın sizden epey şey öğrenerek aynı tarzda beslenmeye başlar. Ağız tadı, tercihleri ve ruh hali bu yaşlarda oldukça değişkendir. Bazen birkaç gün çok iyi yemek yer, sonra günde tek bir kahvaltıya düşer. Diğer öğünleri bir lokma yiyerek geçiştirebilir. Günlük ne yediğinden çok iki haftada toplam yediği besin miktarına bakmanız daha doğru olur.

Soru: Çocuklar için tavsiye edilen porsiyon miktarı gözüme az geldi. Daha fazla talep ederse ve verirsem şişmanlık sorunu yaşar mı?

Cevap: Porsiyon miktarı kabaca bir fikir verme amacıyla tavsiye edilir, reçete gibi harfi harfine uyulması gerekmez. Yaş, iştah, hareketlilik düzeyine göre miktarlar ayarlanmalıdır. Şişmanlık sorunu yaşamamak için doymadığında ek sebze, meyve, yoğurt, çorba vermek, karbonhidratı ise kısmak yeterlidir.

EK BESİNLERE BAŞLARKEN

Yemek yemek hayat boyu devam edecek bir süreçtir. İlk başlangıçtaki deneyimler daha sonraki beslenme tercihlerimizi, alışkanlıklarımızı belirler. Bunları akılda tutarak beslenmeyi mümkün olduğu kadar zevkli ve keyifli bir ortama dönüştürmek bizim elimizdedir. Kural olarak zorla, baskıyla ya da gergin ortamlarda beslenmenin hiçbir yararı yoktur. Aynı şekilde anne sütü en değerli besin olmasına karşın, sütüm yeterli mi, iyice besleniyor mu, bebek memeyle mücadele ediyor gibi annenin ve bebeğin rahat olmadığı durumlarda da mamayla beslenme ya da biberonla anne sütünün verilmesi tercih edilmelidir. Memeden kesme zamanı, çevrenin ya da bebek grubundaki diğer annelerin ne yaptığından bağımsız bebeğin ve annenin kararıyla olmalıdır.

Bebeğe ayrı yemekler yapmaktansa, ailenin ve bebeğin beraber yiyebileceği besinler seçilmelidir. Herkesle beraber sofraya oturması bebeğin kendisini ailenin bir bireyi olarak hissetmesini ve ona saygı gösterdiğinizi hissettirir. Sofrada başka şeyle meşgul olmayın örneğin gazete TV, telefon vs.

Bebeğin ek besinlere sofrada aile ile beraber denemesi bu süreci daha kolaylaştırır. Büyüklerden yemek yemenin lezzetli ve keyifli ve nasıl iyi beslenildiğini de öğrenir. Evde doğal ve dengeli beslenmeyi öğrenen bir çocuk bu alışkanlığını hayat boyu devam ettirir. Çocukları olduklarında evdeki tüm erişkinlerin kötü beslenme alışkanlıkları varsa değiştirmeleri, sağlıklı ve lezzetli yemekler yemeleri önemlidir. Bebeğiniz evde pişen farklı yemekleri hızla benimserse ileride sağlıksız olan makarna, pilav ya da kızarmış patates ve köfte gibi az seçenekle beslenmesini de engellemiş olursunuz.

Bebeğin dişleri olmasa bile yemeklerin sularından, sebze pürelerine ve çeşitli peynirlere kadar sofradan beslenebilir. Bebeğin her çeşit besini tatması sağlanmalıdır. Bu ileride daha gurme olmasını, tat alma ve koku alma konusunda daha iyi gelişmesini sağlar. Yemek ayırt etmemesini ve farklı besinlere tepki göstermemesini sağlar. Bebeğin brokoli gibi bir besini sevmemesi durumunda zorla brokoli püresini bitirmeye çalışmak hayat boyu brokoli püresinden nefret etmesine yol açar. Bunun yerine gayet rahat davranarak yerine de başka bir şey vermeden öğün atlanmalı, ancak brokoli farklı şekillerde pişirilerek tekrar tekrar belli aralıklarla sofraya gelmelidir. Örneğin brokoli çorbası, üzerinde peynir konularak fırında pişirilmiş ya da haşlanarak zeytinyağı ve limonla tatlandırılmış şekilde bu besinin tadına yavaş yavaş alışması sağlanmalıdır. Sevmediği bir besini baskıyla tabağını bitirtme yerine bir kaşık alarak tadına bakması yeterlidir. Her yeni besinden tatmak kuralı getirilmelidir.

BESLENME KURALLARI

Her ailenin kendi kültürüne ve sağduyusuna göre beslenmeyle ilgili kuralları olmalıdır. Beslenmeyle ilgili kuralları ve alışkanlıkları bebeklikten itibaren doğru oturtmak anne-babanın hayatını kolaylaştırır. Sınırlar iyi belirlenirse çocuklar yemeklerde daha az tepkisel davranırlar, ebeveynler de sık sık otoritelerini kullanmak zorunda kalmazlar. Yemek kurallarına uymak beslenme alışkanlıklarını geliştirir ve düzenler. Kuralların olması ve sınırların iyi çizilmesi çocukların kendilerini daha güvende hissetmelerini sağlar. Daha güvende hissettiklerinde ise daha iyi beslenirler. Kurallar çocukların sağlıklı beslenme düzeni kurmalarını ve doğal besinlerle beslenmelerini sağlar. Kurallara uymalarını sağlamak çocuklarla beslenmeyle ilgili pazarlık yapmanızı ve tartışmanızı engeller. Örneğin abur cubura yalnızca pazar günü ve bir öğün izin verilmesi diğer günler pizza, hamburger, kızarmış patates, bisküvi, çikolata, gofret, cips vs. tepinse bile kesinlikle izin verilmemesi kuralı sağlıklı beslenmesini sağlar.

Soru: Neredeyse her hafta bir ya da iki doğum gününe gidiyoruz. Burada pastalar, çeşitli meşrubatlar ve her çeşit abur cubur atıştırmalıklar sunuluyor. Çocuğumun sağlıklı beslenmesi için doğum günlerine götürmemem mi gerekir? Herkes orada bunlardan yerken kısıtlamam mı gerekir?

Cevap: Anaokulundaki ebeveynleri seçemeyeceğinize göre ancak daha sağlıklı gıdaların verilmesiyle ilgili görüşlerinizi paylaşabilirsiniz. Çocuğunuzu bu tür partilere tok götürmeniz orada daha az yemesini sağlar. Davet öncesinde de yeterli su içmesi oradaki içeceklere saldırmasını azaltır. "Bunlar lezzetli ama zararlıdır, bu nedenle ancak böyle yerlerde biraz yiyebilirsin" iyi bir kuraldır. Evde bu tür gıdaları bulundurmazsanız ara sıra dışarıda yemesi sağlığı için bir sorun yaratmaz.

1. Çocuklara doğal, sağlıklı ve iyi beslenmeyi öğretmek anne-babanın en önemli görevlerinden biridir.

Bebek dünyaya geldiği zaman içgüdü ve reflekslerinin yardımıyla anne sütünü kolaylıkla alır. Bilinçli beslenmeyi yürümeye ve konuşmaya başlamadan çok daha önce ailesinin ne ve nasıl yediğini gözlemleyerek öğrenir. Önce beslenmeyle ilgili farkındalığı sonra da bağımsızlığı gelişir. Bu nedenle anne babanın beslenmeyle ilgili söyledikleri değil nasıl beslendikleri daha önemlidir. Çocuklar armut dibine düşer misali ebeveynlerinin benzeri tarzda beslenme alışkanlığını oturturlar. Bu ilk yıllardaki beslenme alışkanlığını ve düzenini sonradan değiştirmek çok zordur.

Sağlıklı beslenmeyi öğrenme ne yediği kadar nasıl ne zaman ve neden yediğini de içerir. Örneğin çocuklar istedikleri zaman meyvelere ulaşabilmeli diğer yiyecekler için izin istemelidirler. Çocuklara akşam ıspanak mı enginar mı gibi basit iki seçenek verilmeli, tüm menüyü onların yapmasına izin verilmemelidir. Menü seçimi çocuğa bırakılırsa yeni besinleri denemeyi reddeder. Bu da hep aynı şeyleri yemeyi istemesine yol açar. "Gelmiyor musun?" demek yerine "Sofra hazır, yemek saati geldi" demek daha doğrudur. Yeni bir besini denerken "Bunu denemeyecek misin?" yerine "Sizin için çok lezzetli bir yemek hazırladım" demek daha doğrudur.

Yapılan araştırmalar şefkatli, güvenilir ama sözünü geçirebilen ebeveynlerin çocuklarının daha çok sebze yediğini, daha sağlıklı beslendiğini ve daha az kilolu olduğunu gösteriyor. Ebeveynlerinden sağlıklı besinleri seçmeyi, ihtiyaçlarına uygun miktarda yemeyi, açlık ve tokluk durumuna göre yedikleri miktarı belirlemeyi öğrenirler. Aşırı kontrolcü ebeveynlerle yetişen çocuklar yeni besinleri daha zor denerler, yeme konusunda da otokontrolü zor sağlarlar. Yani ne zaman doyduğunu, nerede durması gerektiğini, acıkıp acıkmadığının çok farkında olmadan yerler. Aşırı kontrol etmek gibi fazla hoşgörülü davranarak ne yiyeceği, nasıl ve ne zaman yiyeceği kararını çocuğa bırakmak da doğru değildir. Ne yiyeceği kararı çocuğa bırakılırsa tek yönlü beslenmesi, çok sağlıksız besinlere yönelmesi, kilo ve sağlık sorunlarının oluşması kaçınılmazdır. Çocuk zevk için yemeyle sağlıklı yemek yemeyi ayırt edebilmelidir. Sağlıklı besinleri lezzetli bulan ağız tadı geliştirmesine, çeşitli besinleri severek yemesi ve farklı besinleri denemeyi tercih etmesi öğretilmelidir.

2. Duygusal ihtiyaçlarını karşılamak için beslenmesine izin vermeyin.

Yemek emzik, oyuncak, rüşvet, ödül veya ceza olarak verilmemelidir. Sakinleştirme, dikkat dağıtma veya disiplin yöntemi de değildir. Çocuğunuzun ya da sizin duygusal ihtiyaçlarınız yemek yedirerek giderilmemelidir. Canı sıkılan, mızmızlanan, ağlayan veya sinirlenen çocuğun ruh halini değiştirmek için çikolata, şeker vb. besinler verilmemelidir. Aynı şekilde bu tür sağlıksız besinler ödül olarak da verilmemelidir. İllaki bir ödül verilecekse bir dilim elma ya da salatalık olabilir, ama en ideali besinleri ödül olarak kullanmamaktır. Ödül olarak verilen besinler büyüdüğü zaman her canı sıkıldığında yemek yemesine ve kilo almasına yol açar. Ayrıca ödül olarak verilen besine daha da düşkün olmasını sağlar. Bir yandan çocuklara yemeğin zevkli ve keyifli olduğunu öğretirken diğer yandan yararlı besinlere düşkün olmalarını sağlamalıyız. Besinin tadını çıkararak duyularıyla keyif almayı öğretmeliyiz. Bebeklikten itibaren farklı birçok besini yalatarak tadına bakmasını sağlamalıyız. Manava beraber giderek çeşitli meyve ve sebzeleri elletip, koklatıp, renklerini söyleyerek tat eğitimine çok erken aylarda başlayabiliriz. Biraz daha büyüdüğü zaman limon ekşi, sirke hem ekşi hem de kokuyor diyerek koklatmak, tadına baktırmak ileride pek yemek ayırt etmemesine katkıda bulunur. Yemeğin görünüşü, kokusu, tadı, hissedilmesi, yenirken çıkardığı sesin kulağa hoş gelmesi besinin lezzetini belirler. Biraz daha büyüdüğünde yediği şeyleri tarif ettirmek ve besini tüm duyuları kullanarak lezzetini algılaması sağlanmalıdır. Baharatlı, kuru, sulu, sert, yumuşak, ekşi, acı gibi şeyler çocuğa öğretilmelidir. Gözünü kapatarak farklı gıdalar tattırıp ne olduğunu bulması oyunu, yine gözü kapalı olarak ya da çantanın içindeki meyve veya sebzenin ne olduğunu eliyle tahmin etme oyunu gurme olarak yetişmesine katkıda bulunur.

Canı sıkıldığında ya da uykuya dalamadığında bir şeyler yemesine izin vermeyin. Aynı şekilde besin ödül ya da ceza amacıyla kullanılmamalıdır. Sebzeyi bitirmezsen dondurmayı yiyemezsin dondurmayı ödül sebzeyi de tadı kötü bir şeymişçesine algılamasına yol açar. Önce bu sonra şu gibi her şeyin belli bir sırayla yenilmesi kuralı, besinleri aynı değerde tutar. Yemeğini bitirirsen oyun oynayabilirsin gibi taktikler de iyi değildir. Çocukların sofraya oturmaları veya tabağındakileri yemeleri için bir şey vaat edilmemelidir.

> **Soru:** Çocuğum anaokulundan çok acıkarak dönüyor. Bizler iş-
> ten geç çıkıyoruz. Akşam birlikte yemeyi doğru buluyoruz.
> Anaokulundan geldiği zaman ne yedirmeliyiz?
> **Cevap:** Sabah kahvaltısını kuvvetli yapmasını sağlayın. Akşamüzeri
> geldiğinde salata, çorba, meyve-yoğurt, omlet gibi hafif bir ara
> öğün yedirmeniz geldiğinizde akşam yemeğine birlikte oturma-
> nızı sağlar.

3. Öğünlere, menüye ve ne yenileceğine ebeveynler karar verir.

Erişkinler ne yerse çocuklar da onlardan yemelidir. Bu bebekler için
de geçerlidir. Yapılan yemekler evdeki herkesin yiyebileceği düşünü-
lerek planlanmalıdır. Çocuk çorbayı yemedi diye hemen başka bir ye-
mek hazırlanmamalıdır. Çocuk öğün atladığında arada atıştırmazsa
sonraki öğünde karnı acıkarak yemek yemesi beklenir. Bir öğünde ye-
mek yemediği için açlık nedeniyle sorun yaşamaz.

Çocuklar da erişkinler gibi belli bir beslenme düzeninde yemek ye-
melidirler. Bebekler ve çocuklar düzen severler. Yemek yeme saatle-
ri ve ne verileceğini bilirlerse açlık-tokluk hislerini buna göre ayarlayıp,
yemek saati gelene kadar idare etmeyi öğrenirler. Hangi besinin ne za-
man ve ne kadar miktarda yenileceğinin düzenlenmesi özdenetimin
gelişmesine katkıda bulunur. Sabah ve öğlen öğünlerinin miktarı faz-
la olmalı, öğlen öğünü günlük kalori ihtiyacının yüzde 40'nı karşılamalı-
dır. Öğün atlamamak ve öğünde yeterli miktarda yemek çocuğun atış-
tırmasını ve dolayısıyla zararlı besinlerle karnını doyurmamasını sağlar.
Örneğin sabah iyi kahvaltı ederse öğlen yemeğine kadar arada bir şey
atıştırmasına gerek kalmaz.

4. Aile, yemekleri çocuklarla beraber yemelidir.

Sağlıklı beslenmeye yeterince vakit ayırabilmek ve sofraya hep be-
raber oturmaya özen göstermek çocuğa iyi bir rol model oluşturur.
En azından günde bir öğünü mutlaka beraber yemeye çalışın. Yemek
sosyal bir olaydır. Yemek esnasında çocuklar erişkinlerin konuşma-
larından, davranışlarından birçok şey öğrenirler. Konuşmak için sıra
beklemeyi, başkalarının sözünü kesmemeyi, başkalarını gücendirme-
den tartışmayı gözlerler. Herkesin beraber aynı yemeği yemesi önerilir.
Herkesin hep beraber aynı yemeği yemesi, yemeğin ortak olduğu ve

kişisel tercihlere göre planlanmadığını öğrenmesini sağlar. Ailenin yeni besinleri hep beraber denemesi çocuğun bunları kolayca kabullenmesine yardım eder. Yemekleri beğenmemek, katı tercihler yapmak yeterince sofra görgüsü almamakla alakalıdır.

Yemek sosyalleşmek için günün önemli zamanıdır. Bunu bozmamak için televizyon, radyo, telefon, bilgisayar vb. kapalı olmalıdır. Çocuklar yemekte keyif almalıdır, kendilerini iyi hissetmelidirler.

5. Mutlaka farklı gıdalar yenilmelidir.

Örneğin çeşitli renklerde sebzeler verilmelidir. Sebzeler ailenin beslenme giderlerinin en az dörtte birini oluşturmalıdır.

Aynı yemek haftada birden fazla yenilmemelidir. Her seferinde farklı sağlıklı yemekler pişirilmelidir. Çocuk sevmese bile bunları tatma kuralı getirilmelidir. Çeşitli yemekler herhangi bir besin eksikliğinin gelişmesini engeller. Diğer taraftan bu kadar çok sayıda sağlıksız atıştırmalık mevcutken çocukların sevebileceği bir sürü farklı sağlıklı besin seçeneklerinin bulunması önemlidir. Örneğin beyazpeynir seviyorsa hep beyazpeynir vermek yerine diğer peynirleri deneyerek sevebileceği birkaç peynir çeşidi oluşturmaya çalışmalıyız. Böyle bir yaklaşım ileride hep aynı şeyleri yemesini engeller.

Çocukken yediklerimiz ağız tadımızı oluşturur. Bu tada ve yiyeceklere alışıp ileride de bunları lezzetli buluruz. Aynı nedenle annelerimizin yemeklerini çok lezzetli buluruz. Örneğin, "Kimse annem gibi lezzetli köfte yapamaz" deriz. Köfte deyince o ilk yediğimiz tada benzer olanlarını tercih ederiz. Annenin köfte yaparken bile farklı tarifler denemesi, örneğin sulu köfte, içli köfte, pırasalı köfte, kadınbudu köfte gibi, damak zevkinin gelişmesine katkıda bulunur.

6. Yeni tatlar denenmelidir.

Yeni tatlar denemek ve bunlara alışmak öğrenilen bir süreçtir. Yeni olanı defalarca denemeli ve daha ilk tadımlarda hemen vazgeçilmemelidir. Rahat ve mutlu bir ortamda yeni besinler daha kolay kabul edilir. Bebekler yeni besinleri tatmaya meraklıdır. 2-3 yaşından sonra ise yeni ve farklı besinlere tepki göstermeye başlarlar. Bu nedenle çoğu besini bebek bir yaşına basmadan tattırmak önemlidir. Kural olarak sevmese bile tadına bakma zorunluluğu getirilmelidir. Yemeğini bitirmesi için zorlanmamalı, tadına bakması bile yeterli olmalıdır. Yeni bir besin denerken "Tadına bak seveceksin" demek "Bu senin için çok yararlı" demekten daha çok işe yarar. Çocuklar bir şeyin tadını sevmediklerinde "Birkaç denemeden sonra fikrin değişir, ben de eskiden enginar sevmiyordum, şimdi bayılıyorum" demek işe yarar. Sevmedikleri besini en az 10-15 kere denemek, özellikle de çocuk çok açken vermek alışmasını kolaylaştırır. İlk defa tattıracağınız yeni bir besini tek yemek olarak denemeyin, menüde daha önce yediği ve sevdiği bir şeylerin yanında tattırın. İlk denediğiniz yemeği az miktarda yedirin. Çok yedirmeye çalışmaktan daha çok işe yarar. Yeni denediğiniz besinleri basit püre ya da çorba şeklinde deneyin. Önce tadına sonra şekline alışsın.

Yeni bir besini masaya bebeğin uzanabileceği yakınlığa koyun. Kendiniz de bu besinden 1-2 kaşık yiyerek keyifle tadına bakın. Bebeğiniz besinle ilgilenir ve uzanırsa kendi kendine yemesi için bırakın. Hiçbir şekilde istemez ve kaşıkla vermeye çalıştığınızda ağlarsa yemeği kaldırın.

7. Günde birden fazla ara öğün olmamalıdır.

Ek besinlere ilk başlandığında en fazla iki ara öğün olabilir. Bebek büyüdükçe dört öğüne inilmelidir. Ara öğünle normal öğün arasında en az bir saat olmalıdır. Öğünler arasında bebeklerin ve çocukların acıkması normaldir. Acıktığı için yemek aralarında atıştırmasına izin verilmemelidir. Öğün aralarında atıştırmak sonraki öğünde sağlıklı olan besinlerin daha az yenilmesine yol açar. Çocuklar her istediklerinde yemek yerlerse sağlıksız gıdalarla beslenmeleri, beslenmeyle ilgili özdenetim geliştirmeleri zorlaşır. Canları sıkılınca yemeyi kesinlikle engellemek gerekir.

Ara öğün mutlaka masada yenilmeli, işlem görmemiş sağlıklı besinlerden oluşmalı, örneğin akşam öğününün minik bir versiyonu ya da yoğurt ve meyve karışımından oluşabilir. Daha büyük çocuklar aralarda istedikleri kadar meyve yiyebilirler. Ancak atıştırmak istedikleri diğer besinler için izin almaları gerekir.

Soru: Televizyondaki beslenme programlarında fazla meyve yemenin kilo aldırdığını ve zararlı olduğunu duydum. Aynı şey çocuklar için de geçerli mi?

Cevap: Çocuğunuzun kilo sorunu yoksa, diğer yemeklerini yeterli miktarda yiyorsa meyve kısıtlaması yapmanız gerekmez. Meyve ne kadar yenirse yensin hiçbir zaman un, şeker ve tahıl içeren bir yiyecek kadar sağlıksız olamaz. Çocuğunuzun hareket etmesini sağlayın, örneğin spor aktiviteleri.

8. Yemek yavaş pişirilmeli, hazırlanmalı ve yenilmelidir.

Yemek alışverişi, sofranın beraber hazırlanması, yemeğin pişirilmesine yardım etmek çocukların üzerinde olumlu etkiler yaratır. Evlerini benimserler, özgüvenleri gelişir, katkıda bulundukları sofradan daha çok keyif alırlar.

Günümüzde *"mindful eating"* yani farkında olarak beslenme tavsiye edilmektedir. Ne yediğinin yanında ne zaman acıktığının ve doyduğunun farkında olarak yemek önemlidir. Yavaş yemek, yemek yerken dikkatini yemek dışında başka bir şeye vermemek önemlidir. Örneğin yemek esnasında okumamak, televizyon seyretmemek ya da ipad ile oynamamak gibi. Arabada, koltukta, ayakta ya da koşarken yemek yenilmemelidir. Kural olarak masa dışında yemek yenilmemelidir.

Sofrada oturan herkese yemek servis edildikten ve afiyet olsun denildikten sonra yemeye birlikte başlanması önerilir. Yemeğin azar miktarda verilmesi de çocuğun nerede doyduğunu anlamasını kolaylaştırır. Büyük bir porsiyonu bitirmeye çalıştığında patlayacak kadar doymuş olur ki mideyi bu kadar tıka basa doldurmayı istemiyoruz. Porsiyonların büyük konulması, okullardaki açık büfeler çocukların gereksiz yere fazla yemek yemesine ve şişmanlamasına neden olur. Yavaş yemek yemek ne zaman doyduğunun farkına varmasını sağlar. Aslında çocuklar doğal olarak yavaş yemek yerler. Biz büyükler onların hızına inmeliyiz.

Soru: Yemekten kalktıktan bir saat sonra çocuklar acıktık diye mutfağa geliyorlar. Yemekten doyduklarını söyleyerek kalktıkları halde bu kadar çabuk nasıl acıkabiliyorlar? Ne yapmalıyım?

Cevap: Bir sonraki öğüne kadar bir şeyler atıştırmasına izin vermezseniz bir sonraki öğün iyice acıkarak yeterince yer ve erken acıkmazlar. Bu bir kısırdöngüdür ve arada atıştırmalık vermeyerek kırılması gerekir. Şekerli gıdalar ve hamur işleri kısa sürede acıkmasına yol açabilir. Bu gıdalardan uzak durmak gerekir. Tohumlar, yağlar ve kompleks karbonhidratlar tok kalmasına yardımcı olur.

9. Doğal besinler yenilmelidir.

Paketlenmiş, işlem görmüş endüstriyel gıdalar ancak nadiren verilebilir. Beslenmede keyif alma, psikolojik doyum ve besin değeri dengelenmelidir. Fazla ya da az yemek bir dengesizliği gösterir. Yemeğe aşırı düşkün olmak ya da tersine aşırı ilgisiz olmak da bir sorun olduğunu gösterir. Yalnızca çok sağlıklı beslenmek için yemek yerine arada bir kendinizi ve çocuğunuzu şımartacağınız besinler de tüketebilirsiniz. Örneğin fırından yeni çıkmış acıbadem kurabiyesine şeker içeriyor diye zehir muamelesi yapmayın. Sağlıklı ve dengeli bir diyetin yanında bir miktar ağız tadı da önemlidir. Abur cuburların belli bir miktarın üzerinde yenilmesinin insan sağlığını ciddi bozduğu, bağımlılık yaptığı öğretilmelidir. Tamamen yasaklamak yerine makul miktarda abur cubur tüketilmesine izin vermek çocukların uzun vadede daha dengeli beslenmelerine katkıda bulunur. Abur cubur, hamburger gibi ayaküstü yenilen ya da tadı güzel olan sağlıksız yiyecekler yalnızca haftada bir kez örneğin pazar günü yenilmesine izin verilmelidir. Abur cubur yemeden önce karnını sağlıklı besinlerle doymuş olmasına dikkat edilebilir. Yani aç karına abur cubur verilmemelidir. Örneğin tatlı yemeğin sonunda veya meyvesini bitirdikten sonra verilmelidir. Yemediği etin üzerine yemesi için asla ketçap ilave edilmemelidir. Bunun yerine tereyağı, kekik, karabiber ya da hakiki salça ya da ev yapımı domates sosu kullanılabilir.

Soru: Oğlum 2 yaşında ve abur cuburla beslenerek bu yaşına kadar geldi. Bu döngüyü kıramıyorum. Sözümü geçiremiyorum. Ne yapmamı önerirsiniz?

Cevap: Evdeki yeme düzeninizi tamamen değiştirin. Çocuğunuza doğal ve sağlıklı beslenmeye geçtiğinizi ve artık eve alınan besinlerin de bu tarz beslenmeye uygun olacağını söyleyin. Evde doğal olmayan hiçbir besini bulundurmayın. Böylece dışarıdaki abur cubur olayını kontrol edemeseniz bile evde bir düzen ve sağlıklı bir mutfak oluşturmuş olursunuz. Buna rağmen durumu kontrol edemiyorsanız psikolojik destek almayı deneyebilirsiniz. Çünkü piyasada satılan bazı yiyecek ve içeceklerin içine bağımlılık yapan şeker başta olmak üzere çeşitli katkı maddeleri konulmaktadır. Böyle bir durumda bağımlılık tedavisi gibi ya hep ya hiç kuralı geçerlidir. Örneğin şeker içeren hiçbir şey yenilmeyecek kuralı gibi. En az üç hafta doğal ve dengeli beslenme kuralı getirilmeli, bu esnada dikkatini dağıtmak için gerekirse sinema, bisiklete binme gibi farklı aktiviteler yaparak oyalanmalıdır.

10. Yemek keyif alarak ve zevkle yenilmelidir.

Görüntü, servis ve atmosfer olarak yemek daha keyifli bir deneyime dönüşürse sağlıklı beslenme kolaylaşır. Keyifli bir ortamda yenilen sağlıksız bir besinin stresli bir ortamda yenilen sağlıklı bir gıdadan daha az zarar verdiği bilinmektedir. Keyifli bir ortamda sağlıksız olduğunu düşündüğünüz örneğin sosisli sandviç gibi bir yemek, stres altında balık gibi sağlıklı bir yemeği yemekten daha az zararlıdır. Sofra rahatlama ortamı olmalıdır, stresten uzak durulmalı, gerginlik yaşanmamalıdır. Beslenme kuralları daha çok sağlıklı beslenme alışkanlığı ve düzeni oluşturmak için kullanılmalıdır. Arada bir kuralların bozulması normaldir. Çocuk keyifle beslenmelidir, kaygıyla yediği miktarları ya da kalori hesaplamaktansa sağlıklı ve dengeli beslenmesine odaklanmak daha az stres yaratır. Anne-babanın baskıyla çocuğa sebze yedirmeye çalışması ters teperek çocuğun sebzeden nefret etmesine ve hiç denemek istememesine yol açar. Baskı yerine özendirmek daha çok işe yarar.

Anne-babanın beslenmeyle ilgili inanışları çocuğun ileride nasıl besleneceğini büyük ölçüde belirler. Örneğin tabağını bitirmesi için ısrar etmek fazla yemesini teşvik etmek anlamına gelir. Örneğin yeni tatları denemekten çekinen, sebze sevmeyen ebeveynler bu önyargıyla çocuklarının da sevmeyeceğini düşünerek beslerler. Ebeveynlerin besinlerle ilgili olumlu ve olumsuz düşünceleri çocukların da aynı besinlere gösterecekleri tepkiyi belirler. Örneğin "Ben patlıcan sevmiyorum, tadı iğrenç" diye annesinden duyarsa patlıcanı yemeyi doğrudan reddeder ya da denese bile büyük olasılıkla beğenmediğini belirtir.

MUTFAK KURALLARI VE HİJYEN

Çoğu hastalık el-ağız yoluyla bulaşır. Bu nedenle bebek bakımında ve beslenmesinde ellerinizin temizliği çok önemlidir. Bebeğinizin bezini değiştirmeden önce ve sonra, mamasını hazırlamadan önce ve sonra, bebeğinizi beslemeden önce ve sonra, ağız bakımı yapmadan önce ve sonra gibi bebeğinize yapacağınız tüm işlemlerin öncesinde ve sonrasında ellerinizi mutlaka sabunlu suyla yıkamalısınız.

Bebeğinizin mamasını hazırlarken:

1. Çok temiz kaplar kullanın.

2. Hemen yedirilmeyecek mamayı, bozulmaması için buzdolabı ya da derin dondurucuya kaldırın.

3. Mamanın saklanacağı kapta mikrop üremesini engellemek için doğrudan saklama kabından yedirmeyin, bebeğinizi beslemek için ayrı bir kâse kullanın.

4. Meyve ve sebzeleri pişirmeden ya da yedirmeden önce yıkanmış olsalar bile tekrar yıkayın. Kabukları ve dışını incecik soyun.

5. Tavuk, et, balık gibi besinleri pişirmeye başlamadan önce yıkayın. Salmonella, E. Coli gibi besin zehirlenmesi ya da ishal yapan etkenler bu yolla bulaşır. Eti kestiğiniz bıçak, tezgâh ve tahtayı bekletmeden temizleyin.

Soru: Dokuz aylık bebeğim her şeyi yere atıyor. Evde yere düşen besinleri ve emziği tekrar verebilir miyim?

Cevap: Bebeğinizin bağışıklık sisteminin iyi gelişebilmesi için her gün belli miktarda toprakta yaşayan bakterilerle karşılaşması gerekir. Aşırı titiz davranan anne-babaların çocukları daha sık hastalanır, ayrıca daha alerjik yapıda olurlar. Bir besin yere düştüğü zaman yerden alınıp hemen yenirse üzerindeki mikrop sayısı çok az olur, yerde ya da kenarda bekledikçe mikrop sayısı artar. Bebeğin yerde bulduğu eski bir besini yememesi gerekir, yeni düşende sorun olmaz.

PİŞİRME TEKNİKLERİ VE MALZEMELER

Buharda, fırında pişirme ve buğulama gibi yöntemlerle besinler fazla zarar görmezler. Sebzeleri pişirmek için en iyi yöntem buharda pişirmektir. Et en iyi ızgarada pişirilir. Ancak pişirilen besinlerin ateşten uzak durması ve yanmaması gerekir. Balık buğulanabilir, ızgarada ya da fırında pişirilebilir. Kızartma çok sağlıksız bir pişirme yöntemidir. Mümkünse hiç kızartma yenilmemelidir. En zararlı besinlerin başında patates kızartması gelir. Mikrodalga fırın, besinlerin yapısını bozduğundan hiç kullanılmamalıdır. Kızartmak için tereyağı, hindistancevizi yağı, palmiye yağı ve pişirmelik (sıcak süzme) zeytinyağı kullanılabilir. Soğuk süzme zeytinyağı kızartıldığında zararlı şekle dönüşür. Pişirmek için tereyağı kullanılabilir.

Çelik tencere veya düdüklü tencere kullanılabilir. Fırında pişirmek için toprak ya da cam kaplar kullanın. Alüminyum, kalaysız bakır ve teflon tencere-tava kesinlikle kullanmayın. Tüm malzeme ve suyu pişireceğiniz kaba koyup kısık ateşte ağı ağır pişirin. Sonradan su ilave etmeyin, ederseniz de sıcak su olmalıdır. Plastik su ısıtıcı kullanmayın. Fırın ve ızgarada pişirmek için alüminyum folyo yerine yağlı kâğıt kullanın. Fırında pişirme torbaları tavsiye edilmez. Alüminyum ve streç folyo ve plastik pişirme kaplarına sıcak yemek konulmamalıdır, asla mikrodalga fırına sokulmamalıdır. Pikniklerde tek kullanımlık çatal, kaşık ve bıçaklarla bebeğinizi yedirmeyin, plastik bardaktan içirmeyin.

YEMEKLERİ PİŞİRDİKTEN SONRA NE KADAR SAKLAYABİLİRİZ?

Buzdolabını sık sık gözden geçirip temizlik yapın, tarihi geçmiş, bozulmuş tüm besinleri atın. Besinler bekledikçe besin değeri azalır. Bir besin gözünüze bozuk gelirse ya da kokusunu beğenmezseniz hiç düşünmeden hemen atın. Buzdolabının kapağını uzun süre açık bırakmayın. Pişirdiğiniz yemekleri buzdolabına soğuduktan sonra koyun. Böylece buzdolabının ısısı fazla değişmemiş olur. Buzdolabının ısısı yükselirse içindeki besinler daha çabuk bozulur.

Besinlerin bozulması genelde içinde bir bakteri ya da küf üremesi sonucudur. Eskimiş, küflenmiş ve çürümüş besinleri tüketenlerde kanser riski artmaktadır. Genel kural olarak kuru yiyecekler sulu olanlara göre daha dayanıklıdır. Örneğin pişirilmiş kuru köfte çorbadan daha uzun süre dayanır. Sebzeler hızla bozulur ve pişirdikten sonra aynı gün ya da en geç ertesi gün yenilmelidir.

Türlü en fazla 48 saat, lahana 72 saat, kabak 1 gün, pilav 4-5 gün, fasulye 3-4 gün, mercimek 3 gün, kaynamış süt 6-7 gün, lor 4-5 gün, peynir altı suyu 2-3 gün buzdolabında saklanabilir.

Besinlerin tereyağında pişirilmesi, tuz ve baharat kullanılması bozulmalarını engeller.

ÇİĞ BESLENME (RAW FOOD)

Günümüzde popüler eğilimlerden bir tanesi tamamen çiğ beslenmedir. Tamamen çiğ beslenme sindirim sistemi iyi gelişmediğinden dolayı bebeklere ve çocuklara önerilmez. Çocuklara çiğ ve pişmiş gıdalar dengeli yedirilmelidir.

Taş devri insanı ateşi çoktan kullanmaya başlamıştı ve bazı gıdaları pişirerek yiyordu. Ama çeşitli yabani sebzeleri, meyveleri, otları ve yaprakları çiğ yiyorlardı. Arada buldukları meyveler oldukça mayhoş ve küçüktü.

Günümüzde fazla pişirmenin besinlerdeki enzimleri yok ettiği, besinlere zarar verdiği, ayrıca zehirli bazı maddeleri açığa çıkardığı bilinmektedir. Ancak tarım devriminden sonra yediğimiz meyve ve sebzelerin yapısı da değişti. Örneğin alabaş, patates, enginar, patlıcan gibi sebzeler hafif de olsa pişirilmeden yenildiğinde iyi hazmedilemez oldu. Bu nedenle karın ağrısı, kabızlık, ishal, besin alerjisi, kusma, reflü, gaz sorunu yaşayan ve sindirim sistemi hassas olanların besinleri az da olsa pişirerek yemeleri tavsiye edilir. Az pişirme besinlerdeki enzimlere zarar vermediği gibi besinlerin daha kolay hazmedilmelerine de yardım eder. Patlıcan, patates, baklagiller ve fasulye, çocuklara pişirilmeden yedirilmemelidir.

Brokoli, karnabahar, pazı, brükselahanası gibi sebzeler çiğ yenilirse ağız ve sindirim sistemini tahriş edebilirler. Ispanak ve pazı az da olsa pişirilerek verilmelidir, çiğ yenilirlerse içerdikleri oksalik asit bağırsaklardan demir ve kalsiyum emilimini azaltır. Brokoli, karnabahar, yerelması, alabaş gibi turpgiller pişirildikleri zaman daha kolay hazmedilir. Bunların sindirim sistemi kanserlerine karşın koruyucu görevleri vardır. Sebzeleri tek pişirme yöntemi ısı değildir. Sirke, limon, nar ekşisi, zeytinyağında bekletmek de kimyasal pişirmedir, sebzeleri kolay hazmedilir hale getirir.

ALKALİ BESLENMENİN ÖNEMİ

İnsan vücudu asitlendikçe yaşlanır çünkü asit yaşlandırır. Osteoporoz, eklemlerde kireçlenme, damar sertliği, kolesterol yüksekliği, kanser ve diyabet gelişimine yol açar. Diş sağlığı bozulur, tiroit başta olmak üzere tüm hormonların sentezlenmesi bozulur ve hormonlara duyarsızlık gelişir. Asit ortam kilo alışına yol açar. Kolajen yapısını bozarak cildin erken yaşlanmasına ve eklemlerin esnekliklerini kaybetmesine yol açar. Enfeksiyonlara yatkınlık kronik yorgunluk gelişir. Melatonin yapımı azaldığından uykusuzluğa serotonin yetersizliği de depresyona yol açar. Tüm bunların önüne geçmenin yolu alkali beslenmedir. Vücutta alkali ortam yaratmak için alkali besinler yenilmeli, bol su içilmeli, bol oksijen alınmalı, günde yedi-dokuz porsiyon sebze ağırlıklı olmak kaydıyla taze bitkisel gıdalar tüketilmelidir. Vücut asiditeyi kontrol edebilmek için kolesterolü yükseltir. Asiditeyi vücuttan temizleyen organların başında akciğerler gelir. Asit ayrıca böbreklerden, karaciğer ve safra yollarından, sindirim sisteminden, ciltten terle beraber atılır.

Emzirme döneminde ve hamilelikte asiditeye özellikle dikkat etmek gerekir, çünkü bu asit bebeği de olumsuz etkiler. Besinleri iyi çiğnemek alkalileştirir, aynı şekilde probiyotikler de incebağırsak ortamını alkalileştirirler. Bağırsaklardan toksinlerin atılmasına yardımcı olurlar.

Qi ENERJİSİ (YAŞAM ENERJİSİ)

Çinlilere göre her besin odun, ateş, toprak, su ve metal elementlerden oluşur. 2500 yıldan eski olan geleneksel Çin tıbbına göre her besinin içerdiği yaşam enerjisi yani Qi enerji değeri vardır. Besinin pişirilme tekniği ve kullanılan baharatlar da bu değeri etkiler. Örneğin yoğurt, salatalık, karpuz, kavun serinletici etkiye sahiptir. Et ise ısıtan etkiye sahiptir. Bu etki nedeniyle bazı besinler bazı insanlara iyi gelmeyebilir. Besinlerin serinleten ya da ısıtan etkileri içerdikleri kaloriyle orantılı değildir. Örneğin ısıtan etkileri olan balkabağının kalorisi serinletici etkisi olan pancardan daha düşüktür. Serinleten ya da ısıtan etki, besinlerin içindeki enerjinin depolanma şekliyle alakalıdır. Yoğurt çorbasında olduğu gibi, serinleten besinler pişirilerek yenilirse ısıtan etki gösterebilir. Hangi termik etkinin istendiği mevsim ya da kişisel duyarlılığa göre değişir. Örneğin yazın serinleten besinleri yemek iyi gelir, kışın ise serinleten besinlerin yenmesi hazımsızlığa ve gaza yol açabilir. Bebeklere Qi enerjisini arttıran yani ısıtan özelliği olan besinler uygundur. Bu besinler bebeğin yaşam enerjisini arttırır. Örneğin salatalık bebeklere yazın verilirse serinletir ve bu istenen bir durumdur, kışın verilmemelidir. Qi enerjisi batı tıbbıyla besinlerin mevsimine göre verilmesi ve yeterince güneş görmesi konusunda uyuşur.

AYURVEDİK BEBEK VE ÇOCUK BESLENMESİ

Dünya nüfusunun dörtte biri bu tarzda beslenmektedir. Hint tıbbı batı tıbbından çok daha eskidir. Pek çok hastalığın tedavisi vücut tiplerine ve ona uygun beslenme türüyle yapılmaktadır. Ayurvedik beslenme bitkisel ağırlıklıdır. Her çeşit tohum, baharat, yaprak, ot, çay kullanılmaktadır. Yapılan çalışmalar Akdeniz mutfağı ve Hint mutfağının kronik hastalıkları engelleme ve tedavi etmede eşdeğer yararlılıkta bulmuştur. Pişmiş sebze ve yoğurt neredeyse her öğün yenilmekte, bolca miktarda baharat kullanılmakta, yemekler tereyağı ve hindistancevizi yağıyla pişirilmektedir. İşlem görmüş gıda yaygın değil, çoğu insan yerel pazarlardan alışveriş yapmaktadır. Hemen hemen her öğünde turşu ve ekşitilmiş mango sosu gibi probiyotikten çok zengin yiyecekler sofrada yer almaktadır. Hintliler bebeklerine ayrı yemek pişirmezler, kendi yemeklerinden bebeklerinin ayına uygun olanlardan verirler. Su ılık ya da sıcak içilir. Her çeşit bitki çayı tüketilir. Ekmek ve buğday tüketimi çok azdır. Geleneksel Hint mutfağında tatlı pek yoktur, olan tatlılar meyve-süt-kuruyemiş-buğday ya da mercimekten yapılır ve genelde yemekten önce yenir.

DOĞAL BESLENMENİN ÖNEMİ

Genlerimiz çok eski, en az kırk bin yıllıktır. Ama onları etkileyen çevresel faktörler yenidir. Özellikle yediklerimiz son yüzyıl içinde epeyce değişime uğradı. Sanayi devrimiyle birlikte beslenme ve yaşam tarzımız olumsuz yönde değişti. Geleneksel tarım yöntemleri ve beslenme tarzı yerine endüstriyel ve besin değeri oldukça düşük hatta insan sağlığına zararlı, genetiğiyle oynanmış gıdalar tüketilmeye başlandı, lezzet arttırma ve koruyucu amaçlı çeşitli kimyasal katkı maddeleri kullanılmaya başlandıktan sonra bu duruma genlerimiz uyum sağlamadığı için, işlevleri bozuluyor, dolayısıyla başta kanser olmak üzere çeşitli hastalıklar ortaya çıkıyor. Günümüzde yediklerimiz ve genlerimiz arasında ciddi bir uyumsuzluk oluşmuştur. Genlerimizin binlerce senelerdir alışık olduğu gıdalarla beslenirsek, genlerimiz doğru çalışarak işlevlerini yerine getirerek sağlıklı ve uzun bir ömür yaşayabiliriz. Eski atalarımız avcı-toplayıcıydılar. Besinlerinin yüzde 80'nini bitkiler, yüzde 20'si ise hayvansal gıdalardan oluşmaktaydı. Her gün et yemeleri imkânsızdı, günlerce uğraşarak nadiren avlayabildikleri hayvan etlerini yerlerdi.

İnsan organizması yaklaşık olarak 100 trilyon hücreden oluşurken bağırsaklar başta olmak üzere vücudumuzda bizimle beraber bunun 10-15 katı kadar yararlı mikroorganizma yaşar, bunlar probiyotiklerdir, bizi hastalıklardan, alerjiden korurlar. Enzimlerin yardımıyla sindirimin çok önemli bir kısmını üstlenirler. Probiyotikler sindirimi kolaylaştırarak besinlerin bağırsaklardan geçebilecek düzeye getirirler hem de gümrük memuru gibi besinleri kontrol ederek hangi besin zararlı hangisi yararlı ona göre kana geçmesine izin verirler. Biz bu probiyotikleri iyi beslersek tüm işlevlerini yerine getirerek bizi hastalıklardan korurlar. Probiyotiklere kırk bin senedir alışık oldukları besinleri verirsek alkali bir ortam yaratmış olur ve dış dünyaya uyum sağlayabiliriz. Yanlış beslenme asiditeye dolayısıyla probiyotiklerin zarar görmelerine ve işlevlerini yerine getirememelerine yol açar. Asidite bağırsak geçirgenliğini bozar. İyi ve yararlı bakterilerin yerine hastalık yapanlar yerleşirse bağırsakların tüm fonksiyonları bozulur. Geçirgenliğin bozulması vücudun tanımadığı toksin ve alerjik besinlerin de kolayca kana geçmesine yol açar.

Doğal beslenmenin bu kadar önemli olmasının nedenlerinden biri de çocuklarda büyüme, gelişme ve zekâ ile besinlerin doğrudan bağlantılı olmasıdır. Çocuklardaki birçok kalıtsal hastalığın kökeninde besin yetersizlikleri ya da besinlerle alınan toksinler yatmaktadır. Büyüme, gelişme, sağlıklı ve uzun bir hayat yaşamak için çocukluktaki doğal ve dengeli beslenme ve anne sütü emmek önemli rol oynar. Gelecek nesillerin sağlıklı devam etmesi beslenmeyle doğrudan bağlantılıdır. Can boğazdan gelir doğrudur, ama can boğazdan gider daha doğrudur. Az yersen çok yaşarsın, çok yersen az yaşarsın, hastalıklardan kurtulamazsın.

Soru: Bebeğimize yedirdiğimiz her şeyin doğal olmasına dikkat ediyoruz. Aynı şekilde şekerli hiçbir şey tattırmıyoruz. Okula başlayınca zaten bu yedirmediğimiz her şeyle tanışmayacak mı? Bu yaşta bu kadar dikkat etmemize gerek var mı?

Cevap: Bebeklerin ağız tadı ve beslenme alışkanlıkları ilk birkaç yılda geliştiği için bu dönemde şekerli gıdalar yedirmemenin tabii ki önemi var. Doğal ve sağlıklı beslenmeye alışırsa genelde hayat boyu bu tür besinleri daha lezzetli bulur ve sağlıklı beslenmeye devam eder. Anne hamileliği esnasında nasıl beslenirse ilk besinlere geçerken bebeğin de bu besinleri severek yediği bilinmektedir. Örneğin anne hamileyken hiç tatlı yememişse bebeğinin de şekere düşkün olmadığı görülür. Çok avokado tüketmişse bebeğin de avokadoya düşkün olması beklenir. Halk arasında ne aşerdiysem bebek de onu sever diye inanç yaygındır.

Soru: Bir yaşındaki oğluma sebze yedirmekte güçlük çekiyorum. Tabağında sebze görünce tepki gösteriyor.

Cevap: Yeni bir besine alışmak zaman alır, sabır ister. En az 10-15 kez denemek, alışması için en az 2-3 ay kadar süre gerekir. Israrcı olmamak, bitirmesi için inatlaşmamak gerekir. Sebzeleri farklı şekillerde kesmek, limon, zeytinyağı, sirke gibi değişik lezzetler ilave etmek çözüm olabilir.

Soru: Günümüzde besinlerimizin içerdiği vitamin, mineral, protein miktarının azaldığını söylüyorlar. Aynı besinden daha büyük miktarda yemek bu eksikliği karşılamaz mı?

Cevap: Vücudumuzun belli bir miktarda sindirim enzimi ve insülin rezervi vardır. Çok yiyerek rezervleri bitiririz, sonuçta vücudumuz yıpranır, şeker hastası olabiliriz. Öte yandan sindirim ile fazla enerji harcamak günlük aktivitelere ayırabileceğimiz enerji miktarını azaltır. Kendimizi yorgun, enerjisiz hissederiz. Son derece kaliteli bir besini az miktarda yiyince fazla enzim harcamadan tamamına yakını emilir. Oysa büyük miktarda kalitesiz besini yediğimizde bedenimizi çöp öğütme makinesine dönüştürmüş oluruz. Örneğin 300 gr kötü bir çiftlik eti yemektense 100 gr serbest gezen ve otlayan bir hayvanın etinden yemek eşit miktarda demir ve protein almayı sağlar. Doğal ve sağlıklı besinler seçilirse bunların besin değerleri yüksektir.

ORGANİK BESLENME

Organik gıdalar alabiliyorsanız tercih edin, ancak bunu aşırı bir sorun haline getirmeden yapın. Organik gıdalar pahalı olduğu için bütçeniz tamamen organik beslenmeye el vermiyorsa meyve-sebze yerine et, süt ve süt ürünleri, yumurta ve tavuğu organik alın. Etin iyi kalitede olması daha önemlidir. Kuzu, oğlak, dana gibi serbest dolaşan genç hayvan etleri tercih edilmelidir. Organik gıdalar daha az miktarda pestisit içerirler. Pestisitler insanlarda başta kanser olmak üzere çeşitli hastalıkların oluşmasına katkıda bulunurlar. Organik gıdalar daha az fosfat içerir. Örneğin çiftlik hayvanları hastalanmasın diye kullanılan antibiyotikler antibiyotiğe dirençli enfeksiyonların gelişmesinden sorumludur. Organik beslenen ve serbest dolaşan hayvanların etlerinin yenilmesi böyle bir direnç gelişimini azaltır. Organik gıdalar organik olmayanlara oranla daha yüksek miktarda C vitamini, fosfor ve antioksidan taşır. Yapılan bilimsel çalışmalar yalnızca organik gıdalarla beslenen çocukların bir miktar daha sağlıklı olduğunu göstermektedir. Organik gıdaların besin değerleri daha yüksek değildir. Mevsimine uygun ve doğal gıdalarla beslenme sağlık açısından organik beslenmeden daha önemlidir.

TAŞ DEVRİ

Prof. Dr. Ahmet Aydın'ın belirttiği gibi insanlar en az 2,5 milyon yıldır avcı-toplayıcı olarak ot, bitki, kök, tohum, yemiş toplayarak, böcek yiyerek, küçük hayvanları ve balık avlayarak ve büyük hayvanların bıraktığı leşleri ya da kemik iliklerini yiyerek beslendiler. İnsanlar yaklaşık 800 bin yıl önce ateşi önce korunma ve ısınma, daha sonraları da yiyecekleri pişirmek amacıyla kullanmaya başladılar. Ateş sayesinde insanlar normalde sindiremedikleri yabani buğday, yabani pirinç gibi yiyecekleri 40 bin yıl önce pişirerek yemeye başladılar. Günümüzde patates, buğday ve pirincin ehlileştirilmiş türleri beslenmemizin temelini oluşturmaktadır. Pişirmek gıdalardaki parazit ve mikropları yok ettiği gibi besinleri daha rahat çiğnenip sindirilebilir hale getirdi. Sonuçta saatlerce süren çiğneme ve yemek yeme yerine pişmiş besinleri çiğnemeleri ve yemeleri için bir saat yeterli olmaya başladı. Böylece insanların yediklerinin çeşitleri arttı, yemek yeme süreleri azaldı. Bağırsakların uzunluğu kısaldı, böylece vücudun sindirim için ayırdığı enerjinin bir kısmını beyin ve diğer organlara aktarılmasını sağladı. Bu artı enerjiyle de uygarlığımız kurulabildi.

Yaklaşık 10 bin yıldır tarım yapılabildiğine göre yüzbinlerce yıldır avcılık ve toplayıcılık yaşamına adapte olan genlerimiz, beynimiz ve zihnimizin bu yeni yaşam ve beslenme tarzına tam uyum sağlaması beklenemez. Yemekle ilgili birçok davranışımızı en iyi bu teori açıklar.

Genlerimiz ve bizimle birlikte vücudumuzda yaşayan yararlı mikroorganizmalar taş devri yiyeceklerine uyum sağlamışlardır. Bu uyum yüzbinlerce yıldır devam etmektedir. Örneğin tatlıya çok düşkün olmamız ve sonuna kadar bitirmeye çalışmamızın kökeninde atalarımızın yaşadığı dönemde tatlı yiyeceklerin çok nadir bulunması vardır. Muhtemelen de olgunlaşmış meyvelerle dolu bir ağaç ya da bal keşfettiğinde olabildiğince fazla yiyerek yoklukta kullanmak üzere enerji depolamaya çalışıyordu. Dolayısıyla genlerimiz günümüzde kıtlık olmasa bile tatlı tada düşkün olmaya devam etmektedir.

Genlerimiz azar azar her şeyden çok çeşit yemek üzere programlanmıştır. Taş devri insanı enerjisinin büyük kısmını yediği tohumların ve hayvanların yağından almaktaydı. Yedikleri son derece sağlıklı, besleyici, makul kalorideydi. Günümüzde ise enerjinin büyük kısmı patates, buğday, pirinç, şeker gibi karbonhidratlardan alınmaktadır, yüksek enerjili ama az besleyici gıdalarla beslenmekteyiz. Kanserden şeker hastalığına kadar birçok hastalığın temelinde bu yanlış beslenme biçimi yatar. Son elli yılda besin endüstrisi paketlenmiş, işlenmiş, genetiğiyle oynanmış hakiki besin olmayan gıdalarla marketlerin raflarını doldurdu. Vücudun hiç tanımadığı bu gıdalara herkes kolaylıkla her an her yerde ulaşabilir oldu. Bu tür gıdaları evimize sokmayarak ve yemeyerek çocuğumuz için doğru bir beslenme modeli oluşturmalıyız.

MEVSİMİNE UYGUN BESLENME

Meyve ve sebzeleri mevsimine uygun tüketmeye özen gösterin. Meyve ve sebzeler yeterince güneş gördüğü için besin değeri daha yüksektir hem de sera ürünleriyle beslenmemiş olursunuz. Lokal pazarlardan alışveriş yapmak mevsimine uygun meyve ve sebzeleri bulmamıza yardımcı olur.

Balık bile mevsimine uygun alınmalıdır, böylelikle buzhanede bekleme süresi kısalır, taze yenildiği zaman içindeki proteinler bozulmamış olur. Örneğin kışın lahana, kereviz yenilmesi üşümemizi engeller. Bu besinler soğuğa dayanıklı olduğu için bizim de dayanıklı olmamızı sağlar. Aynı şekilde kavun, karpuz, salatalık gibi meyve ve sebzeler yazın yenildiklerinde serinletici etkileriyle vücut ısısının düzenlenmesine katkıda bulunurlar.

BESLENME PİRAMİDİ

Son elli yılda beslenme piramidi günlük harcadığımız enerjinin yüzde 50'si karbonhidratlardan, yüzde 35'i yağlardan, yüzde 15'i proteinlerden elde edilecek şekilde değişime uğradı. Ancak günümüzde bu beslenme yüzdelerinin obezite, insülin direnci, besin alerjisi, kanser başta gelmek üzere çeşitli kronik hastalıklara yol açtığı anlaşıldı. Bu oranlarla bebeklerin de sık tekrarlayan solunum yolu enfeksiyonlarına yatkınlaştığı tespit edildi. İki binli yıllardan itibaren geniş araştırmaların sonuçları tekrar taş devri insanları gibi beslenmemiz gerektiğini gösterdi. Dünya Sağlık Örgütü başta olmak üzere Amerikan Pediatri Akademisi gibi kurumlar modern beslenme piramidindeki değerleri değiştirerek taş devrindeki değerlere geri dönülmesini önermektedir. Taş devrindeki gibi enerjinin çoğunluğu yağlardan sağlanmalıdır. Enerji gereksiniminin yağlardan sağlanması daha az asiditeye yol açar, atık miktarı daha azdır, rafine edilmiş karbonhidratlar gibi yenildikten sonra yorgunluğa da yol açmaz. 0-2 yaş çocukların beslenme piramidi 5 yaş çocuk ve erişkinlerden farklıdır. İki yaşına kadar çocukların enerji gereksinimlerinin yüzde 50'si yağ, yüzde 5-20'si proteinler, yüzde 20-25'i karbonhidratlardan sağlanmalı. 0-2 yaş çocuklar için önerilen beslenme piramidi değerleri anne sütü değerleriyle örtüşür. Yağ çoğunlukla omega$_3$, hayvansal yağ, tereyağı ve zeytinyağından karşılanmalıdır. Kilo başına günde 1-1,5 gr/kg yağ alınmalıdır. Taş devri insanı gibi karbonhidratı az miktarda tahıllardan, ağırlıklı olarak sebze ve meyve yiyerek karşılanmalıdır. Proteinler 1,5-2 gr/kg'dan alınmalıdır. Yenilen besinlerin en az yüzde 50'si sebze-meyve olmalıdır. Kompleks karbonhidratlar günde 2 gr/kg'dan alınmalıdır.

Bir yaşından itibaren 24 saatte yediklerimizin
Yüzde 20-25'i proteinler (anne sütü, süt ürünleri, yumurta, et, balık)
Yüzde 15-20'si yağlar (tereyağı, zeytinyağı vs.)
Yüzde 15-25'i pişmiş sebzeler (tercihen yeşil renkli ve lifli olanlar)
Yüzde 5'i soğan, domates, biber, havuç, mantar
Yüzde10-20'si meyve ve çiğ sebzeler
Yüzde 5-10'u baklagiller
Yüzde 5-10'u tahıllar
Yüzde 2-5'i kabuklu kuruyemişler, tohumlar
Yüzde 1'i baharatlardan oluşmalıdır.

Soru: 18 aylık bebeğimi memeden kestim. Bundan sonra yeterli protein alıp almadığını günlük kaç gram et yemeli hesabı yaparak mı anlayacağım?

Cevap: Hayır tabii ki. Haftada birkaç yumurta, en az iki kez et, yoğurt, peynir ve süt ürünleri ve baklagillerden tüketiyorsa gram veya kalori hesabı yapmak gereksizdir. Bu beslenme piramitleri kaba olarak nasıl yedirmeniz gerektiği konusunda fikir verir. Aşağıda verilen tabaktaki gibi bir dağılım yeterlidir.

SİNDİRİM

Sindirim işlevi yemek daha ağıza girmeden başlar. Yenilecek besinin görülmesi, kokusunun duyulması tükürük başta gelmek üzere tüm salgı bezlerini hazır hale getirir. Tükürükteki amilaz enzimi karbonhidratların daha ağızdayken parçalanmasını sağlar. Yavaş yemek, beynin yenilen gıdalara göre enzimler salgılamasına, dolayısıyla besine uygun enzimlerin salgılanması sindirim işlemini kolaylaştırır. Besinin ağızda uzun süre kalması, yavaş yavaş çiğnenmesi daha çok tükürük salgılatır, besin daha ağızdayken önemli bir kısmının sindirimi tamamlanır. Bu da mide ve bağırsakların işini oldukça kolaylaştırır. İyi çiğnenmiş lokma hızlı ve kolay yutulur. İyi çiğnenmemiş besin yemek borusunda daha uzun süre kalır. Bu nedenle daha çiğnemeyi öğrenememiş bebeklere besinleri büyük parçalar halinde yutturmaya çalışmanın hiçbir anlamı yok. İlk denemelerde blendırdan tamamen pütürsüz olacak şekilde geçirmek, bebek hazır olunca çatalla iyice ezerek vermek uygundur.

Soru: Yedi aylık bebeğimize sebze pürelerini blendırdan geçirmeden versek, biraz yutmayı öğrense. İleride blendırdan geçirmeden lokmaları yutamazsa diye korkuyorum.

Cevap: Bebeklerin besini iyice çiğnemeden yutmaları sindirim sistemini zorlar, hazımsızlık gelişmesine yol açar. Hayat boyu blendırdan çekilmeden katı besinleri yutamayan hiçbir erişkin yoktur. Her çocuk farklı zamanda çiğnemeyi ve yutmayı öğrenir. Yeterince büyüdüğünde çatalla ezilmiş veya blendırdan geçilmiş gıdaları yemeyi reddeder.

Soru: Son zamanlarda sürekli alkali beslenmeden söz edildiğini duyuyorum. Böyle bir beslenme dikkate alınmalı mı?

Cevap: Genlerimizin doğru çalışabilmesi ve iyi bir bağırsak florası oluşturabilmemiz için alkali ortam önemlidir. Alkali beslenme büyüme ve gelişmeyi, zekâ gelişimini, sağlıklı kalmayı ve hastalıklara karşı dirençli olmayı sağlar. Alkali besinlerin başında anne sütü gelir. Sebze ve meyvelerin hepsi alkaliktir, ancak früktozu düşük olan çilek, yabanmersini, dut, böğürtlen, yeşil elma, kivi, turunçgiller daha çok tercih edilmelidir.

ENZİMLER

Vücudumuzda çeşitli işlevleri gerçekleştirmek için 5000'e yakın enzim vardır. Enzimler metabolizmanın bujileridir, reaksiyonları ateşleme vazifesi görürler. Bağırsaklarda enzimlerle probiyotikler el ele çalışırlar. Enzimler olmadan besinler parçalanamaz, vitaminler, hormonlar işlev göremez, proteinler kullanılamaz, enerji sağlanamaz. Enzimler aynı zamanda detoks görevi yaparlar yani vücuttan zararlı maddelerin ve besinlerin atılmasına neden olurlar. Enzimlerin çalışabilmesi beslenmeyle doğrudan bağlantılıdır. Sınırlı miktarda enzim deposuyla doğarız. Enzimlerin büyük bir kısmı yediklerimizle dışarıdan alınmaktadır. Enzimler özellikle canlı yani çiğ yenilen sebzeler başta olmak üzere meyvelerden de alınmaktadır. Papaya, mango, ananas, avokado, tohum çimleri ve kavrulmamış çekirdekler bol enzim içerirler. Güneşte olgunlaşmış sebze ve meyveler daha çok enzim içerirler. Bu enzimleri besinlerle almak kendi vücudumuzun enzimlerini daha az kullanmamıza yani enzim depolarının korunmasını sağlarlar. Böylece kendi enzimlerimiz kanserle savaşma, iltihabı yok etme ya da zararlı maddelerin atılımını hızlandırmada rol oynarlar. Çiğ beslenme ya da buharda pişirme enzimlerin korunması için önemlidir. Çok yavaş yemek, iyi çiğnemek enzimlerin iyi çalışmasını sağlar.

ÇİĞNEMEK

Çiğnemek metabolizmayı hızlandırır. Sindirimi kolaylaştırır. Alkali ortam yaratır. Sindirim sisteminin iyi çalışabilmesi, her organın sırayla işini tam yerine getirmesine bağlıdır. Yavaş yemek, lokmayı uzun süre ağızda tutmak ve iyice çiğnemek sindirim işleminin nerdeyse yarısını halleder. Bu işlem iyi yapılmazsa mide daha çok çalışmak zorunda kalır. Besinler çiğnenmeden yutturulursa emilim bozulur, yedirilen gıdalar çok yararlı olsa bile vücut bunları kullanamaz. İyice çiğneyerek beslenilirse, yenilen miktar daha az olsa bile besinler bağırsaklardan daha iyi emilir, herhangi bir vitamin ya da mineral eksikliği gelişmez. Daha az besin alerjisi görülür, şişmanlık sorunu olmaz. Besinleri bebeğe bütün yutturmanın anlamı yoktur, yutturulsa bile mide çok çalışmak zorunda kalır, havuç vb. besin artıkları sindirilmeden olduğu gibi kakada çıkar.

Bebeğin yumuşak gıdaları çiğneyebilmesi için dişlerinin çıkmış olması gerekmez. Bir yaşına kadar ancak ön dişleri çıkmış olur ki bunlar kesici dişlerdir. Kuruyemiş, pirzola, patlamış mısır gibi sert besinleri yedirebilmek için çiğnemeyi öğrenmiş ve iyi yapabiliyor olması gerekir. Üç yaşından önce çiğneme işlevini üstlenen azı dişleri çıkmamış olurlar. Bu tür sert besinleri 3-4 yaşına kadar iyice ezerek ve bir şeylere karıştırarak verilmesi tavsiye edilir.

Soru: Bebeğimin herhangi bir parazit ya da bağırsak enfeksiyonu kapmasından çok korkuyorum. Yalnızca pişmiş gıdalarla beslenmek bir sorun yaratır mı?

Cevap: Sebze ve meyvelerden parazit ya da bağırsak enfeksiyonu kapmasından çekiniyorsanız bunları en az 15 dakika sirkeli suda tutmak ya da kabuklarını soyarak yedirmek yeterlidir. Her besini pişmiş olarak yemeye alışırsa hayat boyu pişmemiş yemekleri yadırgamasına ve pişmemiş yememe alışkanlığı geliştirebilir. Pişmiş besinler vücudun kendi enzimlerini kullanmasına yol açar. Vücut pişmiş besinleri sindirmek için kendi enzimlerini harcamak zorunda kalır. Yani beynin çalışması, kasların, organların ve dokuların işlevlerini yerine getirmek için gerekli enzimleri sindirim için harcamış olurlar.

BESLENME ALIŞKANLIKLARI

Çocuklar ebeveynlerinden duyduklarından değil ne görürlerse onu öğrenir ve yaparlar. Çocuklar duyduğunu değil gördüğünü yapar. Ebeveynlerinin sofrada yavaş yemek yiyerek keyifle saatler geçirdiğini görürse onlar da küçük yaştan itibaren sofrada saatlerce oturmayı, televizyon, bilgisayar ve cep telefonuyla oynamadan da iyi vakit geçirilebileceğini öğrenir.

Ebeveynlerin, çocuklarının ne yediğini sürekli kontrol etmeleri, tabağını bitir tutumu uzun vadede çocukların fazla kilo alımıyla sonuçlanır. Israrcı olmamak ve zorlamamak gerekir.

Yorgunken ve hastayken bebeğinizin iştahsız olması normaldir. Zorla yedirmek hastayken kusmasına, yorgun ise dinlenememesine yol açar. Sabah ve öğlen yediği miktarı daha fazla tutun, gece daha iyi uyuyabilmesi için az miktarda ve hazmı kolay olan gıdaları yedirin.

EK BESİNLERLE İLGİLİ YANLIŞ BİLGİLER

• "Ek besinlere başlamak gece acıkarak uyanmasını engeller." inancı yanlıştır. Dördüncü ay civarında daha önce kesintisiz uyuyan çoğu bebek geceleri sık sık uyanmaya başlar. Bu uyanmaların nedeni bebeğin yalnız kalmak istememesinden ve annesinden uyku için bile olsa ayrılmak istememesinden kaynaklanır. Aileler bu durumu yeterince doymuyor olarak algılar. Yatmadan önce pirinçli kaşık maması vermeye ya da bir an önce ek besinlere başlayıp tok kalmasını sağlamaya çalışırlar. Birkaç tatlı kaşığı katı mamanın daha fazla verilmesinden 30-60 ml mama ya da anne sütünden daha fazla tok tutmaz. Ek besinlere erken başlamak gece kesintisiz uyumasını sağlamaz.

• "Dördüncü ay sonunda bebeğe ek besinler başlanmalıdır" inancı doğru değildir. Bu bilgi yalnız anne sütüyle beslenen bebekler için de geçerli değildir. Bu kulaktan dolma yanlış bilgi annelerde bir şeyleri eksik veriyorum hissi uyandırarak bir an önce ek besinlere başlamalarını sağlar.

• Arkadaş-komşu baskısı nedeniyle bazı anneler ek besinlere bir an önce başlamak ister. Bebek grubunda hiç ek mama denememiş olarak kalmak bir şeyleri eksik yapıyormuş gibi hissetmelerine yol açabilir.

• Bebek, ebeveynlerinin yedikleriyle aşırı ilgileniyorsa, gece uyanmaya ve daha sık acıkmaya başlarsa çoğu ebeveyn bunu ek besinlere başlamanın zamanı geldi olarak yanlış yorumlar. Bebeğin en azından destekle oturabilmesi, uzanmaya ve tutmaya başlamış olması, eline aldıklarını ağzına götürebilmesi ve dilini dışarı çıkarma refleksinin kaybolmuş olması ek besinlere hazır olduğunu gösterir. Dil çıkarma refleksi bebeğin dilinin üzerine bir şey değince dışarı çıkarmasına yardım eder. Bu refleks sayesinde henüz yutmaya hazır olmayan bebek boğulmaktan korunur. Örneğin üç aylık bebeğiniz her yediğinize gözünü dikip yalvaran gözlerle size bakarsa tadına bakması için yalatmanız ve koklatmanız sorun yaratmaz. Böylece altı aylık olup ek besinlere başlayınca farklı tatlar nedeniyle daha az zorlanır.

• Anne sütünün altıncı aydan sonra çok besleyici olmadığı inanışı yanlıştır. Tam tersine anne sütü büyüyen bebeğin besin ihtiyacına göre yapılır. Örneğin iki yaş çocuğu için de son derece değerli bir besindir. Anne sütü içerik olarak en dengeli besindir. Çoğu anne süt artık beslemiyor diye ek besinlere ve inek sütüne geçmek için acele eder. Halbuki anne sütü alan bebeklerde ek besinlere geçiş daha yavaş yapılmalı ve bebeğin kendisine bırakılmasında sorun olmaz. Örneğin mamayla beslenen bebekler yaklaşık olarak bir yaş civarında mamayı bırakırken anne sütü 2-3 yaşı bulabilir.

KULAKTAN DOLMA BESLENME ÖNERİLERİ

Bebeğin besin ihtiyacını hesaplamak ve tartmak gerekli midir?

Hepimiz sürekli kalori hesaplayıp tartılarak yaşar olduk. Bebeğimiz söz konusu olduğunda akrabalar ve komşularla kaç kilo aldı, ne kadar meyve yiyor en çok konuşulan konudur. Anneanne ve babaanneler için kilolu bebek annenin çok iyi baktığı anlamına gelirken bugün yeni nesil anneler için bu bir eleştiri ya da eyvah bu fazla kilolar nasıl gidecek diye telaşlanmalarına yol açar. Bazen de kulaktan dolma bilgiye dayanarak gece yatmadan önce muhallebi ya da karışık tahıl içeren bir mamayla bebeği tıka basa doyurarak gece acıkıp uyanmamasını denerler, ki bu çoğu zaman hiç işe yaramaz. Dört aydan büyük bebekler gece uyandıklarında acıktıkları için değil tekrar uykuya dalamadıkları için veya annenin gelip gelmediğini kontrol etmek için ağlarlar.

Bebeğiniz Verilen Besinlere Duyarlı mı?

Hangi besinlerin tahammülsüzlüğe yol açabileceği bebekten bebeğe göre değişir. Genel olarak bir besin yenildikten sonra karın ağrısı yapmıyorsa, ağlamıyorsa, uykusu bozulmuyorsa, kusmuyorsa, normal kıvamda ve ağrısız bir kaka yapıyorsa, bol çiş yapıyorsa, kakada sindirilmemiş besin artıkları yoksa bunlar besinin iyi sindirilebildiğini gösterir. Ayrıca gazlanmasına yol açmıyorsa, pişik yapmıyorsa, yenildikten sonra cildinde çeşitli reaksiyonlara yol açmıyorsa o besine tahammülsüzlüğünün olmadığını söyleyebiliriz. Besinlerin yol açtığı reaksiyonlar bebeğin yaşından, ne miktarda yediğinden, günün hangi saatinde yediğinden, sindirim sisteminin olgunluğuna kadar farklı ve sürekli değişen birçok faktöre bağlıdır.

Eğer bebeğiniz bazı bazı besinlere karşı duyarlıysa iyi bir beslenme günlüğü tutarak hangi besini yediğinde böyle tepkiler verdiğini gözden geçirip bu gıdaları iki-üç hafta tamamen kesip sonra tekrar denediğinizde aynı tepkilerin olup olmadığına bakın.

Kahvaltı

Sanılanın aksine günün en önemli öğünü değildir. Her çocuğun kahvaltı yapması şart değil. Hele bütün gece anne sütü ya da mama alan bebeğin sabah hiç aç olmayacağı kesindir. İyi kilo alan üç aydan büyük bebekler hiç acıkmadan gece 12 saat uyuyabilirler. Bebek gece boyunca beslenmezse sabah acıkarak uyanır ve kahvaltı günün en büyük öğünü olur. Kahvaltıya kadar acıkabilmesi için bebeklerde en az 8-10 saat erişkinlerde ise 12-16 saat geçmesi gerekiyor. Gece boyunca beslenen bebekler güne öğlen yemeğiyle başlayabilirler.

Bazı çocuklar sabah uyanır uyanmaz acıkmazlar. Okula ya da yuvaya hiçbir şey yemeden giden bu çocuklar öğlen yemeğini daha iyi yerler. Bazı çocuklar okuldaki öğlen yemeğini de beğenmediklerinden okulda hiçbir şey yemeden eve dönerler. Bu çocukların derslere daha iyi konsantre olmaları, az yorulmaları ve daha aktif oynamaları sanıldığının aksine iyi bir kahvaltıya ve okuldaki yemeklere bağlı değildir. Gün için gerekli olan enerjinin çoğu bir önceki gün depolananlardan karşılanır. Bu çocuklara okuldan dönünce kahvaltı hazırlanması ya da geç öğlen yemeği tarzında yemekler verilmesi, ailesiyle beraber akşam öğünü yemesi tavsiye edilir.

Anne sütü ya da mamayla beslenen bebeklerin kahvaltısı ilk altı ay biberon maması ya da anne sütüdür. Altıncı aydan itibaren yavaş yavaş birer gün arayla kayısı kıvamında yumurta sarısı, lor ya da beyazpeynir, çekirdeksiz zeytin, tereyağı, kaymak, domates rendesi, avokado, bazen haşlanmış patates, tatlı patates, bazen de tam buğday ekmeği verebilirsiniz. Bebeğin kendi kendine yemesi için önüne son derece olgun avokado dilimleri, yumurta, peynir bırakılabilir. Kendi kendine yemesi çok yavaş ve saatlerce sürebilir. Bu esnada siz de kahvaltınızı yapabilirsiniz. Bazı anneler bunları ıhlamur çayı veya 60 ml biberon mamasıyla karıştırarak kaşıkla yedirmeyi tercih ederler. Peynir, yumurta, zeytin ve domatesli kahvaltıyı her bebek sevmek zorunda değildir. Bir önceki geceden kalma sebze yemeği, üzerine peynir ilave ederek çorba gibi içirilebilir. Müsli, yulaf ezmesi, meyve ve yoğurt karışımı da iyi bir alternatif olabilir. Yoğurt yerine biberon maması da kullanabilirsiniz. Badem, ceviz, fındık üçer gün arayla 1-2 tane toz haline getirilerek yoğurt veya mamayla karıştırılabilir. Sıcak yaz aylarında bu karışımı meyve ve yoğurtla beraber mikserden geçirerek dondurup dondurma gibi de verebilirsiniz. Biberon mamasını ve meyveleri mikserden geçirerek "milk shake" gibi hazırlayabilirsiniz. Hiçbir yaş grubu için Nutella vb. ve reçel önerilmez.

Tahıl içeren hazır kaşık mamaları bisküviyle eşdeğerdedir, sağlıklı bir kahvaltı türü değildir. Bebek bisküvileri ve muhallebi lüzumsuz kilo alımına yol açtığı için iyi bir kahvaltı seçeneği değildir.

Bebek büyüdükçe evde tereyağı, yumurta, yoğurt, peynir ve çeşitli sebzelerden börek yapıp yedirebilirsiniz. Börek de bir hamurişi olduğundan haftada birden fazla verilmemelidir. Peynirli, çeşitli sebzeli, bol domatesli omlet verebilirsiniz. Arada çeşit olması için taze meyveli krep, sebzeli kiş veya poğaça ve gözleme verebilirsiniz. Susamlarının solunum yoluna kaçmaması için iyice çiğnemeyi öğrenene kadar simit vermeyin. Kinoa, buğday, irmik ya da yulaf ezmesini hafif pişirerek meyvelerle karıştırıp içine bir-iki badem ya da cevizi toz haline getirip ekleyin, aşure gibi yedirebilirsiniz.

Demli çay ve kahve bebeklerde huzursuzluk, uykusuzluk, sinirlilik ve demir eksikliğine yol açabilir. Çok açık paşa çayını şekersiz içirebilirsiniz. Kahvaltıda hiçbir şey yemek istemezse taze sıkılmış meyve-sebze suyu karışımı içirebilirsiniz.

Bebeğinizi her gün aynı kahvaltıyı yapmaya zorlamayın. Yukarıdaki değişik besin seçeneklerinden birini sunun.

7. Ay Kahvaltı Örneği

Bebeğinizle beraber kahvaltı sofrasına oturup önüne kendi kendine yiyebileceği kıvamda avokado ve salatalık dilimi, lor, beyazpeynir,

tam buğday ekmeği, yumurta sarısı, siyah zeytin içi, domates rende-
si koyun. Bebeğiniz bunlarla uğraşırken kendi yediklerinizden de tattı-
rabilirsiniz.

Aceleniz olduğu günler kaşıkla bu mamayı hazırlayıp yedirebilirsi-
niz: 90 ml su, 3 ölçek biberon maması, yarım kibrit kutusu (bir gece su-
da bekletilmiş) tam yağlı beyazpeynir, 2-3 tatlı kaşığı karışık tahıl ya da
yulaf ezmesi, bir katı yumurta sarısı çatalla iyice ezilir ve kaşıkla yediri-
lir. Bebekler başlangıçta bu mamayı severek yeseler bile zamanla sıkı-
labilirler, her gün farklı bir şey denenmelidir. Renkli çekici tabaklar, be-
sinlere şekiller vermek, iyi bir servis bebeğin iştahını arttırır.

Soru: Piyasada satılan hazır kaşık maması tarzı kahvaltılıkları öne-
rir misiniz?

Cevap: Evde hazırladığınız besinler en güvenilir markaların hazır
kahvaltılıklarından daha sağlıklıdır, birçok farklı seçenek yaratmak
mümkündür. Mevsimlere göre kahvaltıda yenilenler de değişir.
Hazır kahvaltılıklar raflarda aylarca beklemektedir. Sonuçta orga-
nik olsalar bile işlem görmüş gıdalardır.

Soru: Ailecek kahvaltıda reçel, gözleme, akıtma, bazlama yemeyi
seviyoruz. Biz böyle büyüdük ve gayet de sağlıklıyız. Neden ço-
cuklarımıza bunları yediremiyoruz?

Cevap: İkinci Dünya Savaşı'ndan önce bitkisel yağlar rafine edile-
miyordu. Yani kahvaltılarımızda kızartma ve bazlama gibi hamu-
rişleri yoktu. Öte yandan modern un fabrikaları ve genetiğiyle oy-
nanmış tahıllar ve tohumlar da yoktu. Kısaca bu sağlıksız besinler
son yüzyılda yavaş yavaş soframıza girdi ve geleneksel kahvaltı-
mız bunlar değildir.

Soru: Sabah kahvaltısında çeşit yaratmakta çok zorlanıyorum.
Çorba verebilir miyim?

Cevap: Soğuk kış günlerinde güne sıcak bir çorbayla başlanabi-
lir. Bu çorbaya çeşitli peynirler, tereyağı, domates gibi sebzeler
ve toz haline getirilmiş ceviz, badem ilave edilebilir. Sabah kah-
valtısında köfte, ev yapımı salça, salatalık ve domates verilebi-
lir. Çok sıcak günlerde peynir, karpuz ve kavun dilimleri yediri-
lebilir. Kısaca öğlen ve akşam yenilen her şey kahvaltıda da ve-
rilebilir.

Soru: Sabahları çok acelemiz olduğu için büyük kızıma peynirli-sucuklu tost ve taze sıkılmış portakal suyu veriyorum. Bu kahvaltıyı 10 aylık kızıma da verebilir miyim?

Cevap: Her sabah aynı şeyleri yemek tek yönlü beslenmeye yol açar. Çocuğunuz tost seviyorsa içindeki malzemeyi her gün farklı yapın, örneğin bir gün avokado, domates, kişniş, peynir karışımlı, bir gün humuslu, ton balıklı, bir gün yumurta-peynir-mantar karışımlı yapmayı deneyebilirsiniz. Her gün portakal suyu yerine sırayla nar, elma, mandalina, havuç, karpuz suyu ekleyebilirsiniz. Meyve sularını tek başına içirmektense taze sıkılmış sebze sularıyla karıştırmak daha yararlıdır. Hazırladığınız bu tostları kemirmesi için 10 aylık bebeğinize de verebilirsiniz.

Soru: Çocuğuma kahvaltıda kızarmış ekmek verebilir miyim? Kızarmış ekmek sağlıklı mı?

Cevap: Ekmeğin yanarak kararmış ya da kömürleşmiş kısımlarını kesinlikle yedirmeyin, kanserojendir. Bayat ekmek kızarmış ekmekten daha iyidir. Bayat ekmeği fırında ya da tavada pişirmek daha iyidir.

Soru: Sabah kahvaltısında kendimiz granola, mısır gevreği, müsli yiyoruz. Paketlerin üzerinde çeşitli vitamin, mineral ve protein içerdiği yazılı, üstelik organik. Bebeğim ve diğer çocuklarım bunları severek yiyor. Kahvaltıda yalnızca bunları versem ne olur?

Cevap: Böyle bir kahvaltı sağlıklı değildir. İçerisinde yok dense bile birçok katkı maddesi bulunur. Ne kadar lif, mineral, vitamin eklenmiş olsa bile bu endüstriyel bir besindir. Doğal bir besin gibi enerji vermez.

Soru: Pazar günleri pancake günümüz. Yaşça büyük çocuklarım, pazar sabah kahvaltılarını iple çekiyor. Bebeğime de yedirebilir miyim? Gözleme, krep gibi benzerlerini de yedirebilir miyim?

Cevap: Çeşitli taze meyveler, sebzeler ve peynirlerle birlikte verin. Akçaağaç şurubu (maple) besin değeri yüksek, vitamin, demir ve kalsiyumdan zengin ama maalesef şeker içeren bir şuruptur, arada sırada kullanabilirsiniz.

ASİT-BAZ DENGESİ

İnsan vücudu fabrika gibi sürekli çalışan trilyonlarca hücreden oluşur. Bu çalışma sonucu enerji üretilir. Bunun yanı sıra atıklar, çeşitli toksinler ve asit açığa çıkar. Örneğin, egzersiz sonrası kaslarda biriken laktik asit gibi, nefes alırken, sindirirken, depolarken, enerji harcarken çeşitli asitler açığa çıkar. İnsan vücudunda bu nedenle asit-baz dengesi hep biraz aside doğru kayma eğilimindedir. Vücut sürekli olarak bu toksinleri ve asidi azaltmaya ve atmaya çalışır. Asit atılmazsa dokular zarar görür. Tüm vücut fonksiyonları ve metabolizma yavaşlar, vitaminler ve enzimler çalışamaz. Asit telomerleri kısaltır, DNA yapısını bozar, yaşlandırır, ömrü kısaltır, kronik hastalıklara zemin hazırlar. Örneğin damarlar boru gibi düşünülürse kireçlenir, paslanırlar, damar sertliği gelişir ve dolaşım bozulur.

Tam tersine alkali ortam yaşlanmayı geciktirir, ileriki yaşlarda kronik hastalıkların oluşmasını önler. Asit-baz dengesini hafif alkalide tutabilmek daha sağlıklıdır.

Bedenimiz sürekli asit-baz dengesini korumaya çalışır. Asit-baz dengesini sağlamak karaciğer, akciğer, cilt, kemikler ve böbreklerin önemli bir görevidir. Örneğin diyetle alınan yüksek miktardaki asit, böbreklerle atılırken kemiklerdeki kalsiyumu da eritir. Nefes alıp verme ve terlemeyle de asit atılır.

Yediğimiz bazı besinler vücutta sindirilirken, depolanırken ve atılırken asit atıklara yol açar. Örneğin et, yumurta, süt ve süt ürünleri gibi hayvansal proteinler, işlenmiş tahıllar, rafine karbonhidratlar ve şekerler asidik etkilidir. Et ve tahıl gibi besinler işlenirken potasyum ve magnezyum gibi alkali yapıcı minerallerini kaybederler. Bu nedenle kavurma, klasik sucuk, pastırma ve mandıra sütü gibi proteinli gıdalar salam, sosis ve kutu sütü gibi gıdalara oranla daha az asidiktir. Limon, sirke, zeytinyağı gibi bazı besinlerin kendileri asitli olmalarına karşın vücutta alkali etki yaratır. Meyve ve sebzeler alkaliktir. Genelde günlük aldığımız besinlerin yüzde 50'den fazlası meyve ve sebzelerden oluşursa vücut asidite nedeniyle fazla zorlanmamış olur. Ek besinlere başladıktan sonra bebeğinizin yediklerinin en az yarısını meyve, sebze gibi alkali gıdaların oluşturmasına özen gösterin. Taş devrindeki insanlar günümüze oranla en az 3 kat daha alkali beslenmekteydiler.

İçtiğimiz suların PH değeri yükseldikçe su sertleşir, içimi zorlaşır, ama diğer yandan daha çok kalsiyum, magnezyum gibi mineraller içerir ve asit-baz dengesini alkali yönünde korumaya yardımcı olur. İçtiğimiz suları alkalileştirmek için karbonat ilave etmektense içine ince dilimlenmiş limon, portakal, nane, salatalık ilave edebilirsiniz. Alkali beslenme için karbonat almaktansa beslenmeyi düzenlemek daha iyidir. Günde 7-9 porsiyon sebze-meyve tüketmek yeterlidir.

Anne sütü normalde alkali etkiliyken, annenin aşırı karbonhidrat tüketmesi, kola, kahve gibi kafein ya da şeker içeren içecekler içmesi, paketlenmiş hazır gıdalar yemesi sütünün kalitesini bozar. Şarküteri ürünleri yüksek miktarda sitrik asit, benzoik asit gibi koruyucu maddeler içerdiğinden süt veren annelerin ve çocukların yememesi önerilir. Bu tarzda beslenmeye dikkat edilmezse kısa vadede sık sık enfeksiyonlara yakalanma, uzun vadede ise kilo alma, kronik hastalıklara ve kansere yakalanma olasılığı artar.

Alkali besinler:

- Anne sütü
- Sebzeler, meyveler
- Kuruyemişler, çekirdekler
- Tohumlar, çimlendirilmiş baklagiller
- Sirke, limon, nar ekşisi, şalgam, turşu
- Zeytinyağı, omega$_3$ balıkyağı, esansiyel yağ asitleri
- Baharatlar
- Probiyotikler

SAĞLIKLI BESLENMENİN ÖNEMİ

Doğal ve sağlıklı beslenme bizi hastalıklara karşı koruyan sigorta gibidir. Aksine doğal olmayan sağlıksız beslenme ve yaşam tarzı giderek yaygınlaşmaktadır. Sağlıksız beslenme ve toksik maddelere maruz kalmak kanserin ve birçok kronik hastalığın en önemli nedenidir. Günümüzde seksen binden fazla kimyasal madde yeryüzüne çıkmıştır. Evde, arabalarda, alışveriş merkezlerinde ve gıdalarda bulunan bu maddeler kanserojendir ve toksiktir. Bebekler ve çocuklar bu toksik maddelerden daha çok etkilenmektedir. Bu kadar çok çevresel toksinle hastalanmadan başa çıkabilmenin tek yolu sağlıklı yaşamak ve doğal beslenmektir. Yediğimiz her besinin mikromoleküler düzeyde hücrelerimize katılacağını göz önünde bulundurarak yediklerimizde ve yedireceklerimizde çok seçici olmalıyız. Hipokrat'ın dediği gibi

"Çeşitli hastalıklardan yediklerimizle korunabiliriz. Yediklerimiz hastalıklara karşı güvencemizdir. Yediklerimiz ilacımız, ilacımız da yediklerimiz olsun".

Çoğu ana-baba sağlıklı beslenmenin önemini çocuğu olduktan sonra anlayarak kendi beslenme tarzını da düzeltir. Evde yemek yapmayıp hazır gıdalarla beslenen ya da sürekli dışarıda yemek yiyen ana-babalar bu alışkanlıklarını bebeklerine yemek yapmaya başladıklarında değiştirebilirler. Böylece kendileri de daha sağlıklı beslenmeye başlar.

Kötü beslenme, büyüme ve gelişme sürecinde olan çocuğu erişkinden daha fazla etkiler. Bebekler, sindirim sistemi, atılım sistemi ve diğer tüm organları yeterince gelişmediğinden toksinlerden daha çok etkilenirler. Çocuğun genel anlamda sağlığı, bağışıklık sistemi, büyümesi, gelişmesi, öğrenme yeteneği ve psikolojik yapısı beslenme biçimine bağlıdır. Çocukluktan itibaren edinilen doğru beslenme alışkanlığı, ileri yaşlarda gelişebilecek hipotiroidi, multipl skleroz gibi otoimmun hastalıklardan, kemik erimesi, kireçlenme, kalp-damar hastalıkları, kanser gibi hastalıklardan korunmasını sağlar. Kötü beslenme ve rafine karbonhidrat tüketimi nedeniyle damar sertliği, yüksek tansiyon, insülin direnci ve tip2 diyabet gibi genelde kırk yaşından sonra başlayan hastalıklar günümüzde maalesef beş-altı yaşlarından itibaren görülmektedir.

Kötü beslenme, sosyoekonomik koşullardan çok ailenin beslenme konusundaki bilgisizliğinden ve kötü alışkanlıklarından kaynaklanır. Bir besinin çok pahalı olması değerli ya da sağlıklı olduğunu göstermez. Ucuz gıdalarla da sağlıklı ve yeterli beslenme sağlanabilir. Çoğu anababanın sağlıklı beslenme konusunda bazı inançları vardır. Bu inançların bir kısmı doğru olmakla birlikte bazıları da kulaktan dolma yanlış bilgilere dayanır. Teknolojinin ilerlemesiyle birlikte son yıllarda yapılan araştırmalar sağlıklı beslenmeyle ilgili birçok bilgiyi değiştirdi. Çocuk beslenmesiyle ilgili önceki nesillerden aktarılan bazı bilgilerin sağlıksız ve yanlış olduğu anlaşılmıştır.

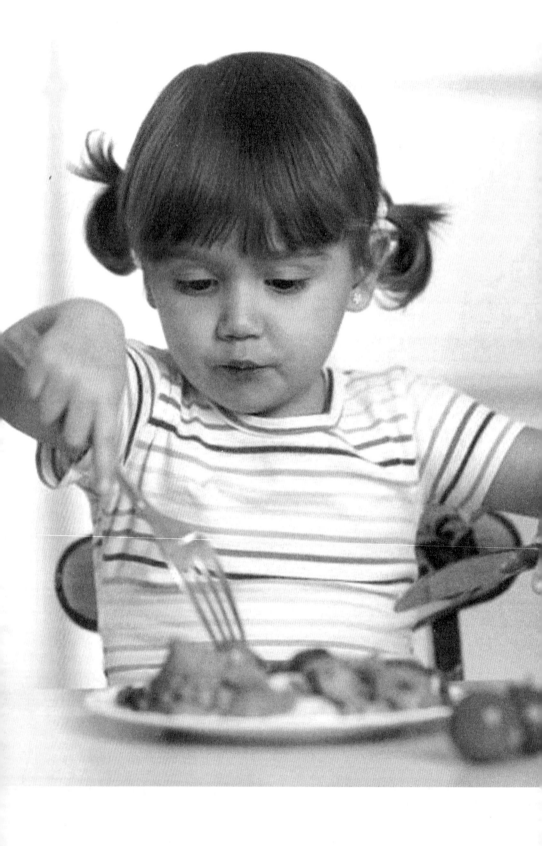

Sağlıklı ve Dengeli Beslenmenin Temel İlkeleri

Yaşadığınız yöreye özgün geleneksel besinlerle beslenin. Binlerce senelik evrimleşme sonucu sindirim sistemi ve enzimleri genetik yatkınlıkla o bölgedeki geleneksel besinleri daha iyi sindirir. İklim koşulları ve yaşam tarzına en uygun besinler bir sonraki kuşağa aktarılır.

Fırın, kısık ateşte güveç gibi yavaş pişirme yöntemleriyle gıdaları pişirin. Mikrodalga fırın ya da kızartma gibi hızlı pişirme yöntemleri iyi değildir.

Her sebzenin iyi ve eksik olduğu yerler vardır. Bu nedenle bu sebze her gün yenilmelidir tanımlaması doğru değildir. Tek yönlü beslenme yerine gökkuşağı gibi her çeşit farklı renkten meyve ve sebze bir arada tüketilmelidir.

Tek tip beslenmeden kaçının. Örneğin sürekli köfte, pilav, tarhana çorbası, makarna vermeyin. Her besin grubundan çeşitli gıdalar yedirin, örneğin köftenin yanında piyaz, salata ya da sebze verilmelidir. Ancak çeşidi de abartmamak gerekir.

Doymuş yağ ve trans yağ içeren yiyeceklerden uzak durun. Örneğin bebeğinize patates kızartması vermeyin. Kızartmalarda bulunan trans yağlar insan vücudu için çok zararlıdır, kansere yol açar, hücreye girdiği zaman yapısını bozar, atılması zordur. Aynı şey işlem görmüş, doğallığı bozulmuş besinler için de geçerlidir.

Yiyeceklerle yeterli miktarda lif alınmalıdır. Bebeğiniz katı gıdalara iyice alıştıktan sonra yediklerinin yarısından fazlasını meyve ve sebzeler oluşturmalıdır.

Şeker en güçlü bağımlılık yapan maddedir, mümkünse hiç verilmemelidir. Şekeri zehir olarak kabul edebilirsiniz. Çok toksiktir, en çok asiditeye yol açan besindir. Çoğu hastalığın kökeninde şeker yatar. En ucuz tatlandırıcı olduğundan çoğu işlem gören, hazır satılan yiyecek ve içecekte şeker bulunur, pek çoğunun içindeki şekerin farkına varmayız. Örneğin ketçap, hardal, salata sosu, tuzlular dahil her çeşit bisküvi gibi. Zararsız şeker yoktur.

Her çeşit tatlandırıcı, gıda boyası, hazır satılan soslar zararlıdır.

Yemeklerinizde himalaya tuzu, işlenmemiş doğal kaya veya deniz tuzu kullanın.

Mümkün olduğu kadar ev yapımı ve mevsimine uygun taze gıdalar tüketin. Örneğin kış ortasında bebeğinize erik yedirmeyin.

Tek kelimeyle endüstriyel, işlem görmüş rafine gıdalardan uzak durun. Konserve, tatlandırıcı sos, bisküvi gibi işlem görmüş hazır gıdaları almayın. Paketlenmiş gıdalar kalsiyum ve magnezyumdan fakirdirler, asitli gıdalardır ve hastalıklara zemin hazırlarlar.

Sağlıklı ve dengeli beslenmek için mutlaka yenilmesi gereken besin madde gruplarını şu şekilde sıralayabiliriz:

1. Proteinler
2. Karbonhidratlar
3. Yağlar
4. Mineraller
5. Vitaminler
6. Su
7. Lifler ve probiyotikler

Bunların hepsi tek bir besinde bulunmaz, bu nedenle değişik besinler yedirilmelidir. Çocuğunuz çeşitli besin gruplarından farklı gıdalar yiyorsa beslenme yetersizliği gelişemez. Bir gün içerisinde neler yediğinden çok bir hafta süresince yedikleri değerlendirilmelidir.

Soru: Trans yağların, dolayısıyla kızartmaların çok zararlı olduğunu biliyorum. Yine de on bir aylık kızıma bir dilim patates kızartması verebilir miyim?

Cevap: Çok nadiren vermenizin bir zararı olmaz. Ancak bu tür tatlara bebeğinizi alıştırmamanız daha iyidir. Sizin sağlığınız için de bu tür gıdaları yememeniz gerekir. Zararı sandığınızdan daha fazladır. Yüksek ısı yağların doğallığını bozarak serbest radikallerin ortaya çıkmasına neden olur. Serbest radikaller normal hücrelere zarar verir, işlevlerini bozar. Kızartma yararlı bir gıda olan patatesi zararlı bir toksine dönüştürür. Fazla kızarması ise kanserojen etkiyi arttırır.

Soru: Yedi aylık bebeğim yoğurdu hiç sevmedi. Meyve ile karıştırdım yemedi. Tadını ekşi bulmuş olabilir. Pekmezle verebilir miyim?

Cevap: Yoğurdu sebzelerle verebilirsiniz. Bazı çorbalarına katabilirsiniz. Yine de yemiyorsa üstelememelisiniz. Pekmez katmak yerine ayran şeklinde vermeyi deneyebilirsiniz. Pekmez yüksek oranda früktoz içerir. Az miktarda tüketilmelidir.

Soru: Çalıştığım için eve geç geliyorum. Bebeğime özel yemek pişirme imkânım yok. Yalnızca bebekler için satılan hazır sebze pürelerinden yedirmemin bir sakıncası olur mu?

Cevap: Evde mevsimine uygun taze meyve ve sebze hazırlanması daha sağlıklıdır ve fazla zamanınızı almaz. Sebze ve meyvelerin kabuğu soyulduğunda, açıkta bekletildiğinde ve pişirildiğinde besin değeri azalır. Raflarda aylarca bekleyen gıdalar tazesi kadar iyi olamaz. Evde haftalık pişirip buzdolabında saklamak daha yararlıdır. Bebeğe ayrı yemek yapmak yerine kendi yediklerinizden tattırmanız ve kendi eliyle yiyebileceği sebze, meyve dilimleri vermek daha sağlıklıdır.

PROTEİNLER

Proteinler vücudun temel yapı taşıdır. Vücudun yüzde 20'si proteinlerden oluşur. Kas, yeni hücre ve doku yapımı ve onarımı için protein gereklidir. Enzimler, antikorlar ve hormonlar da proteinden yapılır. Erişkinlerin günde yaklaşık kilo başına 1 gr protein almaları yeterliyken çocuklar ve bebekler kilo başına 2 gr almalıdır. Süt, yumurta, et, tavuk, balık gibi besinler tam proteindir, vücut için gerekli tüm aminoasitleri içerirler. Anne sütündeki protein kalitesi ve oranı ideal kabul edilir. Anne sütü bir yaşına kadar bebeğin tüm protein ihtiyacını karşılar. Bir yaşından sonra günlük aldığımız proteinin yüzde 20'si hayvansal yüzde 80'i bitkisel kaynaklı olmalıdır. Bitkisel proteinler tüm aminoasitleri içermez, ancak içerdikleri yağlar daha kıymetlidir. Hayvansal proteinler genelde fazla miktarda doymuş yağlarla bir arada bulunur. Daha önce de vurguladığımız gibi hayvansal proteinler en az dört katı kadar salata ya da sebzeyle beraber tüketilmelidir. Bu hem içindeki demirin hem de proteinlerin daha iyi emilmesine katkıda bulunur. Protein ihtiyacını karşılayabilmesi için tahılların, baklagillerin ve sebzelerin birlikte yenilmeleri gerekir. Mercimek, pirinç, ıspanak kombinasyonu, pilav üstü kuru fasulye, nohutlu pilav gibi geleneksel karışımlar eksik olan aminoasitleri tamamlar. Tam tahıllı ekmek üzerine fıstık ezmesi sürmek tüm proteinleri içerir. Bitkisel proteinlere çok az miktarda hayvansal protein ilave etmek bunları değerli proteine çevirmeye yeterlidir. Örneğin kuru fasulyeye az miktarda et ya da sucuk eklenmesi günlük protein ihtiyacını karşılar. Çimlendirilmiş baklagillerin aminoasitleri daha iyi emilir.

30 gr et, balık ya da tavuk bir tam yumurta, yarım kâse pişmiş fasulye, iki yemek kaşığı fındık ve fıstık ezmesine eşdeğer protein içerir.

Her besinin fazla yenilmesi zararlıdır. Aynı şekilde fazla protein alınması kemiklerden kalsiyum kaybına ve uzun vadede osteoporoza yol açar. Kalsiyumun idrarla atılması böbrek taşlarına ve böbrek işlevinin bozulmasına yol açabilmektedir. Mamaların daha besleyici olsun diye kıvamını az su koyarak artırmak, protein ilaveli sütler ya da protein tozları çocukların sıvı kaybetmesine ve böbreklerinin zorlanmasına neden olur.

Şeker ve proteinler bir arada yedirilmemelidir. Aksi takdirde şeker ve protein birbirine bağlanarak zararlı hale dönüşür.

Soru: İki yaşındaki oğlum sebze yemeyi sevmiyor. Hemen hemen her akşam etli bir yemek yiyor. Her gün et yemesi sakıncalı mı?

Cevap: 1-3 yaş arasındaki çocukların günlük protein ihtiyacı 16 gr'dır. 2 kâse yoğurt veya bir tabak peynirli makarna günlük protein ihtiyacının tamamını karşılar. Kuruyemiş, fıstık ezmesi, fındık ezmesi, tam tahıllı ekmek, pizza ve daha birçok yiyecekte de protein bulunur. Et her gün yedirilmemelidir, çünkü doymuş hayvansal yağ da içerir.

Mayalanmış ve Ekşitilmiş Süt Ürünleri

Hayvanlar evcilleştirdikten sonra sütleri içilmeye başlandı. Süt soğukta saklanmadığı zaman hızla ekşir. İnsanlar bu ekşiyen sütün aslında bozulmadığını, hâlâ yenilebilecek lezzette olduğunu ve bu halinin daha uzun süre dayandığını fark ederek uzun yıllardır ekşitilmiş süt ürünleri tüketiyorlar. Bunların ortak özelliği hafif ekşi olmalarıdır. Sütü mayalarken çeşitli bakteriler süt şekerini (laktoz) süt asidine çevirir. Bu asit proteinlerin pıhtılaşmasına öyle ki katılaşmasına yol açar. Yoğurt hem çok kolay elde edilir hem de süt besin değerinden hiçbir şey kaybetmez. Peynir altı suyu ya da yoğurdun süzülmesiyle elde edilen suyu yağ içermez, ancak çok değerli ve bebekler tarafından kolayca sindirilen whey proteininden zengindir. Çorbalara katılması hiç kuşkusuz et ya da kemik suyundan daha yararlıdır.

Yoğurt ve lor peynirinin bebek beslenmesindeki önemi son yüzyılda anlaşılmıştır.

100 gr	yoğurt	yayık altı süt	lor peyniri
▪ Enerji kcal	73	39	76
▪ Protein g	3,9	3,5	13,5
▪ Yağ g	3,8	0,5	0,2
▪ Karbonhidrat g	5,4	4,8	4
▪ Su g	86	91,2	81,3
▪ Demir mg	0,05	0,1	0,4
▪ Kalsiyum mg	120	110	120

Sakatatlar

Sakatatların besin değeri çok yüksektir. Her sakatat karşılığına gelen organa daha yararlıdır. Yani hangi organ yenilirse o organa iyi gelir. Örneğin beyin yedirmek beyin gelişimi için iyidir. İşkembe yedirmek mide bağırsak hastalıklarına iyi gelir. Paça çorbası eklem hastalıkları ve kırıkların iyileşmesine yardım eder. Et kemiğiyle beraber pişerse daha besleyici olur, kondroitin ve mineral içeriği artar, eklemleri korur. Yırtıcı hayvanlar avladıkları hayvanın önce sakat kısmını, kuvvet ve canlılık versin diye yerler. A, D ve B vitamini deposudur. Ciğer çinko ve demirden zengindir. Sakatatlar mutlaka organik ya da serbest dolaşan ve beslenen hayvanlardan olmalıdır. Büyüme hormonu, pestisitler, antibiyotikler en yoğun olarak sakatatlarda bulunur, bu nedenle güvenilir kasaplardan alınmalıdır. Uygun koşullarda bakılmayan ve beslenmeyen hayvanların sakatatları yenilmemelidir, tam tersine çok zararlıdır.

Soru: Dokuz aylık bebeğime kokoreç yedirebilir miyim?
Cevap: Kokoreç sindirim sistemine iyi gelir. Güvenilir bir yerden alınması kaydıyla kuzu kokoreç ayda bir yiyebilir. Bebeklere uykuluk da yedirilebilir, son derece yumuşak ve besin değeri yüksektir.

Soru: Bebeğime işkembe çorbası içirebilir miyim?
Cevap: Altıncı aydan itibaren içirebilirsiniz. İşkembeleri ezerek yedirebilirsiniz. Son derece yararlıdır. Reflü, çeşitli sindirim sorunları, kemik çatlaklarında-kırıklarında doku iyileşmesini hızlandırır.

Ciğer

Bebeklere dokuzuncu aydan itibaren verilebilir. Multivitamin hapı yoğunluğunda vitamin ve mineral içerir. Aile evde ciğer pişiriyorsa haftada bir kez verilebilir. Haftada ikiden fazla uzun süre yedirilirse yüksek miktarda A vitamini içerdiğinden toksik olabilir. Aile evde sakatat pişirmiyorsa, yeterli miktarda kırmızı et yiyen bebeklere hiç verilmese de olur.

Hazırlanması: Kuzu ya da dana ciğerini yıkayarak üzerindeki zarı çıkarın. Yağsız tavada çok ince doğranmış maydanoz, dereotu ve soğanla pişirin. Çatalla ezerek ya da püre haline getirerek yedirin. Bir-iki tatlı kaşığıyla başlayarak beş-altı tatlı kaşığına kadar çıkabilirsiniz.

Beyin

Bebeklere dokuzuncu aydan itibaren başlanabilir. Beyin yoğun yağ asitleri içerir, zekâyı arttıran besinlerden kabul edilir. Aile yemiyorsa çocuk için özellikle alınması gerekmez. Diğer sakatatlar gibi güvenilir bir yerden alınmalıdır. Kuzu beyni tercih edilmelidir. Önce yıkayın, sonra suda haşlayın, piştikten sonra limon ve zeytinyağı ilave ederek üç-beş çay kaşığı yedirin. Ayda bir-iki kereden fazla vermeyin. İyi pişmemiş ya da çiğ beyin Jakob Creutzfeldt enfeksiyonu riski nedeniyle yedirilmemelidir.

Et

Altıncı-yedinci aydan itibaren başlanabilir. Bebeklere güvenilir bir kasaptan alınmış, çiftlik yerine serbest dolaşan ve otlanan kuzu ve dana eti verilmelidir. Hayvanın iyi bir yerinden hazırlanmış yağsız sinirsiz kuşbaşı ya da satır kıyması tercih edilmelidir. Serbest dolaşan, otlayan kuzu ve danaların etleri yüksek kaliteli protein içerir, B_{12} ve demirden zengindir. İyi bir ette omega$_3$ dahil çeşitli antioksidan maddeler, vitaminler ve mineraller de bulunur. Çiftlik hayvanları suni yemle beslendikleri ve az hareket ettikleri için aşırı yağlı olurlar, etleri proteinden fakir, neredeyse yüzde 75 oranında yağ içerir ve bunların omega$_3$/omega$_6$ dağılımı 1/20'dir. Otla beslenen ve serbest gezen hayvanların etleri yüzde 15 yağ yüzde 85 protein içerir, omega$_3$/omega$_6$ yağ dağılımı bire dörttür.

Kırmızı et ciğerden sonra demir içeriği en yüksek gıdadır. Kırmızı et yiyen bebeklere demir vermeye gerek kalmaz.

Soru: Altı aylık bebeğim sebzeleri büyük iştahla yiyor. Biraz et verebilir miyim? Hangi etle başlamalıyım?

Cevap: İlk önce kuzu etiyle başlayın. Kokusu nedeniyle bazı bebekler kuzu etini reddedebilir. Kokuyu gidermek için pişirirken kekik, soğan, baharat ekleyebilirsiniz. Israrla yemezse dana eti denemelisiniz.

Soru: Ben vejetaryenim ve evde soya kıymasından kabak dolması yapıyorum. Yedi aylık bebeğime yedirebilir miyim?

Cevap: GDO'lu olmayan soya dünyada kalmadığından bebeklere ve çocuklara soya içeren hiçbir ürün yedirilmemelidir. Genetiğiyle oynanmış besinlerin doğal yapısı değişiyor, insan vücudu tarafından kolayca sindirilemez, alerjiye ve kansere neden olabilir.

Soru: Köyden serbest dolaşan ve eşelenen tavuk alıyorum. Yedi aylık bebeğime yedirebilir miyim?

Cevap: Etini yedirebilirsiniz. Tavuğun derisini ve yağlarını yedirmeyin. Tüm toksinler burada depolanmıştır.

Tavuk

Günümüzde marketlerde satılan tavuk etleri çok sağlıksızdır. Besin değerleri çok azdır. Yüksek oranda antibiyotik ve çeşitli hormonlar içerirler. Köy tavuğu ya da organik tavuk tercih edilmelidir. Serbest dolaşan ve eşelenen tavukların etleri omega$_3$'ten zengindir, besin değeri çok yüksektir. Böyle bir tavuğun bol sebzeyle pişirilen tavuk suyu çorbası pek çok hastalıkta ilaç olarak önerilir. Tavuğa 8. ayda başlanabilir. Enfeksiyon riski nedeniyle tavuk pişirilmeden önce suyla iyice yıkanmalıdır. Mutlaka iyi pişirilmelidir, içi pembe kalmış tavuk yenilmemelidir.

Kaz, Ördek, Hindi

Serbest gezen ve eşelenen hayvanların eti değerlidir. Sekizinci aydan itibaren arada yedirilebilir. Kaz yağı ve kaz ciğeri değerli bir besindir.

Et ve Tavuk Suyu

İlk önce et suyuyla başlayabilirsiniz. Et suyu çok değerli bir protein ve mineral kaynağıdır. Yalnızca et suyundan konsome çorba pişirip verebilirsiniz. Et suyu çorbanın hazmı çok kolaydır, besleyicidir, hastalıkların daha çabuk düzelmesini sağlar. Düdüklü tencerede kısık ateşte eti yavaş yavaş iyice pişirdikten sonra etleri alıp suyunu içirebilirsiniz. Kalan et suyunda sebze pişirebilirsiniz, böyle hazırlanan çorbaların sindirimi kolaydır, her çeşit hastalıkta iyileştirici etkiye sahiptir. Serbest dolaşan hayvanların etinin kaynatılmasıyla hazırlanan et suları dondurularak buzluğa konulabilir. Serbest dolaşan ve eşelenen tavuklardan hazırlanan tavuk suyu veya çorbası antiviral etkilidir, gripal enfeksiyonlara iyi gelir.

Soru: Kemikleri kaynatıp ilik ve kemik suyu hazırlıyorum. Bunu dondurarak ileriki zamanlarda çorbalarda kullanabilir miyim? İliği dondurduğum zaman yağlı kısım üzerinde kalıyor, bu yağlı kısım bebeğe verilebilir mi?

Cevap: Serbest dolaşan kuzu ya da dana kemikleri kaynatılarak iliği çıkarılarak bebeklerin sebzelerine karıştırılabilir. Demir ve birçok mineralden zengindir. Ancak güvenilir olmayan kasaplardan alınan kemik iliklerinin verilmesi zararlıdır. Hayvanların yetiştirilme şekline göre bunlar yüksek oranda antibiyotik ve ağır metaller içerirler. Bu yağın sebzelere karıştırılması hem bebeğin doymasına hem de sebzedeki besin maddelerinin daha iyi emilmesine yol açar.

Soru: 18 aylık bebeğime çiğ köfte, carpaccio ya da steak tartar yedirebilir miyim?

Cevap: Et illaki ısıyla pişirilmez. Örneğin çiğ köftede baharatlar, tuz, yoğurma mekanik ve kimyasal pişirme yapar, yani et kolay hazmedilir hale gelir. Çok güvenilir bir kasaptan alınma kaydıyla pişmemiş et yedirilebilir. Parazit, bakteriyel ve viral enfeksiyon riski nedeniyle kaynağı belirsiz ve denetimsiz etleri çocuğunuza iyice pişirmeden yedirmeyin.

Soru: Dokuz aylık bebeğime kahvaltıda sucuklu ya da pastırmalı yumurta yedirebilir miyim?

Cevap: Ev yapımı ya da geleneksel yöntemle hazırlamış, içinde hiçbir koruyucu ya da lezzet artırıcı katkı maddesi ilave edilmemiş sucuk ve pastırma yedirebilirsiniz. Evde yapılan sucuğun içindeki parazit yumurtaları bir haftada ölürken pastırmada yapıldıktan iki hafta sonra ölürler. Sosis, salam ve jambon gibi hemen hemen tüm işlenmiş et ürünlerinde kansere yol açan nitrit ve nitrat vardır, zararlıdır. Gıdaların üzerinde nitrit vardır yazmaz, yerine E250 yazar. E250 ve E651(sodyummonoglutamat) yazanlar kesinlikle yedirilmemelidir.

Soru: Bebeğime hazır kıyma alıp evde pişirip verebilir miyim?

Cevap: Hazır kıymaların içine soya, tavuk, böbrek, taşlık gibi sakatatlar ve her çeşit etin kötü kısımları da karıştırılmaktadır. Aynı şey hazır pişirmelik köfteler için de geçerlidir. Bu nedenle satır kıyma yaptırmak en doğrusudur. Köfteyi de evde yoğurmak daha sağlıklıdır.

Soru: Keçi eti neden ishal yapar?

Cevap: İyi temizlenmemiş keçi eti ishal yapabilir. Etin ishal yapma durumu keçinin kıllarının ete bulaşmasından yani iyi temizlenmemiş olmasından kaynaklanır. Güvenilir bir yerde yenilebilir.

Yumurta

Yumurta en değerli besinlerden biridir. İçerisinde insanlar için gerekli olan tüm besin maddesi vardır. Tam besin olarak kabul edilir, yani bir müddet yalnızca yumurta yiyerek yaşanabilir. Bir yumurta yaklaşık 8 gr protein içerir. Serbest dolaşan ve organik beslenen tavuk yumurtası daha çok omega$_3$ ve B$_{12}$ içerdiği için tercih edilmelidir. 6. aydan itibaren yumurta sarısına başlanabilir. Bebeğinizin cildi aşırı hassas ve kuru ise yumurta sarısı 8. aya bırakılabilir. Yumurta kayısı kıvamında pişirilmelidir. Bir çay kaşığı ile başlanarak yavaş yavaş artırılır. Bebek yumurtayı severse her gün 1 tam yumurta sarısı verilebilir. Yumurta fazla pişirilirse yumurta sarısının rengi yeşile döner, içindeki omega$_3$ gibi değerli yağ asitleri zararlı trans yağlara dönüşür, yedirilmemelidir. Yumurta sarısına bir reaksiyon göstermezse 1-2 ay sonra beyazını da denemeye başlayın. Bebeğiniz yumurta yedikten sonra cildinde kızarıklıklar ve kabartılar gelişirse yumurtayı 1-2 ay erteleyerek tekrar deneyin. Yumurta kahvaltıda, öğlen yemeğinde sebzelerle, örneğin çılbır, salata-omlet gibi verilebilir. Tereyağı, zeytinyağı, omega$_3$ gibi yağlar ile beraber alınırsa daha faydalı olur. Bu nedenle yumurtayı tereyağında pişirin, menemen yapın. Katı yumurtanın üzerine zeytinyağı ve omega$_3$'ten zengin zerdeçal dökerek yedirin. Yumurtanın domates, salatalık, avokado, ıspanak, biber gibi sebzelerle verilmesi zararlı etkilerini yok eder.

Çok sıcak yaz aylarında çocuklar yumurta yemeyi reddedebilirler. Yazın omlet yerine soğuk katı yumurta verin. Bazı bebekler yumurtanın kokusunu sevmezler ve hiç yumurta yemezler. Bu bebeklere daha az koktuğu için serbest gezen organik tavuk yumurtası vermeyi deneyebilirsiniz. Israrla kokuyor diyerek reddederse yemekleri ve çorbaları yumurtayla terbiye ederek verebilirsiniz.

Soru: Yazın sıcaklarda ağır geleceğinden yumurta verilmemesi konusunda ne düşünüyorsunuz?

Cevap: Sıcak havalarda fazla protein almak böbreklerin yükünü arttırır ve yorar. Sıcaklarda bebeğiniz yumurta yemek istemiyorsa zorlamayın, diğer besinlerle yeterince protein aldığını gösterir. Yumurta yerse yeterince su içmesine ve beraberinde bol sebze almasına dikkat edin.

Soru: Eskiden bir yaşından önce ağır gelmesin diye yumurta beyazı verilmezdi. Ya şimdi?

Cevap: Altıncı aydan itibaren bebek alerjik yapıda değilse yumurtanın tamamı yedirilebilir.

Soru: Ailemizde yüksek kolesterol sorunu var. Yumurta akından omlet yapıyoruz. Dokuz aylık bebeğime de aynı şekilde mi yedirmeliyim?

Cevap: Yumurta sarısı birçok vitamin, eser element ve omaga$_3$ içerir. Yumurtanın sarısı akına oranla besin değeri daha zengindir. Bebeğinize yumurtanın sarısını da vermeniz daha yararlıdır. Yumurta sarısındaki yağlar ve kolesterol bebeğin beyin gelişiminde rol oynar. Yumurta bazı kişilerin kan kolesterolünü yükseltir, bazılarınınkini ise düşürür. Serbest gezen ve eşelenen organik tavuk yumurtası kolesterolü daha az yükseltir.

Soru: Altı aylık bebeğime yumurta yedirdiğim zaman yüzü 10-15 dakika kızarıyor, kendiliğinden geçiyor. Bu durumda yumurtanın yalnızca sarısını mı yedirmeliyim? Ya da bıldırcın yumurtası mı denemeliyim?

Cevap: Bir müddet yalnızca yumurta sarısını verin, aynı reaksiyon yoksa 1-2 ay yumurta sarısıyla devam edin. Diğer yumurtalar da benzer reaksiyon yapabilir, denemeden bilemezsiniz. Organik olmayan yumurtalar alerjiye daha çok yol açmaktadır.

Soru: Eskiden annelerimiz daha yararlı diye sütümüze çiğ yumurta kırıp içiriyorlardı. Yumurta pişince besin değeri azalıyor mu?

Cevap: Yumurta fazla pişirilirse besin değeri azalıyor, hatta sarısı iyice katı olduğu zaman zararlı da olabiliyor. Yumurtayı kayısı kıvamında pişirmek ile çiğ vermek arasında besin değeri açısından fark yoktur. Tifo riski nedeniyle bir yaşına kadar çiğ yumurta vermeyin. Yumurtanın pişirilmeden yedirilmesi biyotin eksikliğine de yol açar.

Soru: Yedi aylık bebeğime bıldırcın yumurtası yedirebilir miyim?

Cevap: Yedirebilirsiniz, ancak bıldırcın yumurtaları da çiftlik kaynaklıdır ve tavuk yumurtasından daha yararlı değildir. Farklı çeşit yeme açısından sürekli tavuk yumurtası yedirmektense bıldırcın, kaz, ördek yumurtası da yedirilmelidir. Kaz ve ördek daha çok serbest gezen olduğu (örneğin, böcekler, ot ve yosunlarla eşelenerek beslenir) için yumurtası omega$_3$, B$_{12}$ ve antioksidanlardan daha zengindir.

Soru: 10 aylık bebeğim yumurtayı çok seviyor. Çok sıcaklarda da her gün yiyebilir mi?

Cevap: Bebeğinizin herhangi bir tahammülsüzlüğü ya da alerjisi yoksa havalar çok sıcak olsa da her gün bir tam yumurta yemesinin sakıncası yoktur.

Soru: Ailemizde yüksek kolesterol sorunu var. Sekiz aylık bebeğime her gün bir yumurta yedirmem sakıncalı mı?

Cevap: Vücut kendi kolesterolünü üretir, besinlerle kolesterol alımı düşükse vücut üretimi arttırır. Yumurtanın içinde hem kolesterol vardır hem de kan kolesterolünü düşüren ve damar sertliğini azaltan lecithin bulunur. Dolayısıyla yumurta kolesterolü yükseltmez. Bebeğinizin kolesterolü çok yüksek olsa bile her gün yumurta yedirebilirsiniz.

Balıklar

Sinir sistemi ve görme işlevinin gelişmesinde önemli rol oynayan omega$_3$ yağ asitleri balık ve diğer deniz ürünlerinde yüksek miktarda bulunur. Balık omega$_3$ yağ asitleri yanında iyi bir protein, vitamin, fosfor ve selenyum kaynağıdır.

Dip balıkları artan çevre kirliliği nedeniyle yüksek oranda ağır metal ve kanserojen bir madde olan PCB içerebilir, bu nedenle bir yaşına kadar bebeklere ve hamilelere çok sık yedirilmesi önerilmez. Dip balıkları arasında en yoğun cıva içereni kılıçbalığıdır, çocuklara ve hamilelere yedirilmemelidir. Daha az toksin içerdiği için mezgit, çinekop, sarıkanat, hamsi, gümüş, sardalya, uskumru gibi küçük ve mevsimine uygun balıkları tercih edin. Kalkan, dil gibi dip balıklarını ayda birden fazla yememek gerekir. Balık yerken de farklı çeşitte balıklar yemek daha yararlıdır. Çiftlik balıkları yenmemelidir, yüksek miktarda antibiyotik içerirler. Tüm çiftlik hayvanları suni yemle beslenir, dolayısıyla etleri daha yağlı, protein ve omega$_3$'ten fakir olur, besin değeri daha azdır.

Yapılan çalışmalar balık yemenin egzama ve alerjiye iyi geldiğini göstermektedir. Çok balık yiyenlerde kalp-damar hastalıklarına daha az rastlanmaktadır. En erken 7. ayda başlanmalıdır. Fransızların 6. aydan itibaren başladıkları göz önüne alarak evde pişen balıktan biraz tattırmanın sakıncası olmaz. Pişirmeden önce balığın pulları ve kılçıkları iyice ayıklanmalıdır. Güzelce yıkanmalıdır. Balık ve deniz ürünleri bekledikçe kokmaya başlar. Hafif kokmuş da olsa bebeğinize yedirmeyin. Canlı yakalanmış olta balığı en sağlıklıdır. Haftada 1-2 öğün fileto balık fırında ya da ızgarada pişirilip çorba ya da buğulama olarak da verilebilir. Balığı pişirmede tereyağı ve yağlı kâğıt kullanılabilir. Balık çorbası, buğulama balık ve patates püresi, balık köftesi yanında haşlanmış sebze şeklinde verilebilir. Halk arasında balık etinin gri kısmı boyu uzatır gibi yanlış bir inanış vardır.

Soru: Bebeğim balığın tadını hiç sevmedi. Balıkyağı balığın yerini tutar mı?

Cevap: Balığı farklı şekillerde pişirerek deneyin. Bir seferinde çorba yaparak içine kereviz, maydanoz, soğan, domates, limon, kişniş vb. ekleyin. Bu sebzeler balığın kokusunu alır. Bazen de balık köftesi yapabilirsiniz. Mezgit, deniz levreği gibi kokusu olmayan balıkları tercih edin. Buna rağmen yemezse her gün balıkyağı içirin. Balık yağlarını da değiştirerek farklı markalar verin.

Soru: Bebeğime kalamar yedirebilir miyim?

Cevap: Evet, oldukça sağlıklı bir besindir. Tüm deniz ürünleri gibi A ve D vitamini, çinko ve iyottan zengindir.

Soru: Konserve tonbalığı yedirebilir miyim?

Cevap: Taze balık konserveye oranla iki katına yakın vitamin içerir. Üç yanımız denizle çevriliyken konserve balık yedirmek anlamsızdır. Dondurulmuş balıklarda da vitaminler ve proteinler bir miktar azalmaktadır. Taze balık en iyisidir.

Soru: Ailemizde yüksek kolesterol sorunu var. 8 aylık bebeğime karides ve ıstakoz yedirebilir miyim?

Cevap: Karides ve ıstakoz kolesterolden çok zengin olmalarına karşın kan kolesterolünü yükseltmezler, omega$_3$ balıkyağı gibi kalp-damar hastalıklarından korurlar. Aynı zamanda iyi bir protein kaynağıdırlar. Yedirebilirsiniz.

Soru: Avlanma yasağı nedeniyle bebeğime deniz balığı bulamıyorum. Somon gibi donmuş balık ya da çitlik balığı yedirebilir miyim?

Cevap: Deniz balığının besin değeri her zaman için daha yüksektir. Ancak bulamadığınız dönemde somon veya çiftlik balığı yedirebilirsiniz.

Soru: Bebeğime midye yedirebilir miyim? Midye balığın yerini tutar mı?

Cevap: Bebeğinize midye yedirmeyin, başta cıva olmak üzere ağır metal içerir. Midyenin temizini bulmak çok zordur, başta salmonella olmak üzere çeşitli besin zehirlenmelerine ve ishale yol açabilmektedir. Ayrıca hepatite yol açan virüsler de taşıyabilmektedir.

Soru: Bebeğime tarak yedirebilir miyim?

Cevap: En sık besin zehirlenmesi yapan deniz ürünüdür. Bu kadar çeşit protein kaynağı varken tarak yedirmeyin. Yüzde 50'ye yakın salmonella ve hepatit virüsü barındırabilir. Çiğ kesinlikle yedirilmemelidir. Kabuklu deniz ürünleri pişirilse bile bu riski taşırlar.

Soru: Biz ailecek sushi, sashimi, balık carpaccio yemeyi seviyoruz. 10 aylık bebeğime biraz verebilir miyim?

Cevap: Çiğ balık da diğer pişmemiş etler gibi parazit riski taşır. Özellikle tatlı su balıklarını ve ürünlerini pişirmeden yedirmeyin. Güvenilir bir lokantada az miktarda tattırabilirsiniz. Eğer evde kendiniz hazırlamışsanız, balık taze ve iyice yıkandıysa az miktarda yedirebilirsiniz.

Bitkisel Proteinler
Baklagiller

Baklagiller sanıldığı kadar yararlı değildir. Beş milyondan daha uzun olan insanlık tarihinde, 8-10 bin yıl önce tarım devrimiyle birlikte sofralarda yerini almışlardır. Dolayısıyla bu yiyeceklerin sindirilmesi daha zor ve problemlidir. Protein, B vitamini ve demir, kalsiyum gibi mineraller içerirler. Bitkisel proteinler hayvansal proteinler gibi tüm aminoasitleri bir arada içermezler. Nohut, yeşil mercimek, kuru fasulye gibi baklagillerin sindirilmesi güçtür, sıklıkla tahammülsüzlüğe yol açar. Bu nedenle bir yaşından önce verilmemelidir. Bir yaşından sonra baklagilleri pişirmeden 48-72 saat önce suya koyarak, gün içerisinde birkaç kez sularını değiştirerek verebilirsiniz. Fitik asit gibi toksik maddeler beklettiğiniz suya geçtiği için atılmalıdır. İyi pişirmek, ayrıca pişirirken içine çeşitli baharatlar, zencefil, domates, biraz limon suyu, soğan ve sarmısak atmak, daha kolay hazmedilmesini sağlar. İki gün önceden suda bekletmek kaydıyla kırmızı mercimek ve buğday sebze çorbalarına karıştırılabilir. Bunları çimlendirip vermek hazımlarını daha da kolaylaştırır. Mercimek lif, protein ve demir bakımından diğer baklagillere göre daha zengindir. Vejeteryanların ve veganların protein eksikliği yaşamamaları için çeşitli baklagil kombinasyonlarını bir arada yemeleri gerekir, pilav üstü kuru fasulye, bulgur pilavı-mercimek veya nohutlu pilav gibi.

Mercimek

Bir yaşından önce verebileceğimiz tek baklagildir. Bu da en az 12 saat suda bekletilmeden pişirilmemelidir. Daha iyi hazmedilmesini istiyorsak 2-3 gün suda bekleterek suyunu sık sık değiştirmek kaydıyla hafifçe çimlendirip de pişirilebilir. Mercimek köftesi bebeğin kendi eliyle yemesi için uygun gıdalardandır.

Soya

Çocuklar için uygun bir besin değildir. Sindirim sistemini tahriş eder. Genetiğiyle oynanmış gıdalar arasında yer alır. Çocuklara soya sütü de verilmemelidir. Ayrıca yüksek miktarda östrojen içerir.

Soru: Kızımın erken ergenliğe girmesini istemiyorum. Bunun yiyeceklerdeki hormonlarla bağlantısı olduğunu duydum. Nelerden uzak durmasını sağlamalıyım?

Cevap: Günümüzde hem kızlarda hem de erkeklerde ergenlik yaşı ortalama 1-2 sene öne gelmiştir. Bunda yiyecek ve içeceklerdeki hormonların katkısı büyüktür. Soya ve benzeri birçok yağ bitkisel östrojenlerden zengindir ve ergenliği öne çekmekte olduğu bilinmektedir. Tahmin edemeyeceğimiz miktarda soyayı çoğu hazır gıdadan ve dışarıda yediklerimizden almaktayız. Örneğin mantı, lahmacun, köfte gibi kıymalara ucuz olduğu için soya kıyması da katılmaktadır. Hazır besinlerden ve işlem görmüş gıdalardan uzak durmak erken ergenliğe girme olasılığını azaltır. Kısaca rafine gıdalardan ve şekerden uzak durmak gerekir.

Badem Sütü

Badem sütü sanıldığı kadar yararlı değildir. Bir süt türü de değildir. Bademleri bir gece suda bekletip kabuğu soyularak yedirilmesi daha yararlıdır. Bebeğin solunum yoluna kaçmaması için blendırdan geçirip meyve veya yoğurduna karıştırarak yedirin.

Kabuklu Yemişler, Çekirdekler

Yenilebilen meyve tohumlarıdır. Sekizinci aydan itibaren başlanabilirler. Yerfıstığı, fındık, antepfıstığı, ceviz, badem, fasulye, nohut, bezelye, soya fasulyesi, ay çekirdeği, kabak çekirdeği, susam, ketentohumu vb. bu grupta yer alır. Çoğunun besin değeri birbirine yakındır. Çok uzun zamandır hem hayvanlar hem de insanlar tarafından kış aylarında yemek üzere toplanarak saklanır. Eski zamanlardan beri insanların beslenmesindeki önemli besinlerin içinde yer alırlar.

Kabuklu kuruyemişler en sağlıklı atıştırmalıklardır, yağlardan zengindirler. Ayrıca omega yağ asidi, protein, mineral ve vitaminler içerirler. Selenyum ve E vitamininden zengindirler. İyi sindirilebilmeleri için ceviz, badem ve fındığı bir gece önceden suya koyun ve zarını soyarak çocuklara yedirin. Verilmesi gereken miktar çocuğun avucunu kapattığında sığan miktardır. Fazla miktarda kuruyemiş yenilmesi böbrekleri ve karaciğeri yorar. Yerfıstığı besin değeri en az ve en alerjik olan kuruyemiştir. Mısır genetiğiyle oynanmış gıdalar arasında yer alır ve verilmemelidir. Paketlerde hazır satılan patlamış mısırlar ise daha da zararlıdır. Üç yaşına kadar tüm kuruyemişleri, tohumları öğüterek verin. Yağlar hızla bozulduğundan öğütür öğütmez yedirmek gerekir.

Bir yaşından küçüklere badem, ceviz ve susam verilebilir. İleriki yaşlarda alerji gelişmemesi için diğer yemişler azar miktarda tattırılmalıdır.

Tahin susamdan yapılır, çok sağlıklıdır, yoğurduna ya da salatalık, havuç, ekmek vb'ne sürülebilir. Kalsiyum, protein ve sağlıklı yağlar içerir. Beyin gelişimi için iyidir. Sekizinci aydan itibaren başlanabilir.

100 gr	Badem	Fındık
▪ Enerji kcal	623	672
▪ Protein g	18,7	12
▪ Yağ g	54,1	61,6
▪ Karbonhidrat g	9,1	11,4
▪ Su g	5,6	5,2
▪ Lif g	9,8	7,4
▪ Demir mg	4,2	3,8
▪ Kalsiyum mg	250	226
▪ Vitamin C mg	1	3

Kuruyemişler zor hazmedilir, 8 ay öncesi beslenme için çok uygun değiller. Bazı kuruyemişler ciddi alerjiye yol açabilir. En az alerjiye yol açan kuruyemiş bademdir. Fazla gazı olan ya da cildi kuru olan bebeklerin anneleri diyetlerinden kuruyemişleri çıkararak bebeğin şikâyetlerinin azalıp azalmadığını kontrol etmelidirler.

Çinlilere göre kuruyemişler hafif ısı veren ya da nötr etkili olduklarından bebek beslenmesi için uygundurlar. Alternatifçiler ceviz, badem ve fındıktaki bitkisel proteinin sekizinci aydan itibaren bebeklere verilmesini tavsiye eder. Badem ezmesinden yapılan badem sütü bebekler için değerli bir protein kaynağıdır. Ancak hiçbir şekilde anne sütünün ya da biberon mamasının yerini tutmaz.

Uygun koşullarda saklanmayan ve nemli kalan kuruyemişlerde kolayca karaciğer kanserine yol açan aflatoksin üreten mantar olabilir.

Hafif küflenmiş ya da bozulmuş kuruyemişleri hamileler, süt verenler ve bebekler kesinlikle yememelidir. Kuruyemişler taze ve kavrulmamış yani çiğ olarak tüketilmelidir. Örneğin pakette satılan kabak çekirdeği kabuğunda kavururken konulan tatlandırıcıdan bulunmaktadır. Kuruyemişlerin solunum yoluna kaçarak boğulmalara yol açabileceği unutulmamalıdır. Bebeklere verilmeden önce toz haline getirilmelidir ve yoğurt, meyve gibi başka şeylere karıştırılarak yedirilmelidir.

Soru: Dokuz aylık bebeğime kuruyemiş verebilir miyim?

Cevap: Bir gece önceden suda bekleterek kabuğu soyulup verilmelidir. Bazı kuruyemişlerin kabuklarında enzim inhibitörleri bulunur. Kuruyemişlerin kabukları soyulursa enzimleri açığa çıkar, dolayısıyla hazımları kolaylaşır. Alerji yapabileceğinden teker teker denemeniz gerekir. Solunum yoluna en sık kaçan yabancı cisim kuruyemişlerdir. Bu nedenle üç yaşına kadar toz haline getirilmeden verilmemelidirler. Meyve, yoğurt ya da kahvaltısına karıştırılabilir.

Soru: Soya yüksek östrojen içerdiğinden çocuklara uygun olmadığını biliyorum. Başta ketentohumunda olmak üzere susam ve çörekotunda da östrojen olduğunu biliyorum. Peki bunları çocuklara niçin veriyoruz?

Cevap: Ketentohumu, çörekotu vb. çok değerli antioksidanlar, omega$_3$, lifler ve eser elementler içerir. Ketentohumu balıktan sonraki en önemli omega$_3$ kaynağıdır. Bu nedenle çocuklara verilir.

İnek Sütü

Zorla süt içirilerek büyütülmüş bir neslin çocukları olarak kendi çocuklarımıza süt içirmeme konusunda kararsız kalabiliriz. Sütün boyu uzattığı, süt içmezsek yeterince kalsiyum alınamayacağı gibi sözleri çok duyduk. Günümüzde inek sütünün zannedildiği kadar yararlı olmadığı hatta yararından çok zararlı olduğu bilinmektedir. İnek sütündeki kazein proteini kanser yapan genleri aktive ediyor. Fazla süt tüketmek kanser gelişimine yol açabiliyor. Çoğu aile kalsiyum için mutlaka süt ve süt ürünlerinin tüketilmesi gerektiğini düşünür. Maalesef vücudumuz sütteki kalsiyumu iyi kullanamadığı gibi süt içmek kemik ve dişlerdeki kalsiyumu boşaltır, yani mineral eksikliğine ve kemik erimesine yol açar. Bir yaşından önce anne sütü yerine verilebilecek tek süt formül mamadır. İnek sütü mamadan çok daha ucuz olmasına rağmen ailenin maddi sorunu yoksa bir yaşından önce kesinlikle verilmemelidir.

Bir yaşından sonra da süt içirmek yerine yoğurt, peynir, kefir gibi fermente edilmiş süt ürünlerini tercih edin. Lor yapmak için sütün içine limon eklenince bir nevi sindirilmiş olur, aminoasitler açığa çıkar, sütten daha yararlı bir gıdaya dönüşür. Sütü doğrudan içirmektense sebze çorbalarına ve pişirirken yemeklere ilave etmek daha sağlıklıdır, patates püresi, pırasa çorbası gibi. Bir yaşından önce verilirse, inek sütü proteinine karşı alerji ya da tahammülsüzlük gelişme olasılığı çok yüksektir. İnek sütünün sindirimi çok zordur. İnek sütü tahammülsüzlüğü olan bebeklerde karın ağrısı, karın şişliği, kabızlık veya ishal, kötü kokulu kaka, aşırı gaz çıkarma, kusma, iştahsızlık, uyku düzensizliği ve pişik de görülebilir. Çok alerjik bir gıda olduğundan ciltte kuruluk, egzama, reflü, sürekli burun akıntısı, sık tekrarlayan üst solunum yolu ve ortakulak enfeksiyonlarına ve kakada kan görülmesine neden olabilir. Demir eksikliğine yol açar. Ayrıca diğer gıdalardaki demirin bağırsaklardan emilimini güçleştirir. Sinir sistemi ve görme fonksiyonlarının gelişmesi için önemli olan ve mutlaka alınması gereken omega$_3$ gibi esansiyel yağ asitleri, C vitamini, çinko ve diğer eser elementlerden fakirdir. Bebeğin böbreğini yorabilecek miktarda mineral içerir.

UHT ile sterilize edilmiş kutu süt ve pastörize sütten kaçının, mayalamak için bile UHT süt kullanmayın. Pastörizasyon sütteki iyi bakterileri ve enzimleri öldürür, sütün hazmını zorlaştırır, C ve B$_{12}$ vitaminini azaltır. Yoğurt mayalamak için günlük çiğ süt ya da mandıra sütü tercih edin, evde kaynatın. Çiğ sütü kullanmadan önce kaynatmak hazmı kolaylaştırır, içerisinde hormon veya antibiyotikler varsa inaktive olur. Evde yoğurt mayalamak için keçi, inek veya manda sütü alabilirsiniz. Günlük pastörize sütler ancak mayalandıklarında besin olarak değer kazanır.

Soru: 1 yaşındaki çocuğumun sık sık öksürük şikâyeti oluyor. Ballı süt içirebilir miyim?

Cevap: Bal öksürüğe iyi gelir, ballı zencefilli ıhlamur çayı içirebilirsiniz. Süt mukus arttırır, öksürüğe iyi gelmez.

Soru: Keçi sütünün daha az alerji yaptığını duydum. 18 aylık çocuğuma keçi sütü içirebilir miyim?

Cevap: Keçiler daha çok serbest dolaşıyor, doğal besleniyor ve daha az yem yiyorlar. Dolayısıyla sütleri daha alkali ve daha doğaldır. İnek sütüne oranla yüzde 7 daha az laktoz (süt şekeri) içerir. Selenyumdan zengindir. Keçi sütü de alerjik olduğundan içirmektense keçi peyniri ve keçi yoğurdu yedirmek daha yararlıdır.

Soru: Çocukların boylarının yeteri kadar uzaması için her gün süt içmeleri gerekir mi?

Cevap: Bir yaşına kadar anne sütü ya da formül mama bebeğin büyümesi için gereken her çeşit besin maddesini içerir. Bir yaşından sonra çocuğun iyi büyümesi için doğal ve dengeli beslenmesi yeterlidir. Yoğurt, kefir, peynir gibi süt ürünleri inek sütünden daha az alerjiktir, daha kolay sindirilir ve daha besleyicidir. Çocuk kendi bırakana kadar anne sütü içebilir. Bu süre en az iki yıl olabilir. Anne sütünü bırakınca yerine formül mama ve süt vermeye gerek yoktur.

Soru: Bir yaşını geçtikten sonra her gün az miktarda da olsa süt vermek gerekir gibi bir algı var. Sizce de öyle mi?

Cevap: İnsan bir yaşını geçtikten sonra hiç süt içmese de vücudunda herhangi bir besin eksikliği gelişmez. Süt ve süt ürünü tüketmeyen insanlarda bunların eksikliğine bağlı hiçbir sağlık sorunu görülmemektedir.

Soru: Bir yaşındaki bebeğime evde yapılmış güllaç, sütlaç, krem karamel gibi tatlılardan verebilir miyim?

Cevap: Haftada birden fazla olmama kaydıyla verebilirsiniz. Şeker çok zararlı olmasına karşın katı yasak bebeğin bunlara daha düşkün olmasını sağlar. Sonraki dönemlerinde yalnızca pazar günü yeme gibi bir sınır koymalısınız.

Soru: Bulunduğum bölgede her çeşit süt alabilme imkânım var. Hangi hayvanın sütü daha yararlıdır?

Cevap: Serbest gezen ve otlanan tüm hayvanların sütleri yararlıdır. Çok çeşitli süt tüketmek önemlidir, mayalayarak yedirebilirsiniz.

Soru: Bebeğim çok kilolu. Yoğurt mayalarken yağsız sütten yapabilir miyim?

Cevap: Üç yaşından küçük bebeklere yağı azaltılmış hiçbir diyet ürün vermiyoruz. Sinir sistemleri en hızlı bu dönemde geliştiği için daha çok yağa ihtiyaçları vardır, tam yağlı sütü mayalayın.

KARBONHİDRATLAR

Karbonhidratlar basit ve karmaşık (kompleks) olarak ikiye ayrılırlar. İnsanlar yeterli protein ve yağ alma koşuluyla rafine karbonhidrat yemeden de yaşayabilirler. Ancak karmaşık karbonhidratların beslenmede önemli yeri vardır. Karmaşık karbonhidratlar lif, protein, yağ, vitamin ve minerallerden zengindir. Kuruyemişler, tohumlar, sebzeler, az şekerli meyveler, baklagiller, tam tahıllar kompleks karbonhidrat içerir, bunların glisemik endeksleri düşüktür. En iyi kompleks karbonhidrat kaynağı sebzelerdir. Bağırsaklardan yavaş emildiklerinden kan şekerini fazla oynatmazlar. Lif de içerdiklerinden bağırsak geçirgenliğini ve florasını bozmazlar.

Normalde yenilen meyvelerden, sebzelerden, anne sütünden hatta etten bile günlük karbonhidrat ihtiyacı karşılanır. Bebeğinize işlem görmüş tahıllardan yedirmediğiniz için herhangi bir besin eksikliği gelişmez. Bu nedenle bebek ve çocuklara tok tutması, gece daha uzun uyuması, doyması için tahıllı kaşık maması, muhallebi, bisküvi, mısır gevreği, beyaz ekmek, pilav, makarna, börek, poğaça gibi hamurişleri verilmesi gereksizdir. Bunlar rafine karbonhidratlardır, şekerden hiçbir farkları yoktur, yedirilmesini önermiyoruz. Şeker ve nişasta dışında besin değerleri yoktur. Karbonhidratları tek başına yemektense bol sebze, salata, diğer baklagiller ve proteinle bir arada tüketmek bunların glisemik endeksini düşürür.

Günümüzdeki beslenme piramidinde, günlük harcanan enerjinin yüzde 25'in altında karbonhidrattan alınması tavsiye edilmektedir. Zaten yediğimiz meyvelerden, sebzelerden, etten, yoğurttan bu miktar karbonhidrat alınmaktadır. Eskiden bu oran yüzde 50'yken böyle beslenen insanların giderek kilo aldığı, şeker ve kalp-damar hastalıklarının çok arttığı görülmüştür. Fazla karbonhidrat tüketilmesi vücudu asitleştirir, kronik hastalıklara zemin hazırlar. Bağışıklık sistemini zayıflatarak sık sık enfeksiyonlara yakalanmaya, demir eksikliğine, kemik erimesine, kronik karın ağrısına, halsizliğe neden olmaktadır. Çoğu besin alerjisi ya da tahammülsüzlüğünün kökeninde fazla tahıl tüketilmesi yatar. Fazla yenildiği için emilemeyen karbonhidratlar pek çok bağırsak bozukluğunun nedenidir. Bu karbonhidrat fazlası kakayla atılmaz; zararlı bakterileri besleyerek bağırsak florasını bozar. Karbonhidratları azaltmak bağırsak florasını düzeltir, sindirim sistemini rahatlatır, gaz, şişkinlik gibi sorunları azaltır. Karbonhidratları azaltmak kadar kaliteli olanlarını seçmek de önemlidir. Örneğin eskiden her bebeğe yedirilen muhallebi yerine sebze çorbası verilmesi, daha çok sebze ve meyve tüketmesi önerilir. Un gibi işlem görmüş karbonhidratlar enzimlerini, minerallerini, vitaminlerini kaybeder. Örneğin beyaz ekmek yemek şeker yemekten farklı bir şey değildir. Vücut bunu metabolize edebilmek için kendi enzimlerini, minerallerini, vitaminlerini ve yağ asitlerini kullanır. Tam buğday ve çok tahıllı ekmek kahvaltıda ya da çorbaların yanında günde toplam bir dilimi aşmamak kaydıyla çocuklara verilebilir.

Atalarımız tahılları yemeden önce ya çimlendirir ya fermente eder ya da ekşi mayayla mayalarlarmış. Bu şekilde tahıllar daha kolay hazmedilir, bağırsaklarda vitamin ve mineral emilimi bozulmaz.

Şeker

Şeker neredeyse sigara kadar zararlıdır. Korkunç bağımlılık yapar. Şeker, nişasta, un gibi rafine karbonhidratlar çocukların kısa vadede bağırsak florasını bozarak bağışıklık sistemini zayıflatır, üst solunum yolu enfeksiyonlarına yakalanmaya, alerji ve astıma yol açar. Sinüzit, boğaz enfeksiyonu, geniz eti, gibi hastalıklara sebep olur. Uzun vadede başta kanser olmak üzere tehlikeli kronik hastalıkların ortaya çıkmasına neden olur.

Şeker, protein ve yağlarla beraber yenildiğinde besinlerin doğallığı bozulur ve besin değeri azalır. Vitaminlerin, minerallerin ve eser elementlerin bağırsaklardan emilmesini bozar. Enzimlerin ve hormonların fonksiyonlarını yavaşlatır. Kötü kolesterolü yükseltir. Şişmanlık, depresyon, hiperaktivite, uyku bozukluğuna, kabızlığa, erken ergenliğe yol açabilir. Okul başarısını etkiler. Büyüdüğü zaman alkol vb. bağımlılıklara zemin hazırlar.

Soru: Evde sağlıklı tatlılar yapmaya çalışıyoruz. Örneğin ev yapımı dondurma günde bir kez yenilebilir mi?

Cevap: Ne kadar doğal yapılsa, un yerine ceviz, yulaf ezmesi ya da badem vb. ve şeker yerine hurma veya kuru meyve kullanılsa bile dondurma, kek, kurabiye gibi tatlılar ara sıra yenilmelidir. Tatlı yerine taze meyve ve yoğurt tercih edilmelidir.

Hazır Kaşık Mamaları

Bebeğiniz bunlardan hiç yemeyerek de büyüyebilir. Kaşık mamaların verilmemesi herhangi bir besin eksikliğine yol açmaz. Altıncı aydan itibaren hazır kaşık maması yerine yulaf ezmesi, irmik, pişmiş buğday verebilirsiniz. Buğdayı çimlendirip ya da birkaç gün suda bekleterek sürekli suyunu değiştirip pişirmek daha kolay hazmedilmesini sağlar. Bunları hafif suyla pişirerek anne sütüne, yoğurda, meyve püresine ya da mamayla karıştırabilirsiniz. Kaşık mamalarını hiç kilo almayan bebeklere günde iki öğün ancak doktor tavsiyesiyle verebilirsiniz. Hazır kaşık maması alırken şeker ve nişasta içermemelerine dikkat edin. Sütlü olanları yalnızca suyla ve meyveyle karıştırmanız yeterlidir. Bu tür mamaların fazla verilmesi kilo alımına ve kabızlığa yol açabilir. Kabızlık sorunu olan bebeklere pirinçli kaşık maması verilmemelidir, yerine liften zengin karışık tahıllı ya da yulaflı olanlar verilebilir.

Makarna, Erişte, Tel Şehriye, Mantı

Çocuklar tarafından her şekli ve çeşidi sevilir. Tatlı-tuzlu, soğuk-sıcak, sade-karışık gibi çeşitli şekillerde pişirilerek yenilmektedir. Yumurta içermesi ya da kepekli olmasına göre besin değeri değişir. Genetiğiyle oynanmamış organik tam tahıl unundan yapılmış olanlar daha sağlıklıdır. Erişte Çin'de 4000 yıldır, Avrupa'da 1600 yıldır yapılmaktadır. Bebekler çiğnemeye başladıklarında erişte verilmektedir.

100 gr pişmiş erişte
- Enerji kcal 152
- Protein g 5,3
- Yağ g 0,8
- Karbonhidrat g 32
- Demir mg 0.7
- Kalsiyum mg 8

Glüten ve yumurta alerjisi nedeniyle 8-10. aylar arası başlanabilir. İyice yumuşak ve sulu pişirilen erişte bebeğin kendi parmaklarıyla yemesi için uygundur. Çinlilere ve alternatifçilere göre bebek beslenmesi için uygundur. Çocuklar çok sevmesine karşın haftada en fazla bir öğün verilebilir.

Ekmek ve Diğer Hamurişleri

Pasta, kek, kurabiye, bisküvi gibi tatlı hamurişlerinin bebek beslenmesinde yeri yoktur. Bu peksimet, poğaça, simit, kraker ve pirinç patlağı için de geçerlidir. Bebek tadını bilmediği şeyi canı çekmez. Altıncı aydan itibaren her gün olmamak kaydıyla kahvaltıda ekmek vermeye başlayabilirsiniz. Ekmek arada bir yenilebilir, diş kaşımak için verilebilir. Hiç vermezseniz bebeğinizde herhangi bir eksikliğe yol açmaz. Beyaz ekmek hiç vermeyin, beyaz ekmeğin tadına alışan bebekler büyüdüklerinde diğer ekmekleri lezzetsiz bulurlar. İlk önce daha az glüten içeren ekşi mayalı ya da karabuğday ekmeğiyle başlayın. Bebeğinizde kötü kokulu kaka, pişik, ishal, karın şişliği gibi herhangi bir tahammülsüzlük belirtisi gözlemezseniz diğer ekmekleri de deneyebilirsiniz. Tam buğday, karabuğday, karışık tahıllı ve çavdar ekmeği normal beyaz ekmeğe oranla daha çok lif, protein, demir, mineral ve B vitamini içerir. Siyez buğdayının genetik yapısıyla oynanmamıştır, siyez tam buğdaylı ekşi mayalı ekmek verebilirsiniz. Glisemik (kan şekeri endeksi) düşüktür, daha kolay hazmedilirler. Bunların da ekşi mayalı olanlarını tercih edin.

Soru: On aylık bebeğime kinoa, çiya ve tef gevreği verebilir miyim?

Cevap: Bunlar yüksek miktarda protein, çeşitli vitaminler ve lif içerir. Karbonhidrat olarak kahvaltıda yumurtanın yanında ekmek yerine veya öğlen sebzeli etli yemekle birlikte verilebilir.

Soru: Mısır ekmeği verebilir miyim?

Cevap: Mısır aynı buğday gibi genetiğiyle oynanmış gıdaların başında gelir. Karadeniz köylerinden gelen geleneksel mısır unu bulabiliyorsanız evde mısır ekmeği pişirip verebilirsiniz. Mısır ekmeğini de haftada bir kereden fazla vermeyin.

Soru: 11 aylık bebeğime simit verdim, çok sevdi. Sabahları kahvaltıda simit verebilir miyim?

Cevap: Evet ama haftada bir günü geçmeyin. Sürekli yenilmesi bağırsak geçirgenliğini bozar. Sürekli aynı besini yemek besin alerjisi geliştirme olasılığını arttırır.

Soru: Büyük kızım otistik. Diyetinden glüteni azaltmaya çalışıyorum. Glütensiz ekmek yedirebilir miyim?

Cevap: Glütensiz ekmek yedirebilirsiniz ama hiç yedirmeseniz de olur. Her çeşit tahıl tahammülsüzlüğe yol açabilir. İllaki ekmek yemek istiyorsa mısır ekmeği verebilirsiniz. Hatta süt ve süt ürünlerini de kesmeniz iyi gelebilir.

Soru: Bebeğime granola yedirebilir miyim?

Cevap: Tam tahıldan yapılsa bile şeker ve bitkisel yağ içerir. Hazmı zordur. Sağlıklı bir besin değildir. Vermezseniz bir kayıp olmaz.

YAĞLAR

İki yaşına kadar günlük kalori gereksiniminin yüzde 50'sine yakını sağlıklı yağlardan karşılanmalıdır. Yağlar doymuş ve doymamış olarak kabaca ikiye ayrılır. Oda ısısında katı olanlar doymuş yağlardır. Kuyruk yağı ve margarinler doymuş yağlar içerir. Tereyağı, hindistancevizi ve palmiye yağı hem doymuş hem de doymamış yağ asitleri içerir. Tekli doymamış yağ asidi içeren zeytinyağı oda ısısında sıvı, buzdolabında ise katılaşır. Çoklu doymamış balıkyağı gibi diğer yağlar buzdolabında sıvı kalırlar. Doymuş yağlar günlük alınan yağın üçte birinden az olmalıdır. Her gün mutlaka yağ yenilmelidir. Yağsız beslenmeyle hayatta kalmak mümkün değildir. Vücudu onarmak için yağ gereklidir. Omega3 ve omega6 gibi yağ asitleri insan vücudunda sentezlenemez, dışarıdan yemeklerle alınması şarttır. Yağlar vücudun en önemli enerji kaynağıdır, ileride olası bir açlık durumuna günlerce dayanabilecek kadar depolanır. Yağ her hücrenin önemli bir yapıtaşıdır, hücrenin dış çeperini oluşturur. Sinir sistemi ve beyin büyük ölçüde yağdan oluşmuştur. Tüm hormonlar bir tür yağ olan kolesterolden sentezlenir. Kolesterol vücudun en önemli antioksidanıdır. Asiditenin ve stresin yol açtığı tahribatları tamir eder. Omega3 bebeğin beyin gelişimi için çok önemlidir. Ayrıca bağışıklık sistemini güçlendirir. Kanser, enfeksiyon ve romatizma gibi kronik hastalıklardan korur.

Yağdan fakir bir diyet beynin ve vücudun iyi gelişememesine yol açar. Ayrıca yağda eriyen A, D, E, K vitaminlerinin bağırsaklardan emilmesi bozulur.

İkinci Dünya Savaşı'ndan sonra teknolojinin ilerlemesiyle birlikte tahıllardan ve tohumlardan daha kolay yağ çıkarılmaya başlanmış, dünyada bitkisel sıvı yağ tüketimi en az 3 katına çıkmıştır. Kısaca yiyeceklerimizdeki omega$_6$ oranı hızla artmıştır. Öte yandan bitkisel yağların kızartmada kullanılması bunların yapısını bozarak kanser yapan hidrojenize yağlara dönüşmesine neden olmuştur. Bu nedenle ayda birden fazla kızartma yenilmemelidir.

Günlük besinlerle aldığımız $omega_3$/$omega_6$ oranı en az bire dört olmalıdır. $Omega_3$ vücudumuzda sentezlenmediğinden dışarıdan yeterli miktarda alınmalıdır. Günümüzde yiyeceklerdeki $omega_3$ oranı önemli ölçüde düşmüştür, neredeyse $omega_3$/$omega_6$ oranı 1'e 40 olmuştur. Otlanarak beslenen hayvanların etinde $omega_3$ oranı yüksektir. Yemle beslenenlerde ise $omega_6$ oranı yüksektir. Aynı şekilde serbest dolaşan ve doğal beslenen tavuğun yumurtası $omega_3$'ten zengindir, çiftlik yumurtası ise $omega_3$'ten fakirdir.

$Omega_3$'ten zengin hayvansal gıdalar başta balık olmak üzere, serbest dolaşan ve doğal beslenen hayvanların eti, sütü ve yumurtasıdır. Bitkisel $omega_3$ kaynakları çörekotu, ketentohumu, kabak çekirdeği başta olmak üzere tüm tohumlarda, semizotu gibi yapraklı sebzelerde, avokado, ceviz gibi yemişlerde, zerdeçal gibi baharatlarda bulunur. Aynı miktardaki $omega_3$'ü karşılayabilmek için hayvansal gıdaya göre daha büyük miktarda bitkisel gıda yenmelidir.

Yağ yemeğin lezzetini arttırır, doymayı sağlar, tok tutar. Yemek pişirmede tereyağı ya da kuyruk yağı kullanabilirsiniz. İşlem görmemiş ayçiçeği, kabak çekirdeği, fındık, badem, ketentohumu, hindistancevizi gibi yemiş, tohum ve kavrulmamış çekirdek yağları da yararlıdır. Mutfağınızda ayçiçek, mısır yağı ve margarin kullanmayın, bunlar $omega_6$'dan zengin yağlardır. Rafine edilmiş zeytinyağı yerine natürel soğuk sızma zeytinyağını kullanın.

Sıcak yemekleri hayvansal yağlar ile pişirmek, soğuk yenen yemeklere ise pişirdikten sonra ya da pişmeye yakın zeytinyağı eklemek daha sağlıklıdır. Zeytinyağını fazla pişirmemek gerekir. Zeytinyağının rengi ne kadar koyuysa o kadar yararlıdır. Kızartma genel olarak tavsiye edilen bir pişirme yöntemi değildir. Çok nadiren mücver ya da kabak kızartması yapacaksanız ayçiçek yağı yerine zeytinyağı kullanın, ancak kızartma yerine bunları fırında pişirmek daha sağlıklıdır. Kızartma yağını her seferinde değiştirmeniz gerekir. Yüksek ısıda ayçiçeği, mısırözü, fındık vb. gibi doymamış yağlar, doymuş trans yağlara dönüşür. Kızartmada oluşan trans yağlar çok zararlıdır. Vücut bu yağları tanımıyor. Bunlar hücre yapısına girdikleri zaman hücreyi bozar. En az sigara kadar zararlıdır. Kansere ve kalp hastalıklarına yakalanma riskini arttırır, kanda kötü kolesterolü yükseltirler. Patates kızartması en zararlısıdır, mümkünse hiç tüketilmemelidir. Hazır cipsler ise çok daha zararlıdır.

Margarinler de trans yağlar gibi çok zararlıdır, hiç kullanılmamalıdır. İşlenmiş, paketlenmiş hazır gıdaların çoğunda trans yağlar vardır. Paketlerin üzerinde yazan nebati yağ aslında ya margarindir ya da işlem esnasında trans yağa dönüşmüştür.

Bebeğinize bol bol zeytinyağı, kaymak ve tereyağı yedirin. Zeytinyağını sebze püresine ya da çorbasına pişirme esnasında değil yedirmeden önce ilave edin.

Soru: Ailemizde kolesterol ve şişmanlık sorunu var. Televizyonda doymuş yağlardan uzak durmamız gerektiğini duyuyorum. Hangi yağı yedireceğimi bilmiyorum. Öneriniz?

Cevap: Margarin, etlerin kenarındaki yağlardan ve kızartmalardan uzak durun. Pakette satılan çoğu abur cubur gıda üzerinde kolesterol içermez yazmasına karşın hidrojenize nebati yağlar yani doymuş trans yağlar içerirler. Zeytinyağı, balıkyağı, hindistancevizi yağı, çeşitli kuruyemiş, kavrulmamış çekirdek ve tohumların içerdiği yağlar yararlıdır.

Soru: Bebeğime doktoru balıkyağı vermek istiyor. Ailemizde herkes kilolu, ben de kilo almasından korkuyorum, bu nedenle vermek istemiyorum. Omega$_3$ balıkyağı iştah açar mı?

Cevap: Omega$_3$ balıkyağı kilo aldırmaz, tam tersine yağ yakmayı kolaylaştırır. Ailenizde kilo sorunu varsa omega$_3$'ü düzenli içirmenizi öneririm. Fazla kilonun yol açtığı yüksek tansiyon, insülin direnci, damar sertliği vb. bir sürü olumsuzluktan korur ve tedavi eder.

Soru: Bir aylık bebeğime balıkyağı verebilir miyim?

Cevap: Bebeğiniz mamayla besleniyorsa balıkyağına hemen başlamalısınız. Günde 250 mg EPA+DHA vermeniz yeterlidir. Bebeğinizi yalnızca anne sütüyle besliyorsanız ilk altı ay sizin günde 1-2 gr balıkyağı içmeniz gerekir. Altıncı aydan itibaren bebeğiniz anne sütüne devam etse bile günde 500 mg omega$_3$ almaya başlamalıdır. Omega$_3$ takviyesi hayat boyu devam etmelidir.

Soru: İnternette balıkyağı şuruplarının ağır metal içerebildiklerini okudum. Bunlar bebeğime zarar verir mi?

Cevap: Omega$_3$ balıkyağı içtiği için ağır metal zehirlenmesi olan hiçbir çocuğa rastlamadık. Bu şurupların hepsine ağır metal testi yapılmaktadır.

Soru: Balıkyağı şurubunu eczacı buzdolabında saklamamızı istedi. Bebeğe soğuk şurup içirmek doğru mu?

Cevap: Omega$_3$ açıkta, sıcakta ve ışıkta en kolay bozulan yağdır. Bu nedenle buzdolabında saklamak daha doğrudur. Böylece balık kokusu da azalmış olur. Buzdolabından bir tatlı kaşığı soğuk şurup içirmek bebeğin üşütmesine yol açmaz.

Soru: Bebeğime hiçbir şekilde balıkyağını içiremiyorum. Farklı markalar da denedim. Öneriniz?

Cevap: Taze sıkılmış portakal suyuyla vermeyi deneyin. Bebekler genelde taze sıkılmış meyve suyuna karıştırılan balıkyağına tepki göstermez. Balıkyağı mamaya, meyveli yoğurda ve her çeşit yemeğe karıştırılabilir. Ama bebeğiniz ısrarla içmezse semizotu, ceviz, kabak çekirdeği, ketentohumu, zerdeçal, avokado gibi bitkisel omega$_3$ içeren besinlerden her gün bolca miktarda yedirmenizi öneririm.

Soru: Omega$_3$ gece içirilmeli gibi bir şey duydum. Doğru mu?

Cevap: Omega$_3$'ün alındığı saatin önemi yoktur. Ağızlarına balık tadının geldiğini söyleyen büyük çocuklara gece yatmadan içirilmelidir.

Soru: Omega$_3$ fazla alınmasının zararlı olduğunu okudum. Bu nedenle bebeğime vermek istemiyorum. Sizin öneriniz nedir?

Cevap: Günlük aldığımız omega$_3$/omega$_6$ yağ oranı bire bir bile olabilir. Depresyon, hiperaktivite, romatizma gibi birçok hastalıkta günde 6-8 gr omega$_3$ verilmektedir. Balıkyağı şurubunun fazla verilmesi hafif bir ishal yapabilir. Balıkyağı alırken hangi deniz ve hangi balıktan üretildiğinden çok kaç mg omega$_3$ (EPA+DHA) içerdiği daha önemlidir.

Tereyağı

Tereyağı butirik asit içerir, kanserden, virüslerden ve Alzheimer'den korur, yaşlanmayı geciktirir. Tereyağıyla pişen besinler daha zor bozulur. Serbest gezen ve otlayan hayvanların sütünden yapılan yağların hem hazmı daha kolaydır hem de besin değerleri daha yüksektir. Keçi sütü tereyağı ya da kaymağı ekmeğin üzerine sürülerek yenilebilir. Yemekleri pişirirken inek ya da manda sütünden yapılmış tereyağı kullanılmalıdır. Yumurta tereyağında pişirilmelidir. Bağırsakların PH'nı asitleştirir ve candida gibi mantarların üremesini engeller.

Ayçiçek yağı: Genetiğiyle oynanmış ve rafine edilmiş bir yağdır. Kullanılmasını tavsiye etmiyorum.

Kokanet yağı ve hindistancevizi yağı: Çok yararlıdır. Tüm Uzakdoğu ve Hindistan yemek pişirmede kullanır. Ülkemizde zeytinyağı varken hindistancevizi yağı almak anlamsızdır. Arada fındık yağı kullanabilirsiniz.

Soru: Yurtdışında şişede satılan sıvı tereyağı görüyorum. Evde nasıl yapılır?

Cevap: Tereyağını kısık ateşte hafifçe eriterek yavaş yavaş pişerken üzerindeki köpükler alınıp geriye kalan sıvı tereyağına giy denir. İçindeki doymuş yağlar uzaklaştırıldığından çok daha sağlıklıdır.

Soru: Ailemizde kolesterol sorunu var. Bu nedenle bebeğime yalnızca zeytinyağı vermek istiyorum. Hiç tereyağı vermek istemiyorum. Öneriniz?

Cevap: Şeker, un, trans yağ içeren rafine gıdalar asiditeyi arttırır, dolayısıyla kolesterolü en çok bunlar yükseltir. Eskiden tereyağının kan kolesterolünü arttırdığına inanılırdı. Tereyağı kolesterolü artırmaz, sağlıklı bir yağdır. Bebeğinize kaymak ve tereyağı mutlaka verin. Tek yönlü beslenme iyi bir şey değildir, farklı yararlı yağları bir arada yemesi iyidir. Örneğin çekirdekler, kuruyemişler, avokado, tohumlar, yumurta, peynir ve kavurma gibi hayvansal kökenli yağlardan da yiyebilir.

Soru: Üç aylık mamayla beslenen bebeğim kabızlık sorunu yaşıyor. Komşular mamasına zeytinyağı ilave etmemi söylediler. Ben de kilo almaması için zeytinyağı vermek istemiyorum. Öneriniz?

Cevap: Un ve şeker içeren gıdalar insülin direnci yaratarak kilo alımına yol açar. Zeytinyağı kilo aldırmaz, fazlasını vücut kakayla atar. Kakayı yumuşattığından kabızlık sorununa iyi gelir. Kilolu bebeklerde bile yağ kısıtlaması yapmıyoruz.

Soru: Evde yaşlılarımız var. Onlara tuzsuz yağsız yemekler pişmekte. Sekiz aylık bebeğime bu yemeklerden yedirebilir miyim?

Cevap: Üzerine zeytinyağı ya da tereyağı ekleme kaydıyla yedirebilirsiniz.

MİNERALLER
Tuz

İnsanların mutlaka alması gereken minerallerin başında tuz gelir. İnsan vücudunun üçte ikisi tuzlu sudan oluşmaktadır. Tuzsuz hayat mümkün değildir. Doğal ve işlem görmemiş besinlerdeki tuz miktarı yetersiz gelebilir. Her gün belli miktar tuz alınmalıdır. Erişkinler için bu miktar 2,5 silme çay kaşığıdır. Dışarıdan yeterli tuz alınmadığında su-elektrolit dengesizliği, dikkat eksikliği, düşünememe, yorgunluk, tükenmişlik hissi, hareket edememe durumu ortaya çıkar. Bu durum hayati tehlike oluşturabilir. Kronik eksikliğinde ise depresyon, beyin fonksiyonlarında yavaşlama gibi sinir sisteminde ciddi bozukluklara yol açar.

İşlem görmemiş doğal kaya tuzu (Çankırı tuzu gibi), ağır metal içermeyen deniz tuzu veya himalaya tuzu kullanın. Doğal ve işlenmemiş tuzlarda 84 çeşide yakın mineral bulunur. Vücut ihtiyacı olan minerallerin tamamını bu tuzdan sağlayabilir. Normal sofra tuzunda bu mineraller bulunmadığı gibi akışkanlığı artırmak ve nemlenmeyi engellemek için alüminyum gibi zararlı katkı maddeleri bulunur. Tuzlara organik iyot ilavesi gereksizdir. Deniz kenarında yürümek, yaşamak ya da balık yemek yeterli iyot almayı sağlar. Bir yaşına kadar çocukların yemeğine tuz ilave edilmesi gereksizdir. Ancak arada tuzun kalitesine ve miktarına dikkat etme kaydıyla bizim yemeklerimizden yedirebiliriz. Ne kadar tuz içerdikleri bilinmediği için soya sosu ve diğer soslar, kola gibi içecekler, sosis, sucuk, salam vb., konserveler, ketçap, mayonez, fast food, çeşitli atıştırmalıklar ve diğer tüm abur cuburlar bir yaşından önce verilmemelidir. Çok zararlı olduklarından bu tür gıdalar mümkünse hayat boyu yenilmemelidir. Böbreklerde bir sorun yoksa ya da uzun süreli kortizon kullanmayı gerektiren bir hastalık yoksa normal besinlerden alınan tuzu kısıtlamak gerekmez. Herkesin tuz ihtiyacı farklıdır. Sıcak havalarda tuz ihtiyacı artar. Daha hareketli olanların ve daha çok terleyenlerin tuz gereksinimi daha fazladır.

Evde pişirdiğiniz yemeklerdeki tuz miktarı çok önemli değildir, çünkü ihtiyacınızdan fazlasını yemişseniz bu sizi susatır ve daha fazla yemenizi engeller. Asıl sorun ekmek dahil hazır gıdalardaki ve kola gibi içeceklerde koruyucu ya da lezzet arttırıcı olarak ilave edilen ama tadını almadığımız tuzlardır. Vücut bunları tanıyamadığı için yeterli miktarda tuz aldığını algılayamaz ve kesmeyi bilmez. Farkında olmaksızın fazla tuz alınmış olunur.

Tuz yemeğe piştikten sonra eklenmelidir. Böylece tuzun tadı daha iyi alınır. Lüzumsuz yere fazla tuz konulmamış olur.

Soru: On aylık bebeğime turşu yedirebilir miyim? İçindeki tuz miktarı zararlı değil midir?

Cevap: Evde kaya tuzuyla yapılmış turşuyu yıkarak verebilirsiniz. Bebeğinizin tuz ihtiyacı yoksa tuzlu bularak zaten yemeyecektir. İlk altı ay böbrekler yeterince çalışmadığı için tuzlu besinler verilmemelidir. Artık 10 aylık olduğu için az miktarda tuz yiyebilir. Az miktarda yedirmeniz probiyotik ve C vitamini açısından yararlıdır. Hazır turşularda raf ömrünü uzatmak için sodyum benzoat bulunabilir. Bunlar vücudun tuz yükünü arttırır, öte yandan kanserojendir.

Soru: Evde yaşlılarımıza pişirdiğimiz yemeklerde hiç tuz yok. Bebeğime bunlardan yedirirken tuz ilave etmeli miyim?

Cevap: Ekmek, zeytin, peynir, turşu, kavurma, geleneksel sucuk, çeşitli sebze ve meyveler dahil pek çok besinle beraber tuz alıyoruz. Ev dışında yenilen yemeklerde de tuz vardır. Bu nedenle tuz ilave etmenize gerek yoktur.

Soru: En iyi tuz nedir? Her yerde himalaya tuzunu duyuyorum. Eve ne almalıyız?

Cevap: Doğal ve işlenmemiş deniz ve kaya tuzu iyidir. Ülkemizdeki işlem görmemiş kaya tuzları oldukça sağlıklıdır.

Demir ve Eksikliği

Demir vücudumuzdaki tüm hücrelere oksijen taşınmasında önemli rol oynar. İnsan metabolizması için önemlidir. Günlük beslenmeyle yeterli miktarda alınmasına özen gösterilmelidir. Çocuklarda ve kadınlarda demir eksikliğine çok sık rastlanır. Demir eksikliği bebek ve çocuklarda dikkat eksikliği ve zekâ testlerinde daha düşük puanlar almalarına yol açar. Demir eksikliğinin düzeltilmesiyle normale döner. Ülkemizde yapılan araştırmalar 6 ay ile 2 yaş arası çocuklarda demir eksikliğinin yüzde 80'lere vardığını göstermektedir. Son yıllarda Sağlık Bakanlığı bebeklere 4-6. aydan itibaren bir bazen de iki yaşına kadar demir takviyesi yapılmasını önermektedir. Demir aç karına kilo başına bir damla verilir. Demir eksikliği olan bebekler solgun, yorgun, huzursuz, iştahsız olabilir ve uykuları bozulabilir. Bebek, annesinde ciddi demir eksikliği yoksa genellikle kendisine ilk dört-altı ay yetecek kadar demir deposuyla doğar. İnsan sütündeki demir miktarı ilk altı ay içerisinde demir eksikliğinin gelişmesini engeller. Ek besinlere başlandığı zaman demirden zengin et, mercimek, ıspanak vb. gıdaların en geç altıncı ayda diyete eklenmesi şarttır. Demirden zengin ek besinleri yeterli yemeye başlayana kadar, çocuk doktoru gerekli görürse bebeğinize demir damlası vermenizi tavsiye edebilir.

Demir eksikliğinin bir nedeni de aşırı süt içmektir. Diğer nedeni de fazla karbonhidrat tüketilmesidir. Bunlar bağırsaklardan demir emilimini bozar. Aynı şekilde C vitamini içeren gıdaların az yenilmesi de demir emilimini azaltır. Domates, brokoli, biber, kivi, portakal gibi C vitamininden zengin gıdaların etin yanında yedirilmesi bağırsaklardan demir emilimini arttırır.

Soru: Altı aylık bebeğimi kendi eliyle beslemeye başladım. İnce et parçalarını veriyorum, iyice kemirip çiğneyip tükürüyor, henüz yutamıyor. Sizce ek demir vermeli miyim?

Cevap: Demir etin en çok kanlı kısmında ve suyunda bulunur. Bu nedenle bebekler eti yutamasa bile iyice çiğnemeleri yeterli demir almalarını sağlar. Yemek sularından vermek de yararlıdır.

Soru: Dört aylık bebeğime demir damlası vermeye başladığımdan beri kabızlığı ve kusmaları arttı. Kakası koyu renk oldu. Bu damlayı vermesem olur mu?

Cevap: Annede demir eksikliği yoksa, hamileyken ve emzirme döneminde de demir kullanmışsa, bebek altıncı aydan itibaren demirden zengin besinlere başlamışsa çocuk doktoruna danışma kaydıyla demir verilmese de olur.

Soru: Sütün demir emilimini azalttığını biliyorum. Örneğin yoğurtla ıspanak birlikte yenilince demir emilimi azalır mı?

Cevap: Süt demir emilimini azaltırken yoğurdun içindeki laktik asit bağırsaklardan demir emilimini arttırır. Ispanak ve pazı demirden çok zengindir. Yoğurt ile beraber yenilmelerinin bir sakıncası yoktur.

Günlük alınması gereken demir miktarı	
Yaş	Demir (mg)
6 ay	10
6 ay-3 yaş	15
4-10 yaş	10
11-18 yaş	18
19-50 yaş	10 (erkek) 18 (kadın)
51 yaş üzeri	10

Kırmızı ette bulunan demirin bağırsaklardan emilimi ve kullanımı en kolaydır. Tahıl, meyve ve sebzelerdeki demirin bağırsaklardan emilimi daha zordur.

Süt demirden oldukça fakirdir. Sütteki demirin bağırsaklardan emilimi de iyi değildir. Bu nedenle altı aydan büyük çocukların midelerini yalnız süt ile doldurmaları engellenmelidir. Aynı şekilde demli çay da demir eksikliğine yol açar.

Bebeğinize herhangi bir demir ilacını doktorunuza danışmadan vermeyin. Gereksiz yere fazladan alınan demir zehirlenmeye, vücutta çinko, bakır, kalsiyum gibi diğer elementlerin eksikliğine yol açabilir. Demir eksikliğinde sorunu dengeli beslenmeyle çözmek demir damlası kullanmaktan daha doğrudur.

Demirden zengin gıdalar		
Gıda	Miktar	Demir (mg)
Dana ciğeri	100 gr	7,5
Tavuk ciğeri	100 gr	7,4
Dana pirzola	100 gr	3
Tavuk	100 gr	2
Izgara kuzu	100 gr	1,7
Ton balığı	100 gr	1,2
Kuru kayısı	4 adet	4
Baklagiller (pişmiş)	yarım kâse	3

Badem	60 gr	2,7
Erik	5 büyük	2
Kuru üzüm	100 gr	1,9
Bira mayası	1 çorba kaşığı	1,4
Hardal	½ fincan	1,3
Bezelye	½ fincan	1,2
Domates suyu	½ fincan	1,1
Yumurta	1 adet	1
Brokoli, brüksellahanası	½ fincan	0,9
Kepek ve mısır ekmeği	1 dilim	0,7
Kuru incir	1 adet	0,6
Patates	1 küçük	0,5

Soru: Dört aylık bebeğim çok huzursuz, sürekli ağlıyor, uyutmakta çok güçlük çekiyorum. Sağlık ocağından demir damlasına başlamamı tavsiye ettiler. Demir eksikliği olabilir mi?

Cevap: Bebeklerde demir eksikliği aşırı huysuzluk ve uyku sorunlarına neden olur. Deneme amaçlı demir damlasına başlayabilirsiniz. Damla sonrası bebeğinizin uykuları ve huysuzluğu bir hafta içerisinde belirgin düzelirse demir damlasına birkaç ay devam edin.

Soru: Altı aylık bebeğime demir damlası içiremiyorum, aşırı kabız oluyor. Onun yerine pekmez versem olur mu?

Cevap: Pekmez zannedildiği kadar çok demir ve vitamin içermez. Sebzelerle beraber her gün kuzu ya da dana eti vermek demir ihtiyacını karşılar. Haftada bir gün güvenilir bir kasaptan alınmış ciğer yedirilebilir.

Soru: Sekiz aylık bebeğime hiçbir şekilde et yediremiyorum. Et suyunda pişmiş sebzeleri bile yemiyor. Demir eksikliğine karşı nasıl koruyabilirim?

Cevap: Bazı insanlar doğuştan vejetaryendir. Bebeklikten itibaren etin tadını hemen fark eder ve et içeren yemekleri reddedeler. Yumurta, fasulye, mercimek gibi baklagiller, yeşil yapraklı sebzeler, kuru kayısı, erik ve incir iyi bir demir kaynağıdır. Mercimeği yedi aylıkken diğer baklagilleri de bir yaşından sonra verebilirsiniz.

Kalsiyum

Vücutta en fazla miktarda bulunan mineraldir. Bu mineral kemik ve dişlerin kuvvetli olması için önemlidir. Kasların kasılması, sinir sisteminin iyi çalışması için de gereklidir. Krampların en sık nedeni kalsiyum eksikliğidir. Kemikler, gerektiğinde kullanılmak üzere vücudun kalsiyum deposudur. Ayrıca tüm vücudu taşırlar. 18 yaşına kadar kemik yapımı ve yoğunlaşması devam ettiği için kalsiyum ihtiyacı yüksektir. 18 yaşından sonra vücut ihtiyacı oldukça kalsiyumu dışarıdan aldığı kadar kemiklerden de temin edebilir. Besinlerle yeterli kalsiyum alınmazsa vücut kemiklerin kalsiyumunu kullanmaya başlar, sonuçta kemiklerin dayanıklılığı azalarak, kolay kırılabilir hale gelir. Kaslarda spazmlar gelişir, aşırı duyarlı ve gergin bir mizaç ortaya çıkabilir.

D ve C vitamini, egzersiz, güneş, kalsiyumdan zengin gıdalarla beslenme bağırsaklardan kalsiyum emilimini arttırır. Asit yükünü artırmayan beslenme de kemikleri osteoporozdan korur. Yiyeceklerdeki kalsiyum/fosfor oranı da çok önemlidir. Hayvansal gıdalarda ve hazır yiyeceklerde fosfor çok yüksek miktardadır, bu kalsiyumu azaltır. Diyetteki yüksek fosforu dengelemek için yeterince yeşil sebze ve meyve tüketmeliyiz.

Tüm yeşil yapraklı ve lifli sebzeler, roka, maydanoz, dere vb. otlar kalsiyumdan çok zengindir. Ispanak ve pazı az miktarda da olsa pirinçle pişirilirse ya da pilavla yenirse içindeki kalsiyum daha iyi emilir. İnekler bütün gün otlanarak yani otlardan aldıkları kalsiyumla süt oluşturur. Tüm deniz ürünleri, süt ürünleri, kuruyemişler ve tahıllar da iyi bir kalsiyum kaynağıdır. Süt zannedildiği kadar iyi bir kalsiyum kaynağı değildir. İnsanlar sütteki kalsiyumu sindirimi zor olduğundan yeşilliklerdeki kadar iyi kullanamaz. Süt yerine peynir ve yoğurttaki kalsiyum daha yararlıdır.

Soru: Süt içmezsek boyumuzun uzamayacağı, yeterince kalsiyum alamayacağımızı duyarak büyüdük. 9 aylık kızıma süt vermek istiyorum. Bir sakıncası var mı?

Cevap: Çoğu aile kalsiyum için mutlaka süt içilmesi gerektiğini düşünür. Maalesef vücudumuz sütteki kalsiyumu iyi kullanamadığı gibi süt içilmesi kemik ve dişlerdeki kalsiyumu da boşaltıyor. Yani kemik erimesine yol açıyor. Koyu yeşil yapraklı sebzeler, salatalar ve semizotu başta gelmek üzere tüm otlar kalsiyumdan çok daha zengindir. Kızınıza süt içereceğinize yoğurt, kefir gibi süt ürünleri kullanmanız ya da pişirdiğiniz yemeklere, çorbalara süt ilave etmeniz yeterlidir. Sütün sebzelerle ya da meyvelerle beraber pişmesi vücut tarafından daha iyi hazmedilmesini ve kullanılmasını sağlar.

Soru: Bebeğime alerjisi nedeniyle hiçbir süt ürünü veremiyorum. Acaba ilave kalsiyum vermeli miyim?

Cevap: Kalsiyum almak manganez, çinko, demir gibi diğer önemli minerallerin emilimini bozarak eksikliğine yol açabilir. Kalsiyum vermektense kalsiyumdan zengin sebzeleri bolca yedirmek yeterlidir. Brokoli, hardal otu, lahana, ıspanak gibi sebzeler süte yakın kalsiyum içerir.

Soru: Bir yaşındaki kızıma artık gece yatmadan inek sütü içirmek istiyorum, uyku getirir mi?

Cevap: Sütün kendisi değil içindeki kalsiyum rahatlatır ve iyi uyumasını sağlar. Süt çok alerjik ve hazmı zor bir gıda olduğundan yerine kefir ya da ayran vermek aynı etkiyi gösterir. Akşam yemeğinde yoğurt yedirebilirsiniz. Bunlar diş yapısını bozmaz, reflüye yol açmaz.

Magnezyum

Tüm yeşil yapraklı sebzelerde, fasulyede, tohumlarda ve otlarda bol miktarda magnezyum vardır. Magnezyum klorofilinin en önemli yapı taşıdır. Magnezyum ile kalsiyum hem doğada hem de hayvanlarda hem de bitkilerde bulunur. Magnezyum sinir iletimi, kas kasılmasında, kemik yapımında kalsiyum kadar önemlidir. Vücutta 300'e yakın enzimin çalışması için gereklidir. Eksikliğinde bellek zayıflaması, uykusuzluk, depresyon ve anksiyete gelişebilir.

Çinko

Eksikliğinde iştah azalması, tat duyusu kaybı, yara iyileşmesinde gecikme, enfeksiyonlara karşı direnç düşmesi, büyüme yavaşlaması görülür. Krom gibi insülin işlevi için gereklidir. Balık, tavuk, et, yumurta, süt ve süt ürünleri, kuruyemişler ve baklagiller çinkodan zengindir. Çinko proteinle birlikte bağırsaklardan daha iyi emilir, eksikliği vejetaryenlerde daha sık rastlanır. Çinko doğru karar almayı sağlar, zekâ ile bağlantılıdır. Antideprasan etkilidir. Panik atak ve dikkat bozukluğuna yol açabilir.

Eser Elementler

Kemik yapımı için kalsiyum yanında bakır, magnezyum, selenyum, manganez, silikon, flor gibi elementler de gereklidir. Eser elementler enzimlerin ve metabolizmanın düzgün çalışması için gereklidir. Örneğin selenyum eksikliği kalp hastalıkları ve kanser riskini arttırır. Bebeklerde ve hamilelerde manganez eksikliği doğuştan gelen kusurları arttırır.

Baharatlarda eser elementler çok yüksek miktarda bulunur, yemeklere katılmaları eksikliği engeller. Karabiber, zencefil, karanfil, kekik, defneyaprağı yüksek miktarda çinko ve diğer eser elementleri içerir.

Soru: Arkadaşlarım çocuklarına multivitamin ve mineral içeren şuruplar veriyorlar. Ben vermiyorum, acaba bir eksiklik gelişir mi?

Cevap: Dengeli bir diyet tüm vitamin ve mineralleri karşılar. Bunları şurup şeklinde vermek yerine beslenmeyle tamamlamak daha doğrudur. Şuruplardaki vitaminler ve mineraller aktif formda değildir. Ayrıca yüksek konsantrasyonlarda bulunduklarından diğer vitaminlerin ya da minerallerin emilimini bozabilirler. D vitamini ve omega$_3$ dışında ek vitamin verilmesi gereksizdir.

VİTAMİNLER

Metabolizmanın çeşitli işlevleri için gereken günümüzde bilenen on üç farklı vitamin vardır. Belki bunların sayısı bildiğimizden daha fazladır. Vitaminlerin çoğunu yediğimiz besinlerden karşılarız. Ancak D vitamini genelde besinlerde yoktur, yapılması için güneşlenmek gerekir.

Takviye Olarak Verilmesi Gereken Vitaminler
D Vitamini

Günümüzde kabul gören en önemli antioksidan D vitaminidir. D vitamininin insan vücudunda hormon benzeri görevleri vardır: Bağışıklık sisteminin iyi çalışabilmesi, kemiklerin sağlamlığı, kanser ve kronik otoimmun hastalıkları önleme, kalp-damar sağlığını koruma gibi çeşitli işlevleri vardır. Atletik performans kadar beyin gelişimini de etkiler. Her yaş grubu için kan D vitamini düzeyinin kış aylarında 50, yaz aylarında ise 100 civarında olması idealdir. Kan D vitamini düzeyi 50-120ng/ml arasında tutulmalıdır.

Anne sütüyle beslenen bebeklere doğumdan itibaren her gün D vitamini verilmelidir. Mamayla beslenen bebeklerde mamadaki D vitamini yeterli olmamaktadır, onlara da doğumdan hemen sonra D vitamini başlanmalıdır. Önerilen doz anne sütüyle beslenen bebeklerdeki gibidir.

Yaşa uygun önerilen günlük dozu aşmama kaydıyla, D vitamini ölene kadar alınmalıdır. Büyüyen ve gelişen varlıklar olarak çocuklarımızın 18 yaşına kadar yeterli D vitamini almalarını sağlamalıyız. Günlük doz bebeklerde 500 İU, çocuklarda 1000 İU, ergen ve erişkinlerde ise 2000 İU olarak alınması tavsiye edilir. Bu dozlar bazı bebeklere ve çocuklara yeterli gelmemektedir, kan testi yapılarak doz artırılır. Bu dozların yıllarca kullanımı güvenlidir, insan vücudunda herhangi bir zehirlenmeye yol açmaz. Kalp hastalığı, kronik böbrek yetmezliği, tiroit iltihabı gibi otoimmun hastalıklarda, alerjide, epilepside, obezitede, şekerde, çeşitli enfeksiyonlarda ve kanserde günlük önerilen D vitamini dozu 3000-5000 üniteye kadar çıkabilmektedir. Aynı şekilde sporcular da yüksek doz D vitamini kullanmalıdır. Her yaş grubu insanlarda yapılan çalışmalar, kan D vitamini düzeyinin düşük olduğunu ve dışarıdan takviye edilmesi gerektiğini göstermektedir. Günümüzün modern insanı yeterli miktarda güneş göremediğinden yeterince D vitamini sentezleyememektedir.

D vitamini yağda eriyen bir vitamin olduğu için anne sütüne çok az geçer. Ülkemizde kadınların çoğunda D vitamini eksikliği vardır. Bu durum anne sütüne de yansır. Anne karnından başlayarak bebeğin yetersiz D vitaminiyle doğması da eksikliği arttırarak daha yeni doğan bebekte bile D vitamini eksikliği bulgularının ortaya çıkmasına yol açar. Emziren annelerin, bebeklerinin sağlığı kadar kendi sağlıkları için de D vitamini almaları gerekir. D vitamini doğum sonrası çoğu annede gözlenen depresyon, aşırı yorgunluk, eklem ve kas ağrılarına iyi gelir. Ayrıca anneyi osteoporoz, çeşitli diş ve dişeti sorunlarından korur.

Bebek anne karnında gelişiminin çok önemli bir bölümünü tamamladığından hamilelere mutlaka D vitamini verilmesi gereklidir. D vitamini bebeğin beyin gelişiminden kemik yoğunluğuna, hatta doğum tartısına kadar etkilidir. Hamilelikteki D vitamini yetersizliği, doğan bebekte

daha çok egzama, alerji, diş çürüğü, psikolojik ve psikiyatrik bozukluk-
lar ve anomaliler görülmesine yol açar.

Ağır D vitamini eksikliğinde raşitizm, osteoporoz, kas güçsüzlüğü
oluşurken, hafif yetersizlikte sık tekrarlayan solunum yolu enfeksiyon-
ları, bağışıklık sisteminin iyi çalışamaması nedeniyle tiroit hastalığı, tip1
diyabet, romatizma gibi otoimmun hastalıklara yakalanma riski artar.
Ayrıca alerji, kanser ve depresyona yatkınlık görülür. D vitamini eksik
olanlarda kalp damar hastalıkları daha sıktır.

D vitamini deride sentezlenen bir tür steroit hormonudur. Bağışıklık
sisteminin iyi çalışabilmesi için önemli olan 200'e yakın antimikrobik
maddenin yapılabilmesi için gereklidir. Antioksidan ve toksinleri vücut-
tan atan sistemlerin iyi çalışabilmesi de D vitamini düzeyine bağlıdır. D
vitamininin omega$_3$ gibi iltihap azaltıcı özelliği vardır. Solunum fonksi-
yonlarının iyi çalışabilmesi için de yeterli D vitamini gereklidir.

Sık tekrarlayan kırıklarda mutlaka D vitamini eksikliği akla gelmeli-
dir. Çoğu anne her gün D vitamini vermek vücutta birikerek zehirlen-
meye yol açar mı diye merak eder. D vitamini çok uzun süre günde an-
cak 10000 İU üzerinde alınırsa toksiteye neden olabilir.

Obezite D vitamini eksikliğine neden olur. Şişman bebeklere daha
yüksek doz D vitamini verilmelidir. D vitamini kullanmak Multipl Skleroz
(MS), hipertansiyon ve kanserden korur. Stres altında olanlara, dep-
resyonda ve birçok psikiyatrik bozuklukta da kullanılır.

Soru: Bebeklerin günde bir kez on beş dakika güneşe çıkmasının
kendi vücudunda D vitamini yapımı için yeterli olduğunu duydum.
Bebeğimizi günde en az iki kez parka götürüyoruz. Yine de D vi-
tamini verecek miyiz?

Cevap: Bebeğin yeterince D vitamini yapabilmesi için güneş kre-
mi sürmeden öğlenleri yaz-kış her gün en az bir saat dışarıda çıp-
lak bırakılması gereklidir. Ayrıca güneş banyosundan sonra en az
iki gün yıkanmamalıdır. Aksi durumda derinin üstündeki yağ taba-
kasında oluşan D vitamini emilip karaciğere gidemeden sabunlu
banyo suyuyla akar gider. Yeterli güneş banyosuna rağmen D vi-
tamini eksikliği gelişebilir. Bu nedenle bebeğe doğumdan itibaren
her gün ağızdan D vitamini verilmesi gerekir. Cam arkasından ge-
len güneş D vitamini yapımı için yetersizdir.

Soru: D vitamini eksikliğini çevremde çok sık duyuyorum, bunun nedeni nedir?

Cevap: D vitamini normalde güneş ışınlarının etkisiyle deride sentezlenir ve kan dolaşımına karışarak karaciğere taşınır. Ancak günümüzde hiçbirimiz açık havada yeterince vakit geçiremediğimiz gibi D vitamininin en yoğun yapıldığı öğlen saatlerinde ya gölgede oluyoruz ya da güneş koruma kremleri sürüyoruz.

Soru: Yaz aylarında D vitamini vermeye devam edecek miyiz?

Cevap: Yapılan çalışmalar yaz aylarında bile D vitamini vermemiz gerektiği yönündedir. Dışarıda oynamak yeterli değildir. Doktor tarafından önerilen günlük dozu aşmadığınız takdirde yaz aylarında D vitamini bırakılmamalıdır. Bir tek deniz tatiline gideceğiniz zaman yanınıza D vitamini almasanız da olur.

Soru: Ben ve eşim bebeğimizi mümkün olduğunca doğal beslemeye karar verdik. Bebeğim yalnızca anne sütüyle besleniyor. Dışarıdan D vitamini vermek istemiyorum. Zaten vücudu güneş aldığında yeterince üretmiyor mu?

Cevap: Tropikal bir bölgede yaşasanız dahi bebeğinizin her gün sabahtan akşama kadar güneş kremi sürmeden dışarıda kalması mümkün değildir. Bu nedenle bebeğinize D vitamini vermeniz gerekiyor.

Soru: Üç aylık bebeğimin bıngıldağı erken kapandı. Muayenesinde D vitaminini bırakmamız söylendi. Sizce ne yapmalıyız?

Cevap: Bıngıldağı erken kapanıyor diye D vitaminini kesmek veya dozunu azaltmak eski ve yanlış bir bilgidir. Bıngıldağı kapanınca D vitamini bırakılır da yanlış bir bilgidir. Bıngıldağın kapanmasıyla D vitamini bağlantılı değildir.

Soru: D vitamini hangi besinlerde bulunur?

Cevap: Balık, deniz ürünleri ve ciğer dışındaki diğer besinlerde hemen hemen hiç bulunmaz.

Soru: Bebeğimin kafası çok terliyor. Nedeni ne olabilir?

Cevap: D vitamini eksikliğinde bebekler daha çok terler. Bebeğinize doğumdan itibaren düzenli D vitamini vermişseniz herhangi bir eksiklik görülmez. Üşütmesin diye fazla giydirilme ya da oda ısısının yüksek olması en sık terleme nedenidir.

Soru: Bir aylık bebeğime D vitamini verdiğim zamanlar yüzünde minik kızarıklıklar oluşuyor. Acaba ağır mı geliyor?

Cevap: D vitamini alerji yapmaz. Bebeklerin yüzünde genelde fazla giydirilmeye bağlı isilik tarzı döküntüler çok sık görülmektedir. D vitamini vermeyi kesmeyin, markasını değiştirin.

Soru: Bebeğime her gün doktorumuzun önerdiği şekilde D vitamini verirsem yine de kan tahlili yaptırarak D vitamini düzeyine baktırmalı mıyım?

Cevap: Yaz kış düzenli önerilen günlük dozda D vitamini veriyorsanız kan testi yaptırmanız gerekmez.

Suda Eriyen Vitaminler
C Vitamini

İnsan metabolizmasında C vitamini hayati önem taşır. Hücrelerin birbirine bağlanmasında rol oynar, kan damarlarının duvarlarını kuvvetlendirir. Demirin bağırsaklardan emilebilmesi, kolajen sentezi, kemik yapımı, bağışıklık sisteminin iyi çalışabilmesi, yara iyileşmesi için yeterli miktarda C vitamini gereklidir. C vitamini eksikliğinde yorgunluk, halsizlik, ishal, kansızlık, diş eti kanamaları, dişlerde sallanma, kıl kökleri etrafında kanamalar, çarpma sonrası kolay morarma, saçlarda kırılma, kemiklerde ağrı, eklem bozuklukları ile seyreden iskorbüt gelişir. Meyve ve sebzeden fakir beslenme, fazla pişmiş besin tüketilmesi, anoreksi gibi durumlarda eksiklik gelişebilir. İnsanlar kendi vücutlarında C vitamini sentezleyemezler. Yeteri kadar C vitamini almak için günde en az 4-5 porsiyon taze sebze ve meyve yemeleri gerekiyor. En yüksek miktarda turunçgillerde bulunur. Çilek, papaya, karpuz ve kavun da iyi bir C vitamini kaynağıdırlar. Domates, patates, yeşil biber, acı kırmızı biber, brokoli, lahana, tatlı patates, zerdeçal, limon C vitamininden çok zengindir. Lahana turşusunda C vitamini korunur.

Soru: Bebeğim hastalandığı zaman dışarıdan C vitamini kullanmalı mıyım?

Cevap: Hafif enfeksiyonlarda sıvı, sebze ve meyve miktarını arttırıp probiyotik vermek de işe yarıyor. C vitamini enerjisini arttırır. Orta ağırlıktaki üst solunum yolu enfeksiyonlarında C vitamini almak hastalığını süresini ve ağırlığını kısaltır. Soğan, sarmısak, çeşitli baharatlar, bitkiler, tereyağı gibi birçok besin maddesi de benzer etkiler gösterir.

Soru: Tüm kış bir yaşındaki bebeğime hastalanmaması için C vitamini verebilir miyim? Yuvaya giden abisi nedeniyle şu ana kadar sık sık ateşlendi.

Cevap: Sürekli verilebilir. Yeterli sıvı vermeniz kaydıyla fazlasının zararı yoktur. Çünkü C vitamini böbrekler ve dışkıyla atılır, vücutta depolanmaz. Aşırı miktarda verilirse ishal yapabilir.

Soru: Ağızdan verdiğimiz vitaminlerin çok büyük bir kısmının vücuttan atıldığını ve işe yaramadığını duyuyorum. Doğruluk payı var mı?

Cevap: Vitaminler ve mineraller meyve ve sebzelerde aynı anda iki formda bulunurlar. Doğal olarak yenildiklerinde aktif formda oldukları için daha yararlıdırlar. Örneğin C vitamini meyvelerde indirgenmiş formu askorbik asit ve oxide formu dehiydroaskorbik asit bir arada bulunur ve daha aktif etkilidir. İlaçlarda ise yalnızca askorbik asit formu bulunur. Yani vitamin ilaç olarak verildiğinde meyve ve sebzenin yerini tam anlamıyla tutmaz.

B_{12} Vitamini

Alyuvarların olgunlaşması ve sinir sisteminin gelişimi için gereklidir. Yalnız hayvansal kaynaklı besinlerde bulunur. Et, balık, tavuk, yumurta, süt ve süt ürünlerinde bulunur. Hiç hayvansal gıda tüketmeyen annelerin sütünde yok. Eksikliğinde kansızlık, halsizlik, kaslarda güç kaybı, baş dönmesi, görememe, idrar kaçırma, unutkanlık, bunama, psikoz gelişebilir.

Biyotin

Domates, pazı, marul, kıvırcık ve havuç biyotinden zengindir. Bağırsak florasının bozulması sonucu biyotin emiliminin azalması en sık biyotin eksikliği nedenidir. Sık sık az pişmiş yumurta yemek de biyotin eksikliğine yol açabilir. Eksikliğinde saçlarda kırılma dökülme, deride pullanma, soyulma, kaslarda güçsüzlük görülebilir.

Folik Asit

Meyve ve sebzelerde yeterince folik asit bulunur. Günde beş meyve ve sebze yiyen çocuklarda folik asit eksikliğine rastlanmaz. Karnabahar, yeşil sebzeler, bira mayası, ciğer gibi sakatatlar, et, yumurta ve kuruyemişler folattan zengindir. Gazlı içecekler, meyve suları ve karbonhidrattan zengin beslenme eksikliğe yol açabilir. İshal, doğum kontrol hapları ve bazı antibiyotiklerin kullanımı eksikliğe neden olabilir. Bir yaş civarında yeterince sebze yemeyen ve makarna, ekmek, pilav ağırlıklı beslenen çocuklarda eksikliğine sık rastlanır ve eksikliği kansızlığa yol açar. Hamilelerdeki eksiklik doğacak bebekte dudak-damak yarıklarına, omurga açıklığına, sinir sisteminin yeterince gelişememesine neden olur. Hamile kalmadan önce folik asitten zengin yeşil yapraklı taze sebze ve meyvelerle beslenen annelerde böyle bir eksiklik gözlenmez. Folik asite organlar daha oluşmadan yani hamile kalmadan en az üç ay önce başlanmalıdır. Özellikle genç kızların günde en az beş porsiyon sebze ve meyveyle beslenmeleri ileride böyle bir eksiklik yaşamalarını engeller.

SU

Su hayattır ve yaşam için çok önemlidir. Su içmeden en fazla iki-üç gün dayanabiliriz. Bebekler susuzluğa daha da dayanıksızdır. Vücuttaki tüm işlevler için su gereklidir. Kan yoluyla hücrelere besin ve oksijen taşınmasında su önemli rol oynar. Toksinlerin ve atıkların vücuttan ter ve idrar yoluyla atılmasına yardımcı olur. Asit-baz dengesi ve ısı dengesinin düzenlenmesi için gereklidir. Limonlu, sirkeli, mineralli sular alkali etkilidir. Su ilaçtır, kronik hastalıkları tedavi ettiği gibi oluşmasını da önler. Darbelere karşı insan vücudunun zarar görmesini engeller. Osteoporozun gelişmesini azaltır. Cildin yaşlanmasını yavaşlatır. İçilen su kaliteli ise insan ömrü uzayabilir.

Çocukların vücudunun yaklaşık yüzde 75'i sudan oluşur. Çocuklara suyun en önemli içecek olduğunu öğretin. Susadıkları zaman içgüdüsel olarak zaten ilk tercihleri sudur, bunu bozmamak gerekir. Madensuyu, şekersiz çay, ayran ve kefir gibi içecekler kısmen sıvı ihtiyacını karşılar.

Eski insanlar doğrudan kaynaktan, gölden, nehirden daha kaliteli sular içerlerdi. İçtikleri su canlı, mineralden zengin, yüzey gerilimi düşüktü. Ağır metal ve çeşitli toksinler içermiyordu.

Bebeklere su vermek gerekirse (kabızlık, ishal gibi durumlarda), ilk üç ay kaynatılarak verilir, örneğin mama hazırlayacağınız suyu önce kaynatmanız gerekir. Üçüncü aydan sonra kapalı cam şişe su ya da filtrelenmiş şebeke suyu kullanabilirsiniz. Sadece anne sütü ya da mamayla beslenen bebeklere ilk altı ay su vermek gerekmez. Ek besinlerle birlikte bebeğinize su vermeye de başlamalısınız. Bebeklere su vermek gerekirse ilk üç ay kaynatılmalıdır. Kabızlık, ishal gibi durumlarda bebeğiniz başlangıçta su içmeye ilgi göstermeyebilir. Su içmezse su yerine kesinlikle meyve suyu ya da bitki çayı vermeyin. Susadığı zaman su tek seçenek olursa hayat boyu su içme alışkanlığını sürdürür.

Şebeke suyu filtre edildiğinde ağır metaller ve toksik maddeler uzaklaştırılırken faydalı mineraller de kaybolmaktadır. Filtre edilmiş şebeke suyunu yemeklerde ya da içmek için kullanmadan önce musluktan soğuk su iki dakika akıtılmalıdır. Çayı içme suyu ile yapın yemeği ise musluktan akan soğuk suyla pişirebilirsiniz. İçmek için en iyi su kaynak suyudur. PH'ı 7,5 üzerinde olan alkali sular daha sağlıklıdır. Sert suların içimi daha zor olmasına karşın PH'ları daha yüksek, kalsiyum, magnezyum vb. minerallerden daha zengindirler ve asit-baz dengesini alkali yöne kaydırırlar. Madensuyu yeraltından çıkan kalsiyum, magnezyum gibi minerallerden zengin doğal ve yararlı bir sudur. Madensuları sindirimi kolaylaştırır, çocuklara da verilebilir. Şekerli ve meyveli olanları almayın.

Çocuklara su iki öğün arasında verilmelidir. Yemekle birlikte su içilmemelidir. Böylece midede sindirim için gerekli olan mide asidi ve enzimler seyreltilmemiş olur. Su oturarak içilmelidir. Bir biberonu ya da içme kabını suyla doldurarak gün içerisinde verin. Bebeğinizin ihtiyacı varsa içer, içmesi için zorlamayın. İçmesi gereken günlük miktarı kendisi belirler. Sıcak havalarda, enfeksiyon geçirirken veya ateşliyken su ihtiyacı artar, böyle durumlarda hiç yemek yemese bile sık sık su vermeye çalışın.

Su içmek, birçok hastalığı tedavi eder veya şikâyetleri azaltır. Reflü, kusma, ishal, kabızlık, üst solunum yolu enfeksiyonu, boğaz ağrısı, ateşte daha sık ve fazla su verilmelidir. Kabızlık, su alımı arttırılarak ilaçsız tedavi edilebilir. En iyi öksürük şurubu sudur. Aynı şekilde boğaz ağrısına yudum yudum su içmek iyi gelir. Böbrek taşını önlemenin en iyi yolu yeterli su içmektir. İdrar renginin beyaza yakın olması yeterli su içildiğini gösterir.

Yeterli su içmeyen insanlarda böbrek taşı, idrar yolu enfeksiyonu, kabızlık gibi sorunlar daha çok gözlenir.

Soru: Kaçıncı aydan itibaren suyu kaynatmadan içirebilirim?

Cevap: Üçüncü ayın sonundan itibaren çocuklara kapalı içme suyu kaynatılmadan verilebilir.

Soru: Bir yaşındaki çocuğuma çok sıcaklarda soda içirebilir miyim?

Cevap: Soda sudan yapılan yapay bir içecektir. Soda yerine minerallerden zengin olan doğal madensuyu verebilirsiniz. Doğal madensuları kaynağından sodalı çıkar.

Soru: Yedi aylık bebeğime su verdiğim zaman içmek istemiyor, başını çeviriyor. Ne önerirsiniz?

Cevap: Bebeğinizin kabızlığı yoksa besinlerle aldığı su miktarı yeterlidir. Emiyorsa anne sütünden yeterli su alıyordur. Mamayla besleniyorsa, suyu biberonla uykuya dalarken ya da gece yarısı uyanınca vermeyi deneyin. Biberonla almıyorsa su kabıyla ya da bardakla içirmeye çalışın. Bebeğinizin kabızlığı varsa ve bu yöntemler işe yaramazsa mamasına ve yiyeceklerine su ilave edin.

Soru: Yedi aylık bebeğimin içmesi gereken su miktarı nedir? Suyu ne zaman içirmeliyim?

Cevap: Bebeğiniz ihtiyacı kadar su içer. Bir su biberonu ya da içme kabı hazırlayarak yemekten bir saat önce ya da yemekten iki saat sonra olacak şekilde öğünler arasında verin. Bir günde 100 ml civarında bitirir. Yemek esnasında su içmek iyi değildir. Sindirimi güçleştirir.

Soru: Bebeğime hangi suyu içirmeliyim? Hazır bebek sularını almalı mıyım?

Cevap: PH'ı 7,5 üzerinde olan doğal kaynak sularını satın alın. Pet şişe yerine cam şişe tercih edin. Pet şişelerde zararlı olmayan plastik olarak kabul edilen 1 işareti olsa bile güneş altında kalmış ya da ısınmış şişelerdeki zararlı maddelerin suya karıştığı unutulmamalıdır. Satın aldığınız suların markasını arada değiştirin. Bebeğinize mutlaka bebek suyu içirmeniz gerekmiyor. Tek kullanımlık plastik bardaklardan bebeğinize su içirmeyin.

Soru: On aylık bebeğim gece boyunca o kadar çok su içiyor ki farklı bezler denesem de sabah üstünü ve yatağını ıslatmış buluyorum. Öneriniz nedir?

Cevap: Bebeğiniz gece yarısı uyandığında tekrar uykuya dalabilmek için sık sık su içme alışkanlığı edinmiş olabilir. Gece boyunca çok su içen bebeğin çişini sızdırmayacak bez henüz üretilmedi. Bu sorunu ancak uyku eğitimiyle çözebilirsiniz. Gece yarısı su yerine mama verilmesini hiçbir şekilde önermiyoruz.

Soru: Çocuklara soğuk su içirebiliyor muyuz? Soğuk su içtin, sesin kısıldı ya da boğazını üşüttün gibi şeyler doğru mu?

Cevap: Bu tamamen kültürel bir inanış. Örneğin, Çinliler ve Hintliler oda sıcaklığından daha soğuk olan su içilmemesini önermektedirler. Soğuk su ve soğuk besinlerin sindirimi güçleştirdiğine ve şok etkisi yaratarak iç organlarda kan akımının azalmasına yol açtığını düşünürler. Suyun bağırsaklardan emilebilmesi için önce ısıtılması gereklidir. Bu da enzimlerin boş yere kullanılmasına yol açar. Batı tıbbi ise sıcak havalarda ve ateşliyken soğuk sıvı içilmesinin serinletici etkiyle vücut ısısını dengelemeye yardımcı olacağını söyler. Bir çocuk küçük yaştan itibaren soğuk içmeye ve yemeye alışırsa büyüdüğü zaman soğuğa tahammülü daha çok olur, soğuk bir şeyler yiyip içtiği zaman da hastalanmaz.

Soru: Bebeğime limonlu su içirebilir miyim?

Cevap: Limonlu su hem C vitamini içerir hem de alkalidir. Midede asit özelliği ile sindirime yardım eder, bağırsaklardan emildikten sonra vücuda alkali etkilidir.

Soru: Bebeğim suyun tadını sevmedi. Şekerli su içirebilir miyim?

Cevap: Kesinlikle içirmeyin. Şeker zararlıdır. Öte yandan şekerli içecekler su ihtiyacını karşılamadıkları gibi susatırlar. Çocukları şekerli içeceklere alıştırmayın. Aynı şekilde bal veya pekmez de koymayın.

Soru: 18 aylık çocuğum günde toplam ne kadar su içmeli?

Cevap: Sıcak yaz aylarında bir litreye yakın su içmelidir. Çocuk yeterli su içmezse huzursuzluk, aşırı halsizlik, sinirlilik gibi aç olduğundaki gibi tepkiler gösterir. Hem aç hem susuz kaldığı durumlarda önce su içirilmeli, sonra karnı doyurulmalıdır. Çoğu zaman aşırı aktivite ve sıcak havalarda yeterli su içmeyebilir. Böyle durumlarda sık sık su verilmelidir. Özellikle güneş altında oynadığı zaman aşırı halsizlik ve yorgunluk gelişirse aileler bunu güneş çarpması olarak yorumlar. Yeterli sıvı aldığında hızla toparlanır.

Soru: Sekiz aylık bebeğime musluktan arıtma suyu içirebilir miyim?

Cevap: İçirebilirsiniz ama yağmur suyundan farksızdır, içinde hiçbir mineral bulunmaz. En iyi su hiç kuşkusuz doğal kaynak suyudur. Su markalarını belli aralıklarla değiştirmek daha doğrudur.

LİFLER

Besinlerle aldığımız lifler sağlığımız için çok önemlidir. Liflerin yararları saymakla bitmez. Lifler sindirim sistemi enzimleriyle sindirilemeyen karmaşık yapıda karbonhidratlardır. Lifler suda çözülebilenler ve çözülmeyenler olarak ikiye ayrılır. Suda çözülebilen lifler meyvelerde, bazı sebzelerde, baklagillerde ve yulafta bulunur. Bu lifler bağırsaklarımızda yaşayan iyi huylu bakteriler tarafından sindirilerek suda çözülür hale gelir. Bu lifler probiyotiklerimizin yani iyi huylu bağırsak bakterilerimizin besin kaynağıdır. Zararlı maddelerin, toksinlerin ve zararlı besin artıklarının bağırsaklardan kan dolaşımına geçmesini önlerler. Bağırsak duvarını toksik maddelerden korurlar ve bu maddelerin bağırsak geçirgenliğini azaltırlar. Vitamin K, B_{12}, biyotin, niacin gibi vitaminlerin sentezine yardımcı olur, ortamı alkali yaparlar.

Suda çözülmeyen lifler buğday, arpa, pirinç kabuğu ve bazı sebzelerde bulunur. Bunlar suda çözülmezler ancak suyu emip kaka hacmini fazlalaştırır, bağırsak hareketlerini uyarırlar. Bu liflerin sayesinde besin atıkları, zararlı mikroplar, mantarlar, toksinler, kanserojen maddeler kalın bağırsaktan atılır. Bağırsakların temizlik ve koruyuculuk görevini üstlenir, kabızlığı ve bağırsak kanseri gelişmesini önlerler.

Taş devri insanları ve primitif yaşayanlar bizim yediğimiz miktardan çok daha fazla miktarda lifle besleniyorlardı. Yüksek miktarda lifli gıdalarla beslenen Afrikalı kabilelerde kolon kanseri, şişmanlık, şeker hastalığı, kabızlık, spastik kolon gibi birçok hastalıklara rastlanmamaktadır.

Her gün mutlaka lifli besinler tüketilmelidir. Günlük alınması gereken lif miktarı kilo başına en az yarım gram olmalıdır. Rafine gıdalar, et, süt, peynir, yumurta ve balığın yanında, bire beş oranında salata veya sebze gibi lifli besinler yenilmelidir. Lifler bu besinlerdeki toksinlerin ve zararlı maddelerin emilimini azaltır, sindirimi kolaylaştırır, bağırsakları korur, çalıştırır, besin maddelerinin sindirilmesine ve emilmesine yardımcı olurlar. Şeker ve nişastanın emilmesini yavaşlatır, yani kan şekerinin ani yükselmesini ve insülin salgılanmasını azaltırlar. Diğer besinlerin glisemik indeksini düşürerek obezite gelişmesini ve kilo almayı engellerler. Kötü kan kolesterolünü az miktarda da olsa düşürürler. Karbonhidrattan düşük liflerden zengin besinlerle beslenme kalp hastalığı, diyabet, kolon kanseri vb. birçok kronik hastalıklardan korur.

Lifden zengin gıdalar

- Ahududu, çilek, böğürtlen
- Mercimek
- Kuruyemişler
- Tohumlar, çimlenmiş tohumlar
- Çekirdekler
- Ketentohumu, çiya tohumu, susam
- Kinoa
- Lahana, karalahana, marul, taze fasulye, bezelye, pırasa
- Brokoli, karnabahar, havuç, kereviz, enginar, yerelması
- Avokado
- Elma
- Kabak
- Yulaf kepeği

Soru: Kabızlık sorunu yaşayan bebeğimin daha çok lifle beslenmesi için meyveleri kabuklarıyla yedirmem uygun mudur?

Cevap: Meyvelerin kabukları yararlı değil, çünkü kabuğundaki lifler iyi sindirilemez, dolayısıyla kabuklar vitamin ve mineralden çok zengin olsalar bile yenilmemelidir. Ayrıca kabuktaki lifler yararlı liflerden değildir, gaz ve şişkinliğe yol açar, tüm tarım ilaçları ve çevre kirliliği etkenleri kabukta yoğunlaşmıştır. Kabukları mutlaka soyun. Mümkünse bol sebze de yedirin. Zeytinyağı ve omega$_3$ balıkyağı da verin.

PROBİYOTİKLER

Mide ve bağırsaklarımızda faydalı trilyonlarca bakteri vardır. Bu bakteriler vücudumuzdaki toplam hücre sayısının on katı kadardır. Bağırsaklarımızda, cildimizde, ağzımızda, burnumuzda, idrar yollarında, vajinada kısaca iç-dış tüm yüzeylerimizde bu bakteriler önemli bir bariyer oluşturur. Normalde sağlıklı bir bağırsak florasının yüzde seksen beşi yararlı bakterilerden oluşur. Geriye kalan yüzde on-on beş ise zararlı bakterilerdir. Bağırsak florası zararlı enfeksiyon etkenlerinin yerleşmesini engeller, sindirim sistemini temiz tutar, dengeli ve doğru çalışmasını sağlar.

Anne karnında bebeklerin bağırsakları sterildir, yani hiçbir bakteri yoktur. Flora doğumdan itibaren yavaş yavaş yaşamın ilk 1-2 yılında oluşur. Hatta tam oluşması yaşam boyu devam eder. Doğum başlamasıyla birlikte, bebek doğum kanalına girdiği andan itibaren bakteriler de yerleşmeye başlar. Normal yolla doğan bebekler doğumda annenin florasını bol bol yutarak daha kolayca sağlıklı flora oluştururlar. Anne sütü de iyi bir flora oluşmasına yardım eder. Ülkemizde doğumların yarısına yakını maalesef sezaryenledir. Sezaryenle doğan bebek annenin faydalı florasından yararlanamadığı için dış ortamda bulunan zararlı bakterilerle karşılaşarak sağlıklı flora oluşturamaz. Erken doğum, çeşitli hastalıklar, ilaç ve antibiyotik kullanımı, stres, kötü beslenme ve daha birçok faktör florayı bozar. Şeker ve karbonhidratlar da bağırsak florasını bozar, bağırsakta candida gibi mantarlar artar. Sebze ve meyvelerdeki lifler ise prebiyotik görevi görürler. Prebiyotikler iyi huylu bakterilerin besinidir. Muz, elma, şeftali, pırasa prebiyotikten çok zengindir. Sağlıklı bir flora için yeterli miktarda lifli gıdayla beslenmek gerekir. Annenin hamile kalmadan çok önce iyi beslenmeye başlaması, probiyotikten zengin gıdalar tüketmesi, hamileliğinde ve süt verme sürecinde de böyle beslenmeye devam etmesi bebeğin iyi bir flora oluşturmasını sağlar.

Probiyotikler çok yararlı vitaminler ve besin maddeleri sentezler, sindirim işlevinin önemli bir kısmını üstlenir, bağırsak geçirgenliğini kontrol ederler. Bir nevi gümrük memuru gibi bağırsaklardan kana hangi maddelerin geçeceğine izin verirler. Yararlı besinlerin emilimini kolaylaştırırlar. Floranın bozulması bağırsak geçirgenliğini arttırır, birçok besin iyi sindirilmeden kan dolaşımına geçer. Flora bozuksa toksinler de atılamaz. Bu durum daha sık hastalanmaya, ayrıca kanser, alerji, tiroit hastalığı ve romatizma gibi otoimmun hastalıkların gelişmesine yol açar. Safra taşlarının bir nedeni de bağırsak flora bozukluğudur. Flora bozuksa bağışıklık sistemi de iyi çalışamaz. Her gün solunum yoluyla, besinlerle, temasla 60-100 gr kadar zararlı bakteri alınır ve etkisiz hale getirilip atılır. Yararlı bakteriler (=probiyotikler) laktik asit gibi çeşitli asitler, doğal antibiyotik benzeri maddeler salgılayarak zararlı bakterileri etkisiz hale getirir. Canlı-cansız zararlı bakteriler kakayla birlikte dışarı atılır. Kakanın üçte birini zararlı bakteriler, üçte ikisini ise sindirilmemiş lifler ve besin artıkları oluşturur.

Bağırsaklarımızdaki yararlı bakterileri arttırmanın yolu bol liften zengin sebze ve meyve, ev yapımı yoğurt, turşu, kefir, peynir, ekşi mayalı ekmek, boza, sirke, nar ekşisi, tarhana, şalgam, 48 saat suda bekletilmiş nohut ya da buğday gibi fermente yiyecekler tüketmek veya ağızdan probiyotik almaktır. Preparat olarak almaktansa besinlerden probiyotik almak daha yararlıdır. Hastalıklarda ve antibiyotik kullanırken ağızdan probiyotik de alınmalıdır. Örneğin antibiyotiğin yanında bir kâse ev yoğurdu yenilmesi yeterlidir.

Anne sütüyle beslenemeyen ve sezaryenle doğan bebeklere iyi bir bağırsak florasının oluşabilmesi için ilk yıl ağızdan probiyotik verilmelidir. Hazır bebek mamalarına probiyotik katılmasının nedeni de budur. Her çeşit ateşlenme, enfeksiyon, pamukçuk, pişik, kusma, kabızlık ve ishalde probiyotik vermek bağışıklık sisteminin daha iyi çalışmasına katkıda bulunur. Besin alerjisi, besin duyarlılığı ve egzama gelişmesini önler. Kanserojen maddeleri nötralize eder. Kronik hastalıkların oluşmasını engeller. Örneğin sık sık idrar yolu enfeksiyonu geçirenlerde yararlıdır.

Bütün hastalıklar bağırsaklardan başlar. Flora bozuksa bağırsak hastadır. Bağırsaklar hastaysa vücudun diğer kısımları da hastalanır.

Soru: Elma sirkesi üzüm sirkesinden daha mı yararlıdır?

Cevap: Her iki sirke de yararlıdır. Elma sirkesinin tadı daha az keskindir. Organik meyvelerden yapılmış, katkı maddesi ilave edilmemiş ve işlem görmemiş her çeşit sirke yararlıdır.

Soru: Dokuz aylık bebeğim her diş çıkardığında ishal ya da pişik oluyor. Ağızdan probiyotik de veriyoruz ama işe yaramıyor. Ne önerirsiniz?

Cevap: Tuzlu olmasına karşın az miktarda turşu vermek ishale ve pişiğe iyi gelir. Bebeğiniz turşunun tadını severse ev yapımı salatalık, lahana ve havuç turşusunu blendırdan geçirerek sebze pürelerine karıştırırsanız ağızdan verdiğiniz probiyotik damlalarından daha fazla miktarda probiyotik vermiş olursunuz. Kefir de içirebilirsiniz.

Soru: Limon mu sirke mi daha iyi? Çorbalara hangisinden katmalıyım?

Cevap: Her ikisi de ayrı ayrı yararlıdır. Besinlere eklenildiklerinde kolay hazmedilmelerini ve alkali etki göstermelerini sağlarlar. Altı aydan sonra limonlu su içebilir, limon kemirebilir, zeytinyağlı yemeklere eklenebilir. Sirke ekşili köfte, salatalık, ızgara sebze vb'lerine eklenebilir.

Soru: Bir yaşındaki bebeğime tekrarlayan kulak enfeksiyonu nedeniyle sık sık antibiyotik vermek zorunda kaldık. Kusmaları nedeniyle yapılan karın ultrasonunda safra kesesinde taşlar tespit edildi. Doktorumuz bunların kullandığımız antibiyotikler nedeniyle oluştuğunu söyledi. Tekrar enfeksiyon geçirirse ne yapmalıyız?

Cevap: Antibiyotikler bağırsak florasını bozarsa safra kesesinde taşlar oluşabilir. Safra kesesindeki taşlar kaybolana kadar bir yıl boyunca probiyotik verin. Meyve ve sebze ağırlıklı beslensin. Tekrar taş oluşmasını engellemek için un ve şeker içeren gıdalar yedirmeyin. İleride tekrar antibiyotik vermeniz gerekirse, antibiyotiği mutlaka ev yapımı yoğurtla yedirin, ayrıca sabah akşam probiyotik de verin. Probiyotiğe antibiyotik bittikten sonra 10 gün daha devam edin. D vitamini ve omega$_3$'ü ihmal etmeyin.

Soru: Üç yaşındaki çocuğum yuvaya başladı. Sürekli hastalanıyor. Probiyotiği bütün kış her gün vermemde bir sakınca olur mu?

Cevap: Probiyotiği her gün vermenizde bir sakınca olmaz. Örneğin Fransızlar her öğünde peynir yiyerek probiyotik almış olurlar. İngilizler ve Almanlar tüm etlerin yanında ekşi lahana lapası, salatalık turşusu yiyerek probiyotik alırlar. Geleneksel mutfağımızda sirke, şalgam suyu, nar ekşisi, yoğurt, turşu sofradan eksik olmaz. Bunları yeterince yedirmiyorsanız her gün probiyotik verebilirsiniz. Fazlasının bir zararı yoktur. Tatlılardan uzak tutun. Balıkyağı ve D vitaminini de direncinin artması için verin.

Turşu

Turşu çok değerli eski bir gıdadır. Çeşitli kültürlerde sofrada mutlaka turşu yer alır. Örneğin Hintlilerde fermente edilmiş meyvelerden yapılmış chutney, Avrupa'da biber, salatalık ve lahana turşusu, Asya'da miso, fermente soya sosu gibi. Bunların içinde probiyotik bulunur. Probiyotiklerin içerdiği enzimler besinlerin kolay hazmedilmesini sağlar. Yenilen besinlerdeki vitaminleri etkin hale getirirler. Turşu kurmak besinin değerini azaltmadan iyi bir koruma yöntemidir. Sebzenin C vitamini dahil tüm vitaminleri korunur. Her sebze ve meyvenin turşusu kurulabilir. Turşu yaparken kaya tuzu kullanılmalıdır. Ev yapımı turşular daha sağlıklıdır. Turşudan lahana sarması, kapuska gibi yemekler de yapılabilir. Turşu ve ev yapımı salça çok tuzlu olduğundan 9. aydan itibaren yedirilebilir.

Soru: Her mevsim taze sebze bulunurken neden turşu yemeliyiz?
Cevap: Turşu sebze olduğu için değil probiyotik olduğu için yenilmelidir. Özellikle kuru fasulye, nohut gibi hazmı zor olan yemeklerle birlikte turşu yenilmelidir.

Yoğurt

Altıncı aydan itibaren bebeklere keçi sütü veya günlük inek sütünün mayalanmasıyla yapılan yoğurt verilebilir. Son derece sağlıklı bir gıdadır. Bağırsak florasını korur. İçerisinde çok yararlı lactobasil probiyotikler bulunur. İnek sütünden yapılmasına rağmen mayalanınca kimyasal yapısı değişir, entolerans ve alerji yapma olasılığı azaltır. Lactobasiller süt şekeri laktozunu laktik asite çevirir, böylece içindeki laktoz miktarı azalır. Süte oranla daha asidik olması kalsiyum, demir dahil olmak üzere tüm minerallerin emilimini kolaylaştırır. Laktozu düşük olduğundan daha kolay sindirilir ve daha az alerjiktir. Vücutta sentezlenemeyen tüm protein yapıtaşlarını (aminoasitleri) ve kalsiyum gibi mineralleri içerdiğinden hazır mama öğününün yerini tutabilir. Zehirlenmelerde, ishallerde ve daha birçok hastalıkta ilaç olarak yedirilir. İşlem görmüş gıdalarda bulunan son derece kanserojen bir kimyasal olan nitrat yoğurt tarafından etkisizleştirilir. Yani yoğurt kanseri önler. Yoğurdu evde günlük sütten mayalamak daha sağlıklıdır. Böyle bir olanağınız yoksa organik günlük tam yağlı yoğurtlardan da verebilirsiniz. Yoğurt beklediği zaman ekşimeli ve sarımsı renkte suyu çıkmalıdır. Buzdolabında bozulmayan yoğurtlardan uzak durun, başka bir deyişle çabuk küflenen ve ekşiyebilen yoğurt markalarını tercih edin. Evde yaptığınız yoğurt ekşirse atmayın, bu yoğurt probiyotiklerden daha zengindir, çorbalarda ve yemeklerinizde kullanın. Yoğurt suyu da çok kıymetlidir, yemeklerinizde kullanın.

Bebeğinize yoğurdu sade yedirebilir, sevmezse meyve ilave edebilir ya da sebze yemekleriyle karıştırıp verebilirsiniz. Ayran veya yoğurt çorbası şeklinde içirebilirsiniz.

Yoğurt mayalamak: Bunun için yoğurt yapma makinesi almak gereksizdir. Bir litre günlük sütü taşana kadar kaynatıp ılıtın. Süt parmağınızı rahatlıkla sokabileceğiniz kadar soğuyunca bir-iki yemek kaşığı yoğurt ilave ederek iyice karıştırın. İstediğiniz kıvamı tutturabilmeniz için kabın üzerini havlularla 5-6 saat sararak oda ısısında bekletin. Kapalı fırının içinde bir gün bekletmek de yeterli olur. İlk kez yoğurt mayalarken günlük yoğurt kullanın. Uzun ömürlü yoğurtlarla süt mayalanmaz. Günlük manda ve keçi sütünden de yoğurt yapılabilir. Mamadan ya da anne sütünden yoğurt yapmak gereksizdir.

Soru: 8 aylık bebeğim öğlen balık yedi. Akşamüstü öğünü normalde meyveli yoğurttur. Yedirebilir miyim?

Cevap: Balık ve yoğurt bir arada yenilirse zehirlenmeye yol açar sözü halk arasında kulaktan dolma yanlış bir bilgidir. Tam tersine balık ya da deniz ürünü ile oluşan zehirlenme ve kusmalarda yoğurt yedirilmesi tavsiye edilir. Eğer balık yedikten sonra bebeğinizin cildinde kızarıklık veya döküntü gelişirse daha fazla histamin salgılanmaması için yoğurt yedirmemeniz gerekir.

Soru: Yoğurt yediğim zaman midemde bir ekşime oluyor. Bebeğimde de aynı şey olmasından korkuyorum. Yoğurda ne zaman başlayabilirim?

Cevap: Bazı besinler çok yararlı olmalarına karşın bazı insanlara iyi gelmiyor. Böyle bir durumda bu besinden kaçınmanız daha doğrudur. Sizde yoğurda karşı bir tahammülsüzlük olması bebeğinizde de olacak anlamına gelmiyor. Altıncı aydan itibaren az miktarda evde yapılmış yoğurt yedirebilirsiniz.

Soru: Neden hazır yoğurt önermiyorsunuz?

Cevap: Piyasada satılan çoğu yoğurt içindeki probiyotik miktarı azdır, raf tüketim ömrünü uzatmaya yönelik işlem görmüştür. Süt proteinini kimyasallarla pıhtılaştırarak yoğurt kıvamına getirmek probiyotikten zengin geleneksel yoğurttan tamamen farklı süt tozu benzeri bir şeydir.

Soru: 7 aylık bebeğime piyasada satılan meyveli yoğurtlardan yedirebilir miyim?

Cevap: Evde yaptığınız yoğurda meyve püresi ilave edip yedirin. Ev yapımı meyveli yoğurt piyasada satılan meyveli yoğurttan çok daha sağlıklıdır ve besin değeri yüksektir. Piyasada satılan meyveli yoğurtların çoğu şeker ya da konsantre meyve katkılıdır. Zorda kalmadıkça yedirmeyin.

Soru: Koyun ve manda sütü bulabiliyorum. Bunları mayalayıp bebeğime yedirebilir miyim?

Cevap: Bu yoğurtlar daha yağlı olur. Yoğurdun kaymağını da yedirebilirsiniz. Bazı çocuklar kaymağı sevmez. Zorla yedirmeyin.

Soru: Marketlerde organik raflarda satılan yoğurt mu daha iyidir? Yoksa evde mayaladığım yoğurt mu bebeğim için daha sağlıklıdır?

Cevap: Organik günlük çiğ süt alabiliyorsanız sizin mayaladığınız yoğurt daha iyi olur. Kolay bozulan güvenilir marka organik doğal yoğurtlardan bebeğinize yedirebilirsiniz.

Ayran

Çocukların su ihtiyacını da karşılar. Evde mayalanmış yoğurttan yapılması daha sağlıklıdır. Biraz eskimiş yoğurttan ayran yapmak probiyotik oranını arttırır. Ayrana çeşitli meyveler karıştırılarak *milk shake* gibi servis edilebilir. Çocuklar genelde muzlu, şeftalili ya da çilekli olanları tercih eder. Nane, salatalık, dereotu, maydanoz ilave edip blendırdan geçirilerek de verilebilir.

Soru: Çocuğum evde yaptığımız ayranı içmiyor, kutuda satılan ayranları içiyor. Hazır ayran zararlı mıdır?

Cevap: Piyasadaki pek çok ayran tuz içerir. Evde yaptığınız ayrana az miktarda doğal tuz ilave ederek blendırda iyice karıştırarak pütür kalmasını engellerseniz tadını severek içebilir.

Kefir

Probiyotikten zengin antioksidan etkili değerli bir besindir. Bağırsak florasının oluşması ve düzenlemesine, sindirim ve bağışıklık sisteminin iyi çalışmasına katkıda bulunur. Alerjiyi azaltır. Biyotin, K vitamini vb. birçok vitamini sentezler. Yoğurt mayasıyla kefiri bir arada süt mayalamakta kullanırsanız daha yoğurt kıvamında kefir elde edebilirsiniz. Bebekler için en uygun kefir keçi sütünün kefir mayasıyla yapılanıdır. Protein yapısı bakımından keçi sütü anne sütüne daha yakındır. Keçi sütünün yağları kolay sindirilebilir. Yapı olarak alkalidir. Daha az alerjiye yol açar. Keçi sütüyle mayalanmış kefir altıncı aydan itibaren bebeklere verilebilir.

Soru: Dokuz aylık bebeğime kefir içirebilir miyim?

Cevap: Kefir çok yararlıdır. Tadını sevmezse taze meyvelerle ya da iyi bir pekmezle karıştırıp verebilirsiniz. Muzlu kefiri reddetmezler. Alerjisi yoksa çilekli kefir de içirilebilir.

Soru: Kefir mi ayran mı daha yararlı? Bebeğim ishal olduğunda hangisini tercih etmeliyim?

Cevap: Her ikisi de ayrı ayrı yararlıdır. İshalde bol sıvı ve probiyotik vermek gerekir. Bebeğiniz hangisini severek içiyorsa onu verin. Her ikisini severek içiyorsa bir ondan bir ondan verin.

Soru: Sekiz aylık bebeğim severek kefir içiyor. Bir yaşına kadar ayrıca ilave probiyotik damla da verecek miyim?

Cevap: Bebeğiniz kefirden yeterince probiyotik alacağından ilave vermeniz gerekmez.

Soru: Bebeğim bir yaşına bastı. Gece yatmadan önce hazır mama içiyor. Bunun yerine süte geçebilir miyim?

Cevap: İnek sütünün hazmı zor ve çok alerjiktir. Bunun yerine kefir ya da ayran içmeye alıştırmanız daha sağlıklıdır. Aslında en iyisi su içmesidir.

Peynir

Altıncı-yedinci aylar arasında başlayabilirsiniz. İyi bir probiyotik, kalsiyum ve protein kaynağıdır. Kanserden korur, bağışıklık sistemini düzenler. Kolesterolü de düşürür. Tam yağlı peynir alın. Yağsız ya da tuzsuz peynirler çocuk beslenmesine uygun değildir. Beyazpeynirin tuzunu azaltmak ve yumuşamasını sağlamak için suda bekletin. En önce lor, ricotta, keçi peyniri, beyazpeynir, mozarella ve ekşimikle başlayın. Bebeğinizin peynire duyarlılığı yoksa yavaş yavaş tüm peynir çeşitlerini deneyin. Bebeğiniz büyüdükçe taze kaşar, tulum peyniri, dil, parmesan vb. verebilirsiniz. Peynir ne kadar az işlenmişse o kadar sağlıklıdır. Krem peyniri ve labne çok daha az probiyotik ve kalsiyum içerir, protein oranları düşük, yağ oranları yüksektir, besin değerleri de düşüktür. Kolay bozulan peynir daha değerlidir, daha az işlem görmüş olduğunu ve koruyucu madde içermediğini gösterir. Kahvaltıda peynir yemek istemeyen çocuklara çorbaların üzerinde köftenin ya da omletin içinde verilebilir. Örneğin sıcak havalarda karpuz, kavun ve beyazpeynir bebeğin önüne kendi eliyle alarak yiyebileceği boyutlarda kesilip konulabilir. Peyniri sebzelerin üzerine koyabilirsiniz, üzerine lor peynir serpiştirilmiş zeytinyağlı kabak, üzerine beyazpeynir serpiştirilmiş fırında pazı, taze kaşar peyniri ile fırınlamış mantar gibi.

Evde lor yapmak?

Günlük inek sütünü taşana kadar kaynattıktan sonra ocaktan alın. Süt ılıyınca içine bir yemek kaşığı sirke ya da limon suyu ilave ederek kesilinceye kadar karıştırın. Elma sirkesi daha az koktuğu için tercih edin. İyice kesildikten sonra tülbentten süzün. Suyunu atmayın, çorbalarda kullanın, çok iyi bir protein kaynağıdır. Yoğurt ya da ayrandan yapılan ekşimik de yedirebilirsiniz.

Soru: Bebeğim biraz kilolu. Az yağlı ve az tuzlu diyet beyazpeynir yedirebilir miyim?

Cevap: Tam yağlı beyazpeynir yedirin. Bu peyniri bir gece suda bekletmeniz yeterlidir. Bebeklere tuzu ve yağı azaltılmış diyet ürünleri önermiyoruz. Sinir sistemi gelişiminin en hızlı olduğu ilk iki yaşta bebekler yeterli miktarda yağ yemelidir. Bebeğin büyümesi ve gelişmesi için de yağ gereklidir. Büyüme hormonu dahil tüm hormonların yapımında yağ kullanılır. Yağ protein gibi her yeni yapılan hücrenin yapıtaşıdır. Bu nedenlerle yağı azaltılmış ürünler bebeklere uygun değildir.

Soru: Küflü (rokfor) peynir yedirebilir miyim?

Cevap: İlk denediğiniz peynir küflü peynir olmamalıdır. Lor, beyazpeynir, keçi peyniri, ricotta denedikten sonra bunlara karşı bir tahammülsüzlüğü yoksa küflü peynir de verebilirsiniz. Bebeğinize bir zararı dokunmaz.

Peynir Altı Suyu

Keçi ya da inek sütünden yapılan peynirden arta kalan su her çeşit yemek ve çorbalarda kullanılabilir. Bu sudan tekrar peynir yapılabilir, örneğin ricotta. Hazmı çok kolay olan aminoasitler içerir.

Ekşi Mayalı Ekmek

Ekşi mayalı ekmeklerde hamur doğal yolla mayalanır. Ekşi maya probiyotik ve prebiyotikten çok zengindir, bağırsak florasını koruyan özelliği vardır. Laktozu laktik aside, dolayısıyla sütü yoğurda dönüştürür yararlı bakteriler buğday hamurunu mayalayarak besin değeri buğdaydan daha yüksek ve daha yararlı bir besin maddesine dönüşür. Hazmı daha kolaydır, daha az besin alerjisi ve tahammülsüzlüğe yol açar. Glüten tahammülsüzlüğünde ekşi maya ekmeğini deneyin, çünkü mayalanma esnasında glüten miktarı çok azalır. Bağırsaklarda mantar ve diğer zararlı bakterilerin üremesini engelleyici özelliği vardır. Ekşi mayayla hazırlanmış ekmeklerdeki mineral, protein ve vitaminler bağırsaklardan daha iyi emilir. Daha fazla lif ve antioksidan içerir. Ekşi mayayla yapılan ekmeklerin hem besin değeri daha yüksektir hem de kokusu ve tadı daha lezzetlidir.

Boza

İyi bir probiyotik kaynağıdır. İçerisinde birçok vitamin ve mineraller bulunur. Biraz ekşitilerek dokuzuncu aydan itibaren az miktarda içirilebilir. Geleneksel yöntemlerle üretilmiş boza satın alın. Marketlerde satılan ve kullanım tarihi uzun bozalardan almayın, bunların çoğunluğuna çabuk ekşimemesi için maya katılmamıştır.

> **Soru:** Şekerli içecekleri vermememizi önerirken niçin boza öneriyorsunuz?
>
> **Cevap:** Boza karmaşık karbonhidrattır. Çeşitli vitaminler, mineraller, protein ve probiyotik de içerir. Probiyotikten zengin olduğu için bağırsak geçirgenliğini korur. Ayda bir-iki kez içirilebilir.

Bal

İki binden fazla antioksidan benzeri madde, vitamin, prebiyotik ve probiyotik içerir. Günde 1-2 tatlı kaşığı yenilmesi yararlıdır. Balın tedavi edici özelliği tıpta çeşitli alanlarda kullanılmaktadır. Antibiyotik gibi etkilidir. Yara iyileşmesini hızlandırır, antiseptik etkilidir, enfeksiyon gelişmesini önler; ağızdaki aftalara, uçuklara, kesiklere, derideki enfeksiyon ve yanıklara sürülebilir. Öksürük ve boğaz ağrısına çok iyi gelir. Boğaz spreyleri ve pastillerin birçoğunda yer alır. Reflüye iyi gelir. Botulizm riski açısından altı aydan küçük bebeklere önerilmez. Balı benmari usulü beş dakika sıcak suda bekletmek botulizm tehlikesini yok eder ve bebeklere verilebilir hale gelir.

Soru: Ihlamur çayına bal karıştırıp vermenin öksürüğe çok iyi geldiğini biliyorum. 9 aylık bebeğime verebilir miyim? Botulizm riski yok mu?

Cevap: Botulizm toksini iyi kapatılmamış konservelerde, balda bulunabiliyor. Bu toksin ısıya son derece dayanıksızdır, ılık-sıcak ıhlamur çayına karıştırıldığında etkisizleşir. Bu nedenle 9 aylık bebeğiniz öksürdüğünde ballı ıhlamur verebilirsiniz.

Soru: Doktorumuz bir yaşındaki kızımıza şeker yedirmememizi ama çok zorda kalırsak örneğin yoğurdunu yemesi için şeker yerine bal kullanabileceğimizi söyledi. Bal da şekerli değil mi?

Cevap: Bal kesinlikle şekerle bir tutulmamalıdır. Bal şeker gibi kan şekerini ani yükseltmez, insülin direnci yaratmaz, kilo aldırmaz, anti kanserojendir, birçok kronik hastalığa iyi gelir. İçindeki şekerler kompleks karbonhidrat olduklarından kan şekerini sofra şekeri kadar hızlı yükseltmez.

Soru: Çocuğum balı çok seviyor. Yoğurduna, sütüne ve kahvaltısında bal istiyor. Günde en fazla ne kadar verebilirim?

Cevap: Süt çocuklarına günde 1-2 çay kaşığı, daha büyük çocuklara günde 1-2 tatlı kaşığı bal verebilirsiniz. Her şeyin fazlası gibi balın da fazlası zararlıdır.

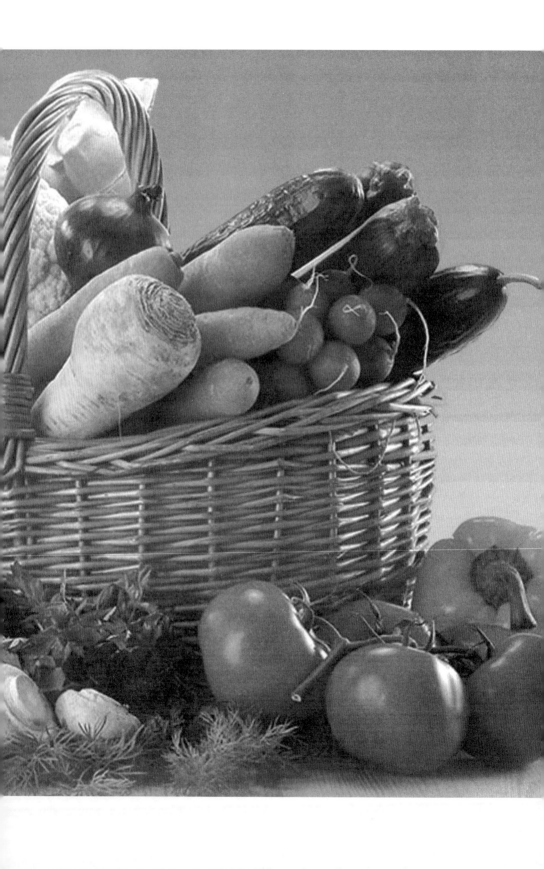

Sağlıklı Gıdalar

SEBZELER

Sebzeler neredeyse her öğün yenilmesi gereken besin grubunda yer alır. Günlük yiyeceklerimizin yarıya yakını sebzeden oluşabilir. Günde 7-9 porsiyon sebze yedirebilirsiniz çocuklarınıza. Bağırsaklardaki yararlı bakterilerin besini olan prebiyotik sebze ve meyvelerdeki lifte bulunur; öyle ki bağırsakların sağlıklı olması, düzenli çalışabilmesi için life ihtiyacı vardır. Az sebze yenilmesi kabızlığa, birçok sindirim sorununa, bağışıklık sistemi hastalıklarına, çeşitli vitamin eksikliklerine, gıda alerjisine, çeşitli toksinlerin ve ağır metallerin vücutta birikmesine yol açmaktadır. Sebzeler en önemli A vitamini kaynağıdır. A vitamini cilt sağlığı, bağışıklık sistemi, göz ve endokrin bezlerin doğru çalışmasında rol oynar. Sebzeler çeşitli vitaminler ve fitokimyasallardan zengindir. Bunlar birçok kronik hastalıklardan ve kanserden korur.

En yararlı sebzeler veya her gün yenilmesi gerekenler gibi bir önerme doğru değildir. Tek yönlü beslenme yerine her renkten çok farklı çeşitte sebze tüketmek daha sağlıklıdır. Bu herhangi bir vitamin eksikliği gelişme riskini engeller. Her sebzede farklı ama insan vücudu için yararlı maddeler bulunur. Oturduğumuz bölgede lokal yetişen sebzelerin diğer sebzelere oranla bağırsaklarımızda daha rahat sindirilebilir ve dolayısıyla daha yararlı olduğu bilinmektedir.

Sebzeler, hazır mamayla beslenen bebeklerde beşinci ay, yalnız anne sütüyle beslenen bebeklerde altıncı aydan itibaren ilk ek besin olarak kaşıkla başlanabilir. Haşlanmış sebze pürelerini bebeğin kendi eliyle yiyebileceği şekilde hazırlayarak önüne koyun ya da kemirmesi için file içerisinde eline verin. Sebzeler aynı öğünde anne sütünden veya biberon mamasından önce ya da sonra verilebilir. Havuç, kabak, taze fasulye, patates, tatlı patates, avokado ve balkabağı püresi ilk denenen sebzeler arasında yer alır. Bebeğiniz bu sebzelere karşı herhangi bir olumsuz reaksiyon göstermezse kereviz, brokoli, karnabahar, biber, enginar, bezelye, brüksellahanası da verebilirsiniz. Lahana, pırasa, soğan, sarmısak, şalgam, turp, patlıcan bebeklerde gaz yapabileceğinden pişirilerek yedinci aydan itibaren verebilirsiniz. Alyuvarların yıkılmasıyla seyreden favizm hastalığına yol açabildiğinden bir yaşından önce bakla vermeyin.

Sebzelere bir-iki tatlı kaşığıyla başlayın, miktarı yavaş yavaş artırarak tam öğüne çıkın. Sebze o kadar çok yararlıdır ki önce bir öğünle başlayıp bebek büyüdükçe her öğüne sebze eklenmelidir. Örneğin kahvaltıda peynir ve yumurtanın yanında avokado, patates püresi, domates rendesi ya da menemenin içine biber, soğan vb. çeşitli sebzeler koyun. Bebeğiniz büyüdükçe sebzelerin yaklaşık yarısını çiğ verin. Örneğin öğlen öğününe salatalık ve domates rendesi, akşam öğününeyse pırasa çorbası ekleyin. Saat dörtten sonra sindirim sistemini yormamak için yalnızca pişmiş sebze verin.

Sebzelerin besin değerini koruyabilmek için buharda ya da çok az su ilave ederek kısık ateşte diri kalacak şekilde yavaş pişirmek en sağlıklı yöntemdir. Sebzelerin aynı boyda kesilmeleri eşit derecede pişmelerine yardımcı olur. Çocuklar canlı renkli sebzeleri daha çekici bulduklarından, sebzelerin renklerini koruyabilmesi için pişirirken içine biraz limon ya da sirke ekleyin. Bu sindirimini de kolaylaştırır. Kızartma sağlıksız bir pişirme yöntemidir. Kural olarak ayda birden fazla mücver, kabak, patates kızartması yenilmemelidir.

Sebzeler genelde alerji yapan besinler arasında yer almaz. Yine de başlangıçta herhangi bir tahammülsüzlüğü ayırt edebilmek için teker teker denemekte fayda vardır. Bebeğiniz alerjik yapıda değilse yeni besinleri birer gün arayla deneyebilirsiniz.

Hazır satılan bazı sebze pürelerinin üzerinde dördüncü ay ve devamında verilebileceği yazar. Doğrusu bunlara 5-6. aydan önce başlanmamasıdır. Hazır satılan sebze püreleri genellikle karışık sebzelerden yapılmıştır; öyle ki sebzeleri teker teker denemek için uygun değildir. Karışık sebze püresiyle başlamak hangi sebzenin tahammülsüzlüğe neden olduğunu anlamanızı engeller. Öte yandan bunların içerisinde bir

miktar tuz, şeker ve nişasta bulunabilmektedir. Sonuçta evde taze hazır-
lanmış sebze pürelerinin yerini tutamaz. Evde taze pişirilen sebze püre-
lerinin daha lezzetli olduğu da kesindir. Hazır püreleri tatil ya da ev dışın-
da beslemeniz gereken acil durumlar için kullanılabilirsiniz. Kavanozu
açtığınız zaman içinden kaşıkla yedirirseniz arta kalan besin daha ça-
buk bozulur. Yiyeceği miktarı kâseye dökün. Böylece kavanozda arta
kalanı buzdolabında saklayarak ertesi günü yedirmeniz mümkün olur.

Sebzeleri mevsimine göre alın. Güneş görmeyen ortamda, suni
gübrelerle seralarda yetişen sebzeleri almayın. Çevre kirliliği, kuyu su-
yuyla sulama, tarım ilaçları ve suni gübreler sebzelerin içerdiği nitrat
oranını arttırır. Sebze yemekleri uzun süre sıcak tutulursa, soğuduktan
sonra tekrar ısıtılırsa, oda ısısında uzun süre beklerse mikroorganizma-
lar sebzelerdeki nitratı nitrite çevirir. Dört aydan küçük bebeklerde nit-
rit zehirlenmesi çok tehlikeli olabilir. Bebeklerde beşinci ayda sebze-
ye başlanmasını öneriyoruz. Yüksek miktarda nitrat içeren alabaş, ıs-
panak, marul, salatalık, pazı, turp, pancar, patlıcan gibi sebzeleri altın-
cı aydan önce kesinlikle vermeyin. Beş aydan büyük çocuklarda zehir-
lenme olmamasına karşın uzun vadedeki kanserojen etkileri nedeniy-
le nitrat almamasına özen gösterin. Nitrat içeren semizotu, roka, pazı,
ıspanak, patlıcan, yeşil soğan gibi sebzeleri organik ve mevsimine uy-
gun olarak aldığınızda altıncı aydan itibaren verebilirsiniz. Bu sebzeler-
de nitrat bulunmasına rağmen verilme nedenleri diğer sebzelerde ol-
mayan çok değerli bazı antioksidan maddeleri içermeleridir. Bol suy-
la yıkadıktan sonra tuzlu-sirkeli suda on beş dakika bekletmeniz nit-
rat miktarını biraz düşürür. Organik sebzelerde yüksek azotlu gübre-
ler kullanılmadığından nitrat oranı daha düşüktür. Yüksek nitrat içeren
sebzelerin organik olanlarını almaya çalışın ve pişirdiğiniz gün yedi-
rin. Kendi bahçenizden ıspanak, marul, roka gibi sebzeleri topluyor-
sanız akşamüstü saatlerini tercih edin, gece boyunca topraktan ala-
rak depoladığı nitratı gündüz kullanacağından nitrat oranı gün sonun-
da düşer. Yüksek nitrat içermeyen diğer sebze yemeklerini her gün
taze pişirmeniz gereksizdir, pişirdiğinizi ertesi gün de yedirebilirsiniz.
Sebze yemekleri 24 saat buzdolabında bekleyebilir, ancak tekrar ısı-
tıldıklarında içerdikleri nitrat miktarı artacağından defalarca ısıtılmama-
lıdır. Zeytinyağlı yemekler ısıtılmadan yenir, buzdolabında bekledikçe
daha lezzetli olur. Lahana, kırmızı pancar gibi sebzelerin hafif ekşimesi
hazmını da kolaylaştırır, içerisindeki probiyotik miktarı artar.

Buzlukta ya da derin dondurucuda saklanan sebzeler kışın yeni-
lebilir. Ülkemizde yaz kış sebze ve meyve bol olduğundan böyle bir
şey yapmak gereksizdir. Sebzeleri kurutarak kışın tüketmek de müm-
kündür. Biber, domates, patlıcan, bamya kurutulduğunda besin değe-
ri fazla azalmaz, bunlar turfanda ürünlerden daha iyidir.

Soru: Bir anne olarak televizyonda bir gün domatesi başka bir
gün ise brokoli ya da avokado gibi bir sebzenin mucize sebze
olarak sunulduğunu ve her gün yenilmesi gerektiğini izliyorum.
Çocuğuma hangi sebzeleri vermem gerektiğini şaşırdım.

Cevap: Bol çeşit ve her renkten bol sebze hemen hemen her öğün-
de yedirmeye çalışın. Mucizevi sebze yoktur, sebzelerin toplamı
mucizedir, mevsimine uygun lokal yetişen sebzeleri yedirmeye
çalışın.

Soru: Bir yaşından küçük çocuklara iyi gelmeyen sebze var mı?

Cevap: Bir yaşından önce bakla vermiyoruz. Eskiden besin değeri
düşük ve nikotin içermesi nedeniyle bebeklere patlıcan verilmesi
önerilmiyordu. Ancak bu bilgi de değişti. Tam aksine evdeki patlı-
can içeren yemeklerden rahatlıkla verebilirsiniz. Patlıcan gibi mor
renkli ve diğer koyu renkli sebzelerde antioksidan miktarı çok yük-
sektir. Eskiden besin değeri düşük olduğuna inanılan ve bebek-
lere verilmeyen marul, kıvırcık, salatalık gibi sebzelerin çok de-
ğerli antioksidanlar, vitaminler ve mineraller içerdiği ve bebekle-
re uygun olduğu ortaya çıkmıştır. Ancak yaprakları sararmış olan-
ları yenilmemelidir.

Soru: Ek besinlere önce sebzeyle başlamam şekerli tatlara alışma-
ması için daha mı doğrudur?

Cevap: Bebek ister sebzeyle ister meyveyle başlasın doğuştan tat-
lı tada düşkündür. Yapılan çalışmalar önce sebzeyle ya da mey-
veyle başlamanın bunlara alışmasında fark etmediğini göstermek-
tedir. Muhallebi ya da kaşık mamasıyla ek besinlere başlamak ar-
tık önerilmemektedir. Bunların bebek beslenmesinde yeri yoktur.

Soru: Bir yaşındaki oğluma karnabahar, brüksellahanası, ıspanak
ve brokoliyi yediremiyorum. Farklı şekillerde pişirdim. Çok itiraz
ediyor. Ne yapmalıyım?

Cevap: Bazı bebekler sülfür tadına duyarlı olduklarından ilk dört yıl yeşil yapraklı sebzeleri acı bulabilirler. Bu bebekler tatlı patates, havuç, patates, bezelye gibi tatlı sebzeleri tercih eder. Ancak büyüdükçe severek yemeye başlayabilirler. Baskıyla yedirmeye çalışmayın, önüne zaman zaman bu sebzeleri koyarak gayet nötr davranın, tabağında bırakırsa yorumda bulunmayın. Yaşı büyüdükçe yemeyi öğrenir.

Sebze Pürelerinin Hazırlanması

Anne sütüyle beslenen bebeklere altıncı ayda başlanır. Püreleri hazırlamak için pahalı ve karmaşık mutfak malzemesi almanız gereksizdir. Minik boy bir çelik tencere, BabyCook, el blendırı ya da mikser edinin. Basit tarifler ve az miktarda malzeme yeterlidir. Sebzenin doğal tadını kaybetmemesi için başlangıçta baharat yerine tereyağı, limon, taze otlar kullanın.

İlk denemelerde sebze çorbası yerine püreyle başlayın. Örneğin havucu yıkadıktan sonra en dış katmanını incecik soyun, buharda ya da tencerede biraz suyla kısık ateşte hafif diri kalacak şekilde pişirin, tuz eklemeden suyuyla birlikte blendırla püre haline getirin. Yedirmeden önce biraz zeytinyağı veya tereyağı ilave edin. Sebzelere teker teker ve 1-2 tatlı kaşığı gibi az miktarda başlayın, sonra miktarı her gün yavaşça artırın. Bebeğiniz alerjik yapıda değilse her gün yeni bir sebze ekleyin. Sebze püresini sevmezse az miktarda anne sütü ya da mamayla karıştırarak vermeyi deneyin. Lezzeti artırmak için limon, sirke, nar ekşisi, maydanoz, dereotu gibi çeşitli yeşillikler, kimyon, tarçın, anason, zerdeçal gibi baharatlar kullanabilirsiniz. Sebzeler ve meyveler aynı besin grubunda yer alırlar, öyle ki meyveyi az yiyen bebeklerin yedikleri sebze miktarı artırılabilir. Portakallı ayvalı kereviz gibi bazı sebzeler ayva, armut, elma, portakal, üzüm, erik gibi meyvelerle beraber pişirilebilir.

Sebze Çorbasının Hazırlanması

Altıncı aydan itibaren öğlen 100-150 ml içirilebilir. Soğuk kış günlerinde sabah kahvaltısı olarak da verilebilir. Başlangıçta en fazla üç çeşit sebzeden yapılan sade çorbaları tercih edin. Bebeğinizin çorbadan sıkılmaması ve farklı tatlara alışabilmesi için sebzelerden birinin miktarı daha fazla olsun. Çoklu karışımların tadı ve görüntüsü çok benzer olduğundan sıkılma ihtimali artar. Zamanla balkabağı çorbası, mantar, işkembe, et suyu, ıspanak, brokoli çorbası, domates çorbası, pırasa çorbası, ezogelin, mercimek çorbası, yoğurt çorbası, soğan çorbası gibi ev halkının da içebileceği çorbalar pişirip verebilirsiniz.

İlk hafta: Kabak, patates, havuç biraz suyla kısık ateşte sebzeler diri kalacak şekilde az pişirin. Suyuyla birlikte blendırdan geçirerek yedirmeden önce içine bir çay kaşığı tereyağı ya da zeytinyağı ekleyin. Bebeğiniz alerjik yapıda değil ise günaşırı yeni bir sebze ilave edip öncekilerden birini örneğin patatesi çıkarın.

İkinci hafta: Sebze çorbasına maydanoz, dereotu, soğan, nane gibi çeşitli yeşillikleri ilave edebilirsiniz.

Üçüncü hafta: Bazı çorbalara iki tatlı kaşığı kırmızı mercimek, yulaf ezmesi, irmik, kinoa, buğday katabilirsiniz. Mercimek ve buğdayın daha kolay sindirilmesi için pişirmeden iki gün önce ıslatıp suyunu aralarda iki-üç kez değiştirmek gerekir. Mercimek ve buğdayı biraz çimlendirmek besin değerini daha da arttırır.

Dördüncü hafta: Sebze çorbasına 50 gr kuşbaşı kuzu ya da dana eti koyabilirsiniz. Bulabiliyorsanız serbest dolaşan organik köy tavuğu da ekleyebilirsiniz. Sebzeleri fokurdatarak kaynatmak, fazla pişirmek besin değerinin azalmasına yol açar.

Bebeğiniz alerjik yapıda değilse ve gelişim olarak hazırsa altıncı aydan itibaren ayrı yemek yapmak yerine doğrudan sizin yemeklerinizden yedirebilirsiniz. Yemeklerin en kıymetli kısmı suyudur, yemek sularından bolca içirebilirsiniz. Alerjik yapıdaysa dokuzuncu aydan itibaren evdeki yemekleri yedirmeye başlayabilirsiniz. Örneğin sulu köfte, kabak dolması, pazı sarma, kıymalı fasulye, semizotu, ıspanak ve türlü verebilirsiniz. Yemeklerinizi pişirirken bebeğinize tuz atmadan bir kâse ayırın.

Bir-dört yaş arasındaki dönemde bazı çocuklarda geçici bir süre sebze yememe isteği görülebilir. Bu yuvaya başlayınca ya da belli bir yaşa gelince düzelir. Bu dönemde sebzeler rendelenerek köfteye, böreğe, makarnaya, pilava, yoğurda karıştırılabilir. Cacık seven çocuklara salatalık yanında dereotu, nane, maydanoz, sarmısak, soğan, biber gibi çeşitli otlar ve sebzeler karıştırılarak denenebilir. Hep beraber oturulan sofrada sebze yenilmesi çocuğun sebzelere alışmasını sağlar. Bebek gördüğünü yapar. Yemekleri paylaşmayı öğrenir.

Sebzelerin az miktarda pişirilmesi daha kolay hazmedilmesini, içerdikleri vitamin ve minerallerin açığa çıkmasını kolaylaştırır, dolayısıyla besin değerlerini arttırır. Sebzeleri pişirdikten sonra zeytinyağı veya tereyağı ilave etmek bunların içindeki vitaminlerin daha iyi emilmesini ve kabızlık gelişmesini engeller, lezzetleri de artmış olur. İnek sütüne alerjisi ya da tahammülsüzlüğü olan bebeklere tereyağı verilmemelidir. Akdeniz usulü zeytinyağlı sebze yemekleri oldukça sağlıklıdır. Sebze püresi ya da çorbası, ıspanak ve koyu yeşil yapraklı sebzeler hariç, derin dondurucuda iki ay, buzlukta bir ay, buzdolabında 24 saat saklanarak bebeğe yedirilebilirler.

Sebzeleri taze sıkılmış sebze suyu, sebze çorbası ya da püre olarak hazırlayın. Ayrıca evde pişirdiğiniz çoğu zeytinyağlıyı da ezerek verin. Zeytinyağlı sebzelerinize şeker ve tuz atma yerine portakal suyu, armut, elma vs. ile pişirebilirsiniz.

Soru: Yedi aylık bebeğime havuç suyu içirebilir miyim?

Cevap: Vermenizde hiçbir sakınca yok. Taze sıkılmış sebze suları çok miktarda vitamin ve mineral içerir, gaz yapmaz, sindirim sisteminden kolayca emilir. Örneğin havucu sıkıp suyunu içmek sindirim sistemini zorlamazken aynı miktarı yemek sindirim sistemini zorlar. Çiğ sebzelerdeki lifler meyvelerdekiler kadar kolay sindirilemez. Meyvelerdeki lifler daha yararlıdır. Bu nedenle meyveleri bütün yedirin. Sebzelerin suyunu sıkıp içirebilirsiniz.

Soru: Neden sebzelerin mevsimine uygun yedirilmesini öneriyorsunuz?

Cevap: Yeterince güneş görmesi, turfanda olmaması ve nitrat içermemesi için mevsimine uygun yedirmelisiniz. Ispanak, marul, patlıcan, havuç, salatalık gibi sebzeler kış mevsiminde güneşsiz ortamda suni gübreyle yetiştirilirse içerdikleri nitrat miktarı artar. Nitrat bebeklerde ciddi zehirlenmelere ve uzun vadede kansere yol açabilmektedir. Meyvelerin ve sebzelerin en az bir yaşa kadar mevsimine uygun yedirilmesini tavsiye ediyoruz. Güneş görmemiş ve güneşte yeterince olgunlaşmamış sebze ve meyvelerin hem lezzetleri hem de besin değerleri daha düşüktür.

Soru: Bazı arkadaşlarım bir yaşına kadar çocuklarına ıspanak ve semizotu yedirmemiş. Altı aylık bebeğime bunları yedirebilir miyim?

Cevap: Ispanak, semizotu, marul, taze soğan gibi nitrat içeren sebzelerin organik olanlarını mevsimine uygun olarak altıncı aydan sonra yedirmenizde sakınca yoktur. Organik olanlarında yüksek azotlu gübreler kullanılmadığından nitrat oranları düşüktür. Kural olarak bir sebzeyi haftada bir günden fazla yedirmeyin. Böylece o sebze toksik bir madde taşıyorsa birikme olasılığı azalır. Ayrıca herhangi bir vitamin ve mineral eksikliği gelişme ihtimali azalır.

Soru: Dokuz aylık bebeğime mantar verebilir miyim?

Cevap: Mantar proteinden zengindir. Çorba olarak ya da yumurtanın yanında verilebilir. Ayrıca balkabağı çorbası, patates püresi, pilav, makarna ve sebzeli kişlerin içine lezzet katmak amacıyla karıştırılabilir. Ayda bir verebilirsiniz.

Soru: Sekiz aylık bebeğimle tatile gideceğim. Orada sebze hazırlamam çok zor olabilir. Ne önerirsiniz?

Cevap: Bazen bebekler tatilde sıcak veya yabancı ortam etkisiyle anne sütü ya da biberon maması dışında verilen her şeyi reddeder. Böyle bir durumda tatil bitene kadar hiç ek besin ya da sebze vermeseniz de olur. Bu geçici bir durumdur, tatil 2 hafta sürse bile eve döndüğünde eksikliği kapatırlar. Her otelde mutlaka yoğurt ve meyve bulunur. Otelde günlük pişen sebze yemeklerini çatalla iyice ezerek vermeyi deneyebilirsiniz. Menemen ya da yumurta yedirebilirsiniz. Hazır sebze kavanozlarından da deneyebilirsiniz.

Soru: Patlıcanın yararlı olmadığını duydum. Bir yaşındaki oğluma karnıyarık yedirebilir miyim?

Cevap: Patlıcan mevsimi ise yedirebilirsiniz. Patlıcan yararlı bir sebzedir, çok değerli antioksidanlar içerir, ancak nitrat ve nikotin içerdiğinden ilk başlangıç sebzesi olarak önerilmez.

Soru: Dokuz aylık bebeğime mücver verebilir miyim?

Cevap: İçerik olarak mücver yararlıdır. Ancak fırında yapılırsa verebilirsiniz. Kızartma genel olarak çok zararlı bir pişirme yöntemidir. Bitkisel yağlar yüksek ısı etkisiyle kanserojen ya da damar sertliğine yol açan trans yağlara dönüşür. Bir yaşından büyük çocuklar bile ayda birden fazla kızartma yememelidir.

Soru: Altı aylık bebeğimin sebzelerine soğan katabilir miyim?

Cevap: Pişmiş soğanı altıncı aydan itibaren verebilirsiniz. Oldukça yararlıdır. Antioksidan ve antimikrobiyal etkilidir. Çocuklara soğan çorbası da verilebilir. Aynı şekilde pişmiş sarmısak da çok yararlıdır. Bunların hazmı zor olduğu için çiğ olarak bir yaşından sonra verilebilir.

Soru: Bebeğime yedireceğim tüm sebzeleri aldıktan sonra sirkeli suda bekletmem gerekir mi?

Cevap: Sebzelerin kabuklarını ince soymak üzerindeki kimyasal maddeleri uzaklaştırır. Ancak marul, ıspanak, lahana gibi yapraklı ve soyulamayacak sebzeleri tuzlu, limonlu ya da sirkeli suda en az on beş dakika bekletmek toksinleri belirgin miktarda azaltır, ama yok etmez. Bu nedenle soyamadığımız sebzeleri organik ya da iyi tarım ürünü olarak alın.

Sebze Suları

Yüksek miktarda vitamin, mineral, antioksidan maddeler ve çeşitli enzimler içerir sebze suları. Bağışıklık sistemini kuvvetlendirdiğinden enfeksiyonlar dahil vücudu çeşitli hastalıklardan korur. Asit baz dengesini alkalileştirir. Yani vücudu asitlenmekten ve zararlarından korur. Salatalık, havuç, biber, ıspanak, domates dahil her sebzenin suyu sıkılarak çocuğa verilebilir. İshalde özellikle taze sıkılmış elma, havuç, şeftali suyu çok yararlıdır. Altıncı aydan itibaren bebeklere günde 30-50 ml taze sıkılmış sebze suyu verilebilir.

Otlar, Marul, Roka, Semizotu, Hardal Otu, Kuzukulağı vb.

Otlar yüksek miktarda A ve C vitamini, antioksidan maddeler, folik asit ve kalsiyum başta olmak üzere çeşitli mineraller içerirler. Semizotu, nane, maydanoz ve dereotu yaprakları sararmadan yedirilmelidir. Sindirim sisteminin iyi çalışmasına yardım ederler. Semizotu omega$_3$'ten çok zengindir, antikanserojendir. Her çeşit salata çok yararlıdır. Vücuttan toksinlerin ve zehirli ağır metallerin atılmasına yardımcı olurlar. Et gibi hayvansal gıdaların yanında bire beş oranında yeşillik yenirse etteki tüm toksik maddeler nötralize edilir. Evde yaptığınız tüm etli yemeklere bol miktarda dereotu, maydanoz, soğan, biber karıştırın. Asit-baz dengesini alkali yöne çevirirler. Tatları iyi olduğu için diğer besinlerin lezzetini arttırırlar. Son derece sıkıcı yemekler dereotu, kişniş, maydanoz, nane, fesleğen ile çok lezzetli hale gelir.

Karnabahar, lahana, karalahana

Ortaçağın sonunda Ortadoğu'dan Avrupa'ya gelmiştir.

100 gr karnabahar

- Enerji kcal 22
- Protein g 2,5
- Yağ g 0,3
- Karbonhidrat g 2,6
- Su g 91,6

- Lif g 2,9
- Demir mg 0,6
- Kalsiyum mg 20
- Vitamin C mg 75

Besin değeri yüksektir. Karnabahar gibi lahana da haftada en az üç öğün verilebilir. Karalahana en kuvvetli antioksidanlardan biridir. Kansere karşı koruyucu olan azotiyosiyanat içerir. Bu madde brokoli, bürüksel ve diğer lahana çeşitlerinde çok yüksektir. Genelde çok iyi hazmedilir, bazı bebeklerde gaz yapabilir. Beşinci aydan itibaren verilebilir. Buharda pişirilmiş karnabahar parçaları bebeklerin kendi eliyle yemesi için idealdir. Nitrat içeriği düşüktür.

Çinlilere göre hafif serinletici etkilidir. Bebeklere yaz aylarında verilmelidir. Alternatifçiler çiçek olduğu için değerli bir besin olarak görürler. Haziran-Ekim arası mevsimidir.

Pişirmeden önce üzerindeki kir ve kimyasal maddeleri uzaklaştırmak için çok iyi yıkanmalıdır. Bebek kendi eliyle yiyecekse küçük parçalara ayırarak 15 dakika suyla pişirilmelidir. Aksi takdirde 5-6 dakika pişirmek yeterlidir. Tereyağı ya da zeytinyağı eklenerek püre haline getirilerek yedirilir. Mama ya da patates gibi diğer sebzelerle de karıştırılabilir.

Çok gaz yapıyorsa önce bir tencerede 2 dakika kadar haşlayıp, kaynar suyla dolu başka bir tencereye alınarak pişirmeye devam edilir.

Brokoli

Karnabaharla akrabadır. Hem sapı hem de çiçeği yenir. Akdeniz'de çok eskiden beri ekilir ve yenilir.

100 gr brokoli

- Enerji kcal 26
- Protein g 3,3
- Yağ g 0,2
- Karbonhidrat g 2.8
- Su g 89.6

- Lif g 3.0
- Demir mg 1.3
- Kalsiyum mg 105
- Vitamin C mg 114

Altıncı aydan itibaren verilebilir. Haşlanmış brokoli bebeğin kendi eliyle yiyebileceği başlangıç besinlerinden biridir. Besin değeri yüksektir. Antioksidan ve antikanserojendir. İyi bir selenyum ve klorofil kaynağıdır. Nitrat içermez.

Çinlilere göre hafif serinletici etkisi nedeniyle bebeklere yaz aylarında verilmelidir. Alternatifçilere göre sebze çiçek olduğundan çok değerli bir besindir.

Brokolinin dış yüzeyinde ağır metaller olabilir. Çok iyi yıkanmalıdır. Bebeklerin kendi eliyle yiyebilmesi için küçük parçalara ayrıldıktan sonra 10-15 dakika suyla pişirilmelidir. Püre yapılacaksa 5-6 dakika pişirmek yeterlidir. Patatesle çok iyi bir karışım olur.

Çok gaz yapıyorsa önce bir tencerede 2 dakika kadar haşlayıp, kaynar suyla dolu başka bir tencereye alınarak pişirmeye devam edilir.

Yıl boyunca pazarda olmasına karşın haziran-ekim ayları arası lokal yetişir.

Rezene

Rezenenin kökü yenilir. Güney Avrupa kökenlidir. Beşinci aydan itibaren başlanabilir.

100 gr rezene

- Enerji kcal 23
- Protein g 2,4
- Yağ g 0,3
- Karbonhidrat g 2,8
- Su g 86

- Lif g 3,3
- Demir mg 2,7
- Kalsiyum mg 100
- Vitamin C mg 93

Sağlıklı bir sebzedir. İçeriğindeki uçucu yağlar sindirim sistemi ve gaza iyi gelir. Gaz sorunu olan bebeklere çok küçük aylardan itibaren rezene çayı ya da ekstresi verilir. Orta derecede nitrat içerir.

Çinlilere göre ısı veren özelliği nedeniyle bebek beslenmesine uygundur. Alternatifçiler de bebeklere tavsiye ederler.

Her mevsimde satılmasına karşın ağustos ve kasım ayları arası lokal yetişir. Bazı hazır satılan bebek sebze pürelerinde rezene de bulunur.

Yeşil kısımları kesilip ayıklandıktan sonra 20 dakika az miktarda suda pişirilir. Yoğun bir tadı olduğundan tek başına değil, püre yapılarak havuç, patates gibi sebzelerle karıştırın.

Salatalık (Hıyar)

Kabakla aynı ailedendir. Çok eskiden beri ekilmektedir. Anavatanı kuzey Hindistan'dır.

100 gr salatalık
- Enerji kcal 12
- Protein g 0,6
- Yağ g 0,1
- Karbonhidrat g 2,1
- Su g 96,8

- Lif g 0,9
- Demir mg 0,5
- Kalsiyum mg 15
- Vitamin C mg 8

Kabuğu soyulmamış salatalığı çoğu insan zor sindirir. Hafif kavrulursa ya da kabuğu soyulursa bu sorun azalır. Çok değerli antioksidanlar ve mineraller içerir. Nitrat içeriği azdır. Yedinci aydan itibaren bebeklere verilebilir. Çinlilere göre güçlü serinletici etkisi nedeniyle bebek beslenmesi için yaz aylarında uygundur. Yerel salatalık yaz aylarında bulunur. Hazır bebek sebze pürelerinde salatalık yoktur. Acur gibi büyük salatalıklar iyice yıkanıp kabukları soyulduktan ve çekirdekleri çıkarıldıktan sonra az miktarda suyla 5-10 dakika buğulanır. Biraz tereyağı ya da zeytinyağı ilave edilerek ezilir veya püre haline getirilerek bebeklere yedirilebilir. Çengelköy gibi minik salatalıklar çiğ olarak da yenilebilir. File içine konarak ya da yumuşak olanları bebeğin eline vererek kemirmesini sağlayabilirsiniz. Diş çıkarma döneminde kemirilmesi serinletici etkisiyle bebeğin rahatlamasını sağlar. Diğer sebzelerle karıştırıldığında lezzeti arttırır. Bazı bebekler ekşi tadı sever, biraz sirkede ya da limonda bekletilerek verilebilir. Salatalık turşusu iyice yıkanarak tuzu uzaklaştırılıp onuncu aydan itibaren az miktarda yedirilebilir.

Bezelye ve Taze Fasulye, Araka

Baklagiller ailesinden bir nevi çiçektirler ve kurutulmadan taze yenirler. Baklagillerin kurutulan tohumları kolay kolay bozulmadığından binlerce seneden beri insanlar için değerli bir besin kaynağı olmuştur. Güney Amerika'da kuru baklagiller temel gıda maddelerinden biridir. Taze fasulye binlerce seneden beri Avrupa'da bulunmasına rağmen ortaçağın sonundan itibaren yetiştirilmeye başlanmıştır. Taze fasulye son 100 yılda bebeklere verilmeye başlanmıştır.

100 gr yeşil bezelye
- Enerji kcal 84
- Protein g 6,6
- Yağ g 0,5
- Karbonhidrat g 12,6
- Su g 75,2

- Lif g 4,3
- Demir mg 1,8
- Kalsiyum mg 24
- Vitamin C mg 25

100 gr yeşil fasulye

- Enerji kcal 34
- Protein g 2,4
- Yağ g 0,2
- Karbonhidrat g 5,3
- Su g 90,3

- Lif g 1,9
- Demir mg 0,8
- Kalsiyum mg 57
- Vitamin C mg 20

Bezelye ve fasulyenin hazmı zor ve gaz yaptığı için ilk yedi ay bebek beslenmesinde yer almaz. Taze fasulye, araka ve bezelye yedinci aydan, bebek çok gazlıysa dokuzuncu aydan itibaren başlanabilir.

Yeşil fasulye ve bezelye Çinlilere göre ısı açısından nötr olduğundan bebeklere verilebilir. Yaz aylarında yetişir. Bezelye çok iyi bir lif kaynağıdır. Hazır satılan sebze pürelerinde çoğunlukla bezelye bulunur. Dondurularak saklanan bezelye bebeklere yedirilebilir.

Yıkanan ve kılçıkları çıkarılan taze fasulye biraz suyla birlikte 15-20 dakika kısık ateşte piştikten sonra suyunu süzün.

Bezelye pişirilmeden önce kabukları çıkarılır. 15 dakika az miktarda suyla pişirildikten sonra yağ ilave edilerek püre haline getirilir. Bu iki sebzenin de hazmı zor olduğundan patates gibi diğer sebzelerle karıştırılarak yedirilebilir.

Patates

Pişince un gibi kolay dağılanlar ve taze olanlar bebek beslenmesi için uygundur. Güney Amerika'dan Avrupa'ya 17. yüzyılda gelmiştir. 18. yüzyılın ikinci yarısından itibaren Almanya'da temel besin maddelerinin içinde yer almıştır. Bebeklere bu son yüzyılda verilmeye başlanmıştır.

100 gr patates

- Enerji kcal 70
- Protein g 1,7
- Yağ g 0,3
- Karbonhidrat g 16,1
- Su g 80

- Lif g 1
- Demir mg 0,8
- Kalsiyum mg 6
- Vitamin C mg 30

Patates yüksek oranda nişasta içerir, iyi bir C vitamini kaynağıdır. Bebeklerde genelde tahammülsüzlüğe yol açmaz. Altıncı aydan itibaren verilebilir. Reflü, ishal ve karın ağrısına iyi gelir. İyice olgunlaşmamış patates yenilmemelidir. Patatesin yeşil sürme gibi yerleri kesilerek atılmalıdır. Bu filizler baş ağrısı, ishal vb. şikâyetlere yol açan solanin isimli zehirli bir madde içerir. Bu madde erken toplanmış patateslerde daha da yüksektir. Çin tıbbına göre Qi enerjisi düşük olduğundan bebeklere uygun değildir. Termik etkisi nötrdür. Antropologlar patatesi insan beslenmesinde önemli sebzelerden kabul etmezler. Fazla miktarda kızarmış patates tüketilmesi çocuğun ruhsal ve zihinsel gelişimini aksatabilir.

Kızarmış patates ve cips çok fazla kalorilidir. İnsan sağlığına zarar verir. Patatesin dayanıklılığının artması için kimyasal maddeler kullanılabilir. Bu nedenle haziran sonundan kış başlangıcına kadar yenilmelidir.

Patates suda pişirildikten sonra kabukları soyulur. Tereyağı ve mama sütü katılarak püre haline getirildikten sonra bebeklere yedirilebilir. Peynir ilave edilebilir, yumurtanın yanında ekmek yerine yedirilebilir. Çorbaların kıvamını arttırmak için un yerine kullanılabilir.

Tatlı Patates

İsim benzerliğine rağmen patatesten tamamen farklı bir sebzedir. Yaprakları ve sapları da yenilebilir. Sarı, turuncu, pembe, mor, bej gibi farklı renklerde olabilir. Orta ve güney Amerika orjinli tropikal bir sebzedir. En az 8000 yıldır ekildiği ve yenildiği tahmin edilmektedir. 16. yüzyıldan itibaren Çin ve Japonya'da yetiştirilmeye başlanmıştır. Yüksek oranda beta karoten (A vitamini), B vitamini içerir. Besin değeri yüksek bir sebzedir. Birçok vitamin ve mineraller içerir. Altıncı aydan itibaren bebeklere verilebilir.

100 gr tatlı patates
- Enerji kcal 86
- Protein g 1,6
- Yağ g 0,1
- Karbonhidrat g 16,7
- Su g 80

- Lif g 3
- Demir mg 0,6
- Kalsiyum mg 30
- Vitamin C mg 30

Lahanagiller

Beyaz, kara, kırmızı ve brüksellahanası çok değerli antioksidanlar içerir ve C vitamininden çok zengindir. Tereyağlı biberli domatesli kapuska ya da lahana sarması besin değeri yüksek gıdalardandır. Gaz yapmıyorsa bebeklere öğlenleri sekizinci aydan itibaren verilebilir. Lahana turşusu çok değerli bir probiyotik kaynağıdır.

Alabaş

Açık yeşil ya da mor renkli olabilir. Yer lahanası ailesinden çok değerli bir besindir. Çok eskiden beri yenilmekte ve ekilmektedir. Anavatanı hem Akdeniz hem de Amerika'dır.

100 gr tatlı alabaş

- Enerji kcal 24
- Protein g 1,9
- Yağ g 0,1
- Karbonhidrat g 3,9
- Su g 91,6

- Lif g 1,4
- Demir mg 0,9
- Kalsiyum mg 70
- Vitamin C mg 64

Bebeklere yedinci aydan itibaren yedirilebilir. Lahana ve benzerleriyle gaz sorunu yaşayan bebeklerde alabaş öğlen ve azar miktarda denemek kaydıyla dikkatli yedirilmelidir. Yüksek miktarda nitrat içerdiğinden pişen yemek tekrar ısıtılarak yenilmemeli ya da uzun süre sıcak tutulmamalıdır.

Mayıs ortasından ekim sonuna kadar yenilebilir. Kabuğu soyularak küçük parçalar halinde kesilip 15 dakika buharda pişirilerek diğer sebzelerle karıştırılarak çocuklara verilebilir. Lezzetini artırmak için mama, yoğurt, lor peyniri ya da tereyağıyla karıştırılabilir.

Balkabağı

Salatalık, yeşil kabak, kavun vb. ile aynı ailedendir. Birçok farklı rengi, şekli ve büyüklüğü olabilir. Memleketi orta ve güney Amerika'dır. Mısırlılar da bilir. Hem çekirdekleri hem de meyvesi İnka ve Mayaların temel besin maddelerinden biriydi.

100 gr balkabağı

- Enerji kcal 24
- Protein g 1,1
- Yağ g 0,1
- Karbonhidrat g 4,6
- Su g 91,3

- Lif g 0,8
- Demir mg 0.8
- Kalsiyum mg 22
- Vitamin C mg 12

Bebekler balkabağının tadını sever ve kolay sindirir. Çok besleyici değildir, mutlaka yağ ilave edilmelidir. Betakarotenden zengindir. Az miktarda nitrat içerir. Beşinci aydan itibaren verilebilir. Besin değeri ortadır.

Isı veren besinlerden olduğu için soğuk kış aylarında yedirilmelidir. Eylülden kış sonuna kadar satın alın. Vitamin ve minerallerden zengin olmadığı için bebeklere her gün yedirilmemelidir.

Ekolojik olarak sorunsuzdur. Kabukları ince soyularak parçalar halinde kesilir, az miktarda suyla 15 dakika kaynatılır. Püre yapılarak ya da ezilerek yağ ilave edilerek yedirilir. Havuçla birlikte iyi bir karışım olur.

Havuç

Kimyon ve dereotuyla aynı ailedendir. Geleneksel olarak ilk yedirilen sebzedir. İçerdiği karotenler bebeğin cildinin güneşle bronzlaşmış gibi sağlıklı bir renk almasına yol açar. Bu da estetik olarak tercih edilmesini sağlamıştır.

Çok eskilerden beri Avrupa'da yaygın olarak doğada bulunan havuç toplanarak yenilmiştir. Son birkaç yüzyıldır ekilmeye başlanmıştır.

100 gr havuç

- Enerji kcal 30
- Protein g 10.7
- Yağ g 0,5
- Karbonhidrat g 6
- Su g 89.6

- Lif g 2.4
- Demir mg 2
- Kalsiyum mg 35
- Vitamin C mg 4

Sindirimi kolaydır. Hafif tatlı olduğundan çoğu bebek havucun tadını sever. Az-orta arası nitrat içerir. Fazla gübre kullanımında nitrat miktarı artar. Beşinci aydan itibaren bebeklere verilebilir. Kabızlığa yol açabilir. Hafif ısı veren besinlerden kabul edilir. Qi enerjisini artırdığı için Çinlilerin bebeklerine önerdikleri gıdaların başında yer alır. Havuç besin değeri yüksek gıdalardandır, ilk bir yıl her sebze püresine karıştırılabilir. Nisan-mayıs hariç bütün yıl verilebilir. Bu aylardaki turfanda havuçlar daha yüksek oranda nitrat içerir ve lezzetli değildir. Havuçlar buzdolabında saklanacaksa yeşil sap kısmı kesilmelidir.

Bebeklere başlangıçta buharda pişirilerek püre haline getirilip yedirilir. Yağ ilave edilirse hem kabızlığı engeller hem de içindeki vitaminler daha iyi emilir. Taze sıkılmış havuç suyu beşinci aydan itibaren içirilebilir. İshal ve üst solunum yolu enfeksiyonlarına iyi gelir.

Yaban Havucu

Sarı, beyaz renklerde olabilir. Yaban havucu tüm Avrupa'da yaygındır, ortaçağdan beri de ekilmektedir. Besin değeri yüksek sebzelerdendir.

100 gr tatlı yaban havucu
- Enerji kcal 64
- Protein g 1,8
- Yağ g 1,1
- Karbonhidrat g 12,5
- Su g 79,3

- Lif g 4,5
- Demir mg 0,6
- Kalsiyum mg 40
- Vitamin C mg 17

Buharda pişirilerek beşinci aydan itibaren bebeklere verilebilir. Kolay hazmedilir. Daha tatlıdır. Kabızlık yapmaz. Kuvvetli aroması nedeniyle diğer sebzelerle karıştırılarak yedirilmesi uygundur. Az ile orta arası nitrat içerir. Çinliler serinletici yani ateş elementini kurutan etkisi nedeniyle bebeklerine pek vermezler. Alternatif tıbba göre topraklayıcı etkisi, minerallerden zengin olması, güzel kokusu ve kabızlık yapmaması nedeniyle bebekler için çok uygundur. Sonbahar-kış aylarında satın alınmalıdır. Bazı hazır sebze püreleri kavanozlarında bulunur.

Havuç gibi ince soyulup küçük parçalara kesilerek buharda pişirilip püre haline getirilir. Balkabağı, kabak, patates ve havuç gibi diğer sebzelerle karıştırılarak pişirilebilir.

Ispanak

Pazı, pancar ve şeker pancarıyla aynı ailedendir. Doğu kökenlidir. 1500 yıldır Avrupa'da yenilir. Uzun süre yüksek demir içeriği nedeniyle çocuklar için mükemmel bir sebze olarak kabul edilmiştir. Yapılan çalışmalar ıspanaktaki demirin zannedilenden 10 kat az olduğunu ama buna rağmen demirden epeyce zengin olduğunu göstermiştir. Zamanında çocuklara ıspanak yemeleri için boş yere eziyet edilmiş diyemeyiz. Anneler bir sebzeyi denerken nasılsa tadını sevmez önyargısıyla verirlerse bebek de olumsuz etkilenebilir.

100 gr ıspanak
- Enerji kcal 15
- Protein g 2,5
- Yağ g 0,3
- Karbonhidrat g 0,6
- Su g 91,6

- Lif g 1,8
- Demir mg 4,1
- Kalsiyum mg 126
- Vitamin C mg 52

Folik asitten de zengindir. Yedinci aydan itibaren verilebilir. Sindirimi kolaylaştırıcı etkisi vardır. Kolay hazmedilmez. Ispanak ve pazıda yüksek oranda oksalik asit bulunur, bu ağızda bir şeyler kalmış tadına neden olur. Bazı çocuklar bu tadı ve hissi sevmez. Bu tadı gidermek için kaymak ya da tereyağı karıştırılarak püre yapılır. Ispanak ve pazı yüksek oranda nitrat içerir. Bunlar alındıkları gün pişirilmeli, pişirildikten hemen sonra yedirilmelidir. Kesinlikle ikinci bir kere ısıtılmamalıdır. Derin dondurucuda bekletilmemelidir. Buzdolabında bekleyen ıspanağın nitrat oranı artar. Kenarları sararmış ya da bozulmuş yaprakları yedirmeyin, bunlarda nitrit miktarı çok yüksektir.

Çinliler soğutucu etkisi nedeniyle bebeklere sık verilmesini önermezler. Alternatif tıpçılar organik alınması kaydıyla tavsiye eder. Ispanak marttan aralığa kadar tüketilmelidir.

Pişirmeden önce saplar ve sert lifler yüksek oranda nitrat içerdiklerinden kesilip atılmalıdır. İyice yıkanmalı, ıspanağın piştiği su kesinlikle kullanılmamalıdır. Çok kısa sürede az miktarda suyla buğulanır.

Pancar

Pancar yenildiği zaman birkaç gün kaka ve idrar rengini kırmızıya boyayabilir. Yenildikten sonra hiçbir sıkıntıya yol açmıyorsa bunun hiçbir önemi yoktur. Dokuzuncu aydan itibaren verilebilir. Antioksidandır, karaciğerden toksinleri temizler. Bir nevi pancar olan şalgam çok yararlıdır, suyu yüksek oranda kükürt ve probiyotik içerir. Dokuzuncu aydan itibaren her gün azar miktarda içirilebilir.

Soru: İki yaşındaki çocuğum salata yemiyor. Ne yapmalıyım?

Cevap: Et yemeklerinin yanında yeşillik yedirilmesi önemlidir; salata etteki toksinleri etkisizleştirir. Yedirilen et miktarının beş katı kadar sebze ya da salata yedirilmelidir. Sizin yediğiniz salatayı sevmiyorsa onun sevebileceği tarzda bir salata mutlaka vardır. Marulu yıkayıp doğrudan yedirebilirsiniz, roka domates salatası, ince kıyılmış maydanoz salatası verebilirsiniz. Omletin yanında marul salatası koyabilirsiniz. Ton balıklı salata, bol yeşillikli patates salatası, keçi peynirli salata, elmalı hindiba salatası gibi değişik salatalar deneyin. Hiç salata yemeyen çocuklara makarna salatası yapılabilir, salataya az miktarda makarna eklenerek yapılabilir. Ayrıca her çeşit sandviçe marul, roka vb. eklenebilir.

Domates

Aslında meyve-sebzelerdendir. Orta ve güney Amerika'dan 16. yüzyılda Avrupa'ya gelmiştir. Sebze olarak yetiştirilmesi son yüzyıldadır.

100 gr domates

- Enerji kcal 19
- Protein g 1
- Yağ g 0,2

- Karbonhidrat g 3,4
- Su g 92,9
- Lif g 1,8

- Demir mg 0,5
- Kalsiyum mg 14
- Vitamin C mg 24

En erken altıncı aydan itibaren bebeklere verilebilir. Alerjik bebeklere dokuzuncu aydan itibaren verilmelidir. Çiğ ya da diğer sebzelerle pişirilerek yedirilebilir. Yüksek miktarda asit içerdiğinden fazla yedirilirse bazı bebeklerde pişiğe yol açabilir. Yüksek miktarda kimyasal madde içerebileceğinden kabuğu mutlaka soyulmalıdır. Kabuğun soyulması daha iyi hazmedilmesini de sağlar. Domatesin kabuklarını kolay soyabilmek için kaynar suyla yıkamak ya da bir-iki dakika sıcak suya batırmak yeterlidir. Nitrat içermez.

Çinliler güçlü serinletici etkisi nedeniyle bebeklerine domates vermezler. Alternatifçiler daha uzun süre dayanabilen domates yetiştirmek için tohumların genetiğiyle oynandığından pek tavsiye etmez. Yeterince güneş görmemiş ve erken toplanmış domatesler lezzetsiz olur, besin değerleri de azalır. Bebeklere ve çocuklara yüksek oranda şeker, baharat ve tuz içerdiğinden ketçap kesinlikle verilmemelidir. Bunun yerine ev yapımı salça ya da domates sosuna alıştırılmalıdır. Ev yapımı domates ve biber salçası, domates sosları, kurutulmuş domates tüm kış boyunca yedirilebilir. Domates salçası neredeyse domatesten daha yararlıdır, çünkü hem hazmı daha kolaydır hem de çok değerli bir antioksidan olan likopenden daha zengindir. Domates piştikçe likopen oranı artar. Likopen antikanserojendir. Cildi ve bağ dokusunu güzelleştirir, gençleştirir. Yaz aylarında her gün bir adet domates yenilmesi önerilir. Bebeklerin çorba ve yemeklerinde kullanılabilir.

Mayıstan ekime kadar satın alınabilir. Olgunlaşmamış domatesler yenilmemelidir.

Soru: Domates bıçakla kesildiği zaman vitamini azalıyor mu?

Cevap: Tüm meyve ve sebzeler kesildiklerinde hızla antioksidan ve vitamin içerikleri azalır. Kestiğiniz domates dilimini bekletmeden yedirmeniz daha sağlıklıdır.

Kabak

Akdeniz mutfağının vazgeçilmez sebzelerindendir. Orta derecede değerlidir. Mayıs-ekim ayları arasında tüketilmelidir. Bebekler tarafından iyi hazmedilir. Nitrat içeriği düşüktür. Beşinci aydan itibaren başlanabilir. Besin değerini artırmak için pişirildikten sonra zeytinyağı ya da tereyağı ilave edilmelidir.

100 gr yeşil kabak

- Enerji kcal 18
- Protein g 1,6
- Yağ g 0,4
- Karbonhidrat g 2
- Su g 92,2

- Lif g 1,1
- Demir mg 1.5
- Kalsiyum mg 30
- Vitamin C mg 16

Çinlilere göre kabak serinletici etkisi nedeniyle soğuk kış aylarında çocuklara yedirilmemelidir. Yaz aylarında ferahlatıcı etkisi nedeniyle diğer sebzelerle karıştırılarak verilebilir. Alternatifçiler mineralden fakir olması nedeniyle çocuk beslenmesinde değerli bir besin olarak görmezler. Hazır sebze mamalarında kabak bulunmaz.

Dış tabakası soyulduktan sonra kısık ateşte 10-15 suyla pişirilip blendırdan geçirilip yağ ilave edilerek yedirilir. Diğer sebzelerle iyi bir karışım olur.

Patlıcan

Aslında meyvedir. Doğal olarak yaz aylarında yetişir. Türk mutfağında en çok pişirilen sebzedir. Nikotin ve nitrat içermesi nedeniyle yedinci aydan önce bebeklere verilmez. Besin değeri çok düşüktür gibi yanlış bir inanış vardır. Diğer sebzeler kadar yararlıdır. Yaz aylarında dolma, türlü ya da karnıyarık şeklinde pişirilen patlıcandan bebeklerin kendi eliyle yemesine izin verilmelidir. Bebek beğenmediği ya da acı bulduğu kısımları zaten bırakır.

Soru: Eskiden bir yaşından önce patlıcan verilmiyordu. Şimdi verilmeye mi başlandı?

Cevap: Yaz aylarında yedi aydan büyük bebeklere başlanabilir.

MEYVELER

Yüksek oranda A ve C vitamini, mineral, antioksidan ve enzimler içerdiklerinden canlı besinler olarak nitelendiriyoruz. Yüzde 80-95 oranında sudan oluşur, asit-baz dengesini korurlar. Çocukların bağışıklık ve sindirim sisteminin iyi çalışmasını sağlar. Meyveler liften zengindir, meyvelerin lifleri sebzelere oranla daha kolay sindirilir. Meyvelerin lifleri çok yararlı olduğundan taze sıkılmış meyve suyu yerine kendisini yedirmek daha sağlıklıdır. Meyve suyu içmek gereksiz fazla kalori alınmasına yol açar. Ayrıca diş sağlığını da bozabilir. Özellikle bebeklerin elinde meyve suyu ile dolu biberonla dolaşmaları doğru değildir. Meyveleri de sebzeler gibi mevsimine uygun yedirin. Yeterince güneş görerek olgunlaşmış meyveler tüketin. Böyle meyveler daha çok enzim içerdiklerinden hazmedilmeleri de daha kolaydır.

Vitaminler en yoğun meyvenin kabuğunda ve kabuğa yakın bölgelerde bulunmasına karşın meyveyi kabuğuyla birlikte çocuklarınıza vermeyin. Günümüzde artan çevre kirliliği sonucu çeşitli ağır metaller, toksinler ve kullanılan böcek ilaçları iyice yıkamayla bile kabuktan çıkmaz. Ayrıca kabuktaki lifler iyi sindirilemediğinden çocuklarda gaz ve şişkinlik yapabilir. Yedirmeden önce kabukları ince soymanız yeterlidir.

Meyveler kurutulduğunda ya da kaynatıldığında içerdikleri C vitamini çok azalır. Kesildikten sonra bekletilen meyveler hem lezzetini hem de besin değerlerini hızla kaybeder. Pekmez ve kurutulmuş meyveler çok yoğun kalorili hale gelir, yani glisemik indeksleri artar. Kurutulmuş meyve yerine tazesini yemek daha sağlıklıdır. Meyve ve sebzeler derin dondurucuda lezzet ve vitamin değerleri biraz azalsa da iki ay kadar saklanabilir. Derin dondurucuda saklamanın anlamlı olabilmesi için tadını özleyeceğiniz, kendi ürettiğiniz, organik olan enginar, bezelye, kayısı, kiraz, ahududu, yabanmersini gibi meyve ve sebzeleri saklayın.

Meyvelerin içerdiği früktoz doğrudan yağa dönüşür, fazla yenilirlerse kilo aldırır. Bu nedenle çok şeker içeren dut, üzüm, karpuz, incir gibi meyvelerin fazla miktarda yedirilmeleri önerilmez. Yeşil erik, elma, nar, mandalina, kivi, greyfurt, çilek, kiraz, vişne, böğürtlen, ahududu, yabanmersini ve kızılcık gibi daha az şeker içeren meyvelerden daha fazla miktarda yedirebilirsiniz. Elma, armut, erik gibi sert meyveleri fileye koyup kemirmesi için eline verebilirsiniz. İyice olgunlaşmış muz, kivi, sulu yumuşak şeftali, karpuz gibi meyveleri kemirmesi için yanında durma kaydıyla doğrudan eline verebilirsiniz.

Soru: Derin dondurucuda meyve ve sebzeleri saklamak besin değerlerini azaltır mı?

Cevap: Soğuk, besinlerdeki enzimleri tahrip eder. Derin dondurucuda saklanan çilek, frambuaz, yabanmersini gibi meyveler besin değerlerinden çok az kaybederler. Mevsimine uygun taze organik meyve ve sebze bulmak daha zordur. Bunları dondurarak yedirebilirsiniz.

Soru: Früktozun (meyve şekeri) çok zararlı olduğunu duyuyorum. Çocuklarımıza meyveyi az mı yedirmeliyiz?

Cevap: Meyve suları, mısır şurubu, pekmez, hazır satılan yiyeceklerin ve içeceklerin çoğu yüksek miktarda früktoz içerir. Taze meyve yenildiği zaman buradaki früktoz diğer yiyeceklerdeki kadar yoğun ve zararlı değildir. Kan şekerini yükseltmez, hatta insülin direncini düzeltebilir. Taze meyve günde 3-4 öğün verilebilir. Farklı meyveler yedirmeye özen gösterin.

Meyve Püresi

Anne sütü yeterli değilse beşinci aydan itibaren meyve pürelerine başlanabilir. Hazımsızlık sorunu yaşayan bebeklere başlangıçta hafif pişirerek verilir. Elma, şeftali, kayısı, armut, muz, üzüm başlangıç için uygundur. Meyveleri de sebzeler gibi bebeğinize teker teker vererek tadını almasını ve değişik tatlara alışmasını sağlayın. Daha çok çeşit yesin diye sürekli karışım verirseniz sıkılarak yemeyi reddeder. İki tatlı kaşığı ile başlayarak yavaş yavaş bir öğünde üç çorba kaşığına kadar çıkabilirsiniz. Meyveleri akşamüstü yoğurtla ya da anne sütüyle beraber ikindi öğünü olarak verebilirsiniz. Bebeğiniz meyveyi çok severse günde iki kere yalnız meyveden oluşan püre yiyebilir, hemen ardından anne sütü ya da biberonla mama vererek tam öğüne tamamlayın. Saat 16.00'dan sonra meyve verilmemelidir.

Bol suyla yıkadıktan sonra kabuklarını soyun. Püre haline getirmek için cam rende ya da mikser kullanın. Cam rende besin değerini koruma açısından mikserden üstün değildir.

Taze Sıkılmış Meyve Suları

Meyvelerin suyunu sıkıp içirmektense bütün vermeniz daha yararlıdır. Susuzluğunu gidermek için su yerini tutmaz. Fazla miktarda şeker içerdiğinden bebeğinize her gün meyve suyu vermeyin. Meyve suyu ishal, kusma, kabızlık, yüksek ateş, aşırı öksürük, aşırı sıcaklar gibi yemek yiyemediği durumlarda verilebilir. Şeker miktarını azaltmak için yarı yarıya suyla sulandırın. Diş çürüklerine yol açacağından meyve suyunu biberonla vermeyin, gece yatmadan önce kesinlikle içirmeyin. Bebeğiniz hiç meyve yemiyorsa günde toplam içeceği meyve suyu miktarı 120-180 ml'yi geçmemelidir. Bebek ya da çocuklar için satılan meyve sularını organik bile olsalar almayın. Hazır meyve suyu yerine evde şeker katılmadan yapılmış şekersiz komposto daha yararlıdır. Daha az şeker içerdiğinden nar, mandalina, vişne, yeşil elma suyu tercih edin. Taze sıkılmış sebze suyu meyve suyundan çok daha yararlıdır. Meyve sularını havuç, domates, biber, salatalık, ıspanak, maydanoz gibi birçok yeşillik ve sebze sularıyla karıştırıp içirmek daha sağlıklıdır.

Soru: Sekiz aylık kızım yazın çok sıcaklarda hiçbir şey yemiyor. İştahını nasıl açarım?

Cevap: Aynı erişkinler gibi çocuklar da aşırı sıcaklarda yemek istemezler. Örneğin anne sütüyle beslenen bebeklerin emzirirken kıyafetlerinin çıkarılması, yalnızca bezle bırakılması, emzirecekleri odada klima çalışması uygundur. Karpuz, kavun, şeftali, salatalık, cacık, yoğurt, domates, kabak, peynir serinletici özellikleri nedeniyle tercih edilebilir. İtalyanların yaptığı gibi soğuk yoğurt çorbası, domates çorbası, kavun çorbası gibi sebzeler denenebilir.

Soru: Yetişkinlerin çok şeker içerdiği için fazla meyve yememesi öneriliyor. Aynı şey çocuklarımız için geçerli mi?

Cevap: Meyveler bütün yenilirse içerisindeki lifler kan şekerinin hızlı yükselmesini önler. Meyvelerdeki lifler çok yararlıdır, bunlar prebiyotiktir, yani bağırsak florasında yaşayan bakterilerin besinidir. Lifler sayesinde bağırsaklarda birçok besin sentezlenir. Lifler olmadan bağırsaklar düzgün çalışamazlar. Çocuklara gün içerisinde istedikleri kadar taze meyve yeme izni vardır. Aralarda çok acıkırsa sağlıklı atıştırmalık olarak meyve ve sebze tavsiye edilmektedir. Kahvaltı ve öğlen öğünlerinde de meyve yer alabilir.

Soru: Beş aylık kızıma bugün ilk defa armut püresi yedirdim. Akşamüstü en az bir saat katılarak ağladı, gece de iyi uyuyamadı. Armutla alakalı olabilir mi?

Cevap: Armut aynı kırmızı erik gibi bağırsak hareketlerini hızlandırır. Bu bebeğinizi rahatsız etmiş olabilir ya da sindirim sistemi henüz armudu hazmedemiyor olabilir. Bir sonraki sefer armudu kısık ateşte biraz pişirip yedirmeyi deneyin. Yine gazı olursa üç hafta hiç armut vermeyin.

Soru: Altı aylık kızıma taze sıkılmış nar suyu içirebilir miyim?

Cevap: Nar çekirdekleri üzüm çekirdeğinden bile daha fazla antioksidan içerir. Solunum yoluna kaçmaması için üç yaşından küçüklere ancak narın suyunu sıkarak içirebiliriz. Taze sıkılmış nar suyu çok yararlıdır, antioksidanların yanında omega$_5$'te içerir. Altı aylık kızınıza taze sıkılmış nar suyunu bekletmeden birkaç tatlı kaşığı içirebilirsiniz. Diş çıkarırken, ağızdaki aftlara iyi gelir.

Soru: Neden yerel beslenmeliyiz?

Cevap: İnsanlar kuşaklardır yaşadıkları yörenin gıdalarını daha kolay sindirmeye yatkındırlar. O yöredeki topraklarda bulunan bakteriler bizim bağırsaklarımızdaki bakterilerle uyum halindedir.

Soru: Eskiden bir yaşına kadar çilek, turunçgiller vb. birçok şeyi alerji yapma riski nedeniyle vermiyorduk. Bu değişti mi?

Cevap: Eskiden turunçgiller, kuruyemişler, çilek bir yaşından önce verilmemekteydi. Balık ve deniz ürünleri en erken dokuzuncu ayda veriliyordu. Buğday ve ekmek de geç başlanıyordu. Günümüzde yapılan araştırmalar ek besinlere geç başlamanın besin alerjisi gelişme riskini arttırdığını göstermektedir. Artık altıncı aydan itibaren yavaş yavaş doğal olan her besinden tattırma ve yedirme önerilmektedir.

Elma

Elma çekirdekli meyvelerdendir. Birçok farklı elma çeşidi vardır. Her birinin besin değeri, içerdikleri C vitamini, asit oranı ve sindirilmesi farklıdır. Tadı genelde çok sevilir. Birçok hazır bebek pürelerinin içerisinde bulunur.

100 gr kabuğu soyulmuş elma

- Enerji kcal 54
- Protein g 0,2
- Yağ g 0,3
- Karbonhidrat g 11,7
- Su g 85,4
- Lif g 1,6
- Demir mg 0,3
- Kalsiyum mg 126
- Vitamin C mg 8

Beşinci aydan itibaren ilk başlangıç meyvesi olarak hafif pişirilmiş elma püresi verilebilir. Az miktarda rendelenmiş elma püresi pişirilmeden de verilebilir. Pişmiş elma kakaları yumuşatır, pişmemiş elma püresi ise kabızlığa yol açabilir. İyice olgunlaşmış, yumuşamış elmaları bebekler daha iyi hazmederler.

Çinliler elmayı hafif serinletici bulur. Bu etkiyi azaltmak için pişirilerek bebeklere verilmesini tavsiye ederler. Alternatifçiler de güneşte olgunlaşmış elmayı bebekler için değerli bir besin kabul eder.

Bütün yıl boyunca elma markette vardır. Taze elma yazın başından sonbahar sonuna kadar bulunur. Elma soğukta uzun süre bekletilerek yenilebilir. Kış aylarında ve baharda güney yarım küreden ithal edilenler ve buzhanede bekletilen elmalar satılır. Alındığı zaman bekletilmeden tüketilmelidir. Hazır elma pürelerinin şeker içermemesine dikkat edilmelidir.

Elma püresinin hazırlanması çok kolaydır. Elmalar yıkanıp kabukları soyulup çekirdekleri çıkarılarak az miktarda suyla buharda pişirilip püre haline getirilir. Tahıllara karıştırılarak verilebilir. Elma pişirilmeden cam rendeden geçirilerek de verilebilir, bekledikçe rengi kararır. Bunun bir zararı yoktur, ancak bekledikçe tadı da bozulur. Elmalar buzdolabında sebzeler ve yeşil yapraklı otlarla temas etmemelidir. Rengi solar.

Kabuğu soyulmuş elma dilimi file içerisinde verilebilir. Bebeğin kemirmesi için eline verilmesi tehlikelidir, solunum yoluna kaçarak boğulmasına yol açabilir.

Soru: Elma püresini cam rendede hazırlarken kabuklarını soymalı mıyım?

Cevap: Elma ve şeftali en çok ilaçlanan meyveler arasındadır. Bu nedenle kabukları mutlaka soyulmalıdır. Elmayı soy armudu say (sayarak) da ye denir.

Avokado

Aslında bir meyvedir, ağaçta yetişir. İçerdiği yağlar ve antioksidanlar nedeniyle son derece yararlıdır. Bebeklerin beyin gelişimine katkıda bulunur. Ayrıca proteinlerden ve enzimlerden zengindir. İyice olgun olanları pişirilmeden yenilir. Bebeğin eline kemirmesi için verilebilir.

Çilek, Böğürtlen, Frambuaz, Yabanmersini

Kuşüzümü ve bektaşiüzümü (altın çilek) de aynı ailedendir. Avrupa'da insanların toplayarak yediği en eski besinlerdenler. Yüksek miktarda C vitamini içerir, belli bir mevsimde ve az miktarda çıkarlar. Yaban yemişlerinin lezzeti ve kokusu yetiştirilenlerden daha fazladır.

Yabanmersini nar gibi süper besinler arasında yer alır. Kanser ve alerjiden koruyan fitokimyasal maddeler içerir. Bu maddeler vitaminlerle birlikte çalışarak antioksidan, hormonları ve detoksifikasyon enzimlerini düzenleyici, bağışıklık sistemini güçlendirici etkiler gösterir. Pek çok yararı vardır, çok kuvvetli bir antioksidandır, gözdeki retinayı (ağ tabakası) korur, renkleri daha iyi algılamayı sağlar. İshale iyi gelir. Bebeklere altıncı aydan itibaren verilebilir.

100 gr çilek

- Enerji kcal 33
- Protein g 0,8
- Yağ g 0,4
- Karbonhidrat g 6,5
- Su g 89,5

- Lif g 2
- Demir mg 1
- Kalsiyum mg 26
- Vitamin C mg 64

Tüm kırmızı yemişler yüksek oranda asit içerdiklerinden bebeklerde pişiğe yol açabilir. Alerjiye yol açmamaları için yedinci aydan sonra başlanmalıdır. Çilek alerjisi zannedildiği kadar sık değildir, dokuzuncu aydan itibaren başlanabilir.

Çinliler serinletici etkileri nedeniyle bebeklere verilmesini uygun bulmaz. Alternatifçiler çilek ve frenküzümünü bebeklere az uygun bulur, ahududu ve altın çileğin az miktarda verilmesini tavsiye ederler.

Normalde bahar sonu ve yazın satın alınmalıdırlar. Mevsimi dışında alınan çilekler yüksek oranda kimyasal madde içerdiklerinden bebeklere yedirilmemelidir. Böğürtlen gibi meyveleri toplarken yerden yüksek olanlar koparılmalıdır. İyice yıkandıktan sonra püre haline getirilip tahıllı kaşık mamalarına karıştırılabilir ya da su ilave edilerek komposto yapılabilir. Hazır satılan meyve pürelerinde böğürtlen bulunmaz.

Turunçgiller

Portakal, mandalina, limon, greyfurt, nar bu gruba girer.

Yüksek miktarda asit içerdiklerinden fazla miktarda verilirlerse bebekte pişiğe neden olurlar. Çok miktarda verilirse ciltte alerjiye de yol açtıklarından altıncı ay bitiminde az miktarda denenmelidir. C Vitamini diğer sebze ve meyvelerde de bebeğe yetecek miktarda vardır. Bunların yenilmemesi C vitamini eksikliğine yol açmaz.

100 gr portakal

- Enerji kcal 43
- Protein g 1
- Yağ g 0,2
- Karbonhidrat g 9,2
- Su g 85,7

- Lif g 2,2
- Demir mg 0,4
- Kalsiyum mg 42
- Vitamin C mg 50

Turunçgiller Çinlilere göre serinletici etkiye sahiptir, sıcak günlerde ekildiği bölgede bebeklere ferahlamaları için verilebilir. Soğuk algınlığına serinletici gıdalar iyi gelmez. Ülkemizde turunçgiller daha çok soğuk kış aylarında tüketilir. Alternatifçiler yerel meyveler olmadığı ve erken toplandıkları için bebeklere verilmesini uygun bulmazlar.

Turunçgillerin dış kabuğu yüksek oranda koruyucu kimyasal maddeler içerdiğinden dolaba konulmadan ve sıkılmadan önce yıkanarak kurutulmalıdır.

Soru: Yedi aylık bebeğime ne kadar taze nar suyu içirebilirim?

Cevap: Çok güçlü bir antioksidandır. Meyve püresine katabilirsiniz, 30 ml civarında içirebilirsiniz.

Armut

Çekirdekli meyvelerdendir. Asya kökenlidir. Tropikal bölgeler hariç tüm dünyada yetişir.

Beşinci aydan itibaren bebeklere verilebilir. Asit içeriği düşüktür. Bebekler tarafından iyi hazmedilir. Bağırsakları çalıştırır. Hafif kabızlıkta işe yarayabilir. Az miktarda olma koşuluyla elma gibi pişirilmeden de yedirilebilir.

100 gr armut

- Enerji kcal 55
- Protein g 0,5
- Yağ g 0,3
- Karbonhidrat g 12,7
- Su g 83,4

- Lif g 2,8
- Demir mg 0,3
- Kalsiyum mg 10
- Vitamin C mg 5

Çinlilere göre hafif serinletici etkisi nedeniyle soğuğa hassas bebekler armudu pişmiş olarak ya da yaz aylarında yemelidir. Alternatifçiler pişmiş armut püresini bebekler için çok değerli kabul eder. Yaz sonu armut çıkar. Kısa süre depolamaya uygundur. Hazır meyve pürelerinde elma-armut karışımına sık rastlanır.

Armut yıkanıp kabukları soyulur, çekirdekleri çıkarılır, başlangıçta az miktarda suyla kısık ateşte pişirilir, püre haline getirilerek anne sütü ya da tahılla karıştırılarak yedirilebilir.

Kavun-Karpuz

Balkabağı ile aynı ailedendir. Yakın zamanda yenilmeye başlanmıştır. Bebekler tarafından iyi hazmedilir. Yedinci aydan itibaren verilebilir. Çok tatlı olduklarından fazla miktarda yedirilmemelidir.

100 gr kavun-karpuz

- Enerji kcal 54
- Protein g 0,9
- Yağ g 0,1
- Karbonhidrat g 12,4
- Su g 85,2
- Lif g 1
- Demir mg 0,2
- Kalsiyum mg 6
- Vitamin C mg 30

Çinlilere göre karpuz çok serinletici, kavun da benzeri etkisi nedeniyle yalnızca sıcak günlerde yenilmelidir. Kavun kanserden koruyucu likopen içerir. Yeterince güneş görmeden yeşilken koparılanların besin değerleri azdır. Yaz ve sonbahar ortasına kadar yenilebilir. Hazır bebek pürelerinde bulunmaz.

Yumuşak ve sulu kısımları küçük parçalar halinde kemirmesi için bebeklerin eline verilebilir. Ezerek ya da küçük parçalar halinde tahıl mamalarına ya da yoğurduna karıştırılabilir.

Çekirdekli Meyveler
Erik, Mürdüm Eriği, Kayısı, Kiraz, Şeftali, Nektarin

Yüzyıllardır insanlar bu meyve ağaçlarını diker. Yetiştirdikleri meyveleri hem kendileri yer hem de bebeklerine verirler. Bebek beslenmesinde şeftali ve kayısı önemli yer tutar.

Şeftali ve kayısı bebekler tarafından kolay sindirilir. Kiraz ve erik fazla sıvıyla beraber alınırsa fermantasyona yol açarak karın ağrısı, şişlik ve gaz yapabilir. Erik sindirimi düzenleyerek kabızlığa iyi gelir. Şeftali ve kayısı püresine yedinci aydan itibaren başlanabilir. Erik ve kiraz sekizinci aydan itibaren verilebilir. Önce hafif pişirip yedirmek gerekir. Sindirim güçlüğü yaratmadığına emin olduktan sonra pişirmeden verilmeye başlanır. Sindirim sistemi hassas olan bebeklerde onuncu aya kadar bu meyvelerden kaçınmak gerekebilir.

100 gr	Erik	Kayısı	Şeftali
Enerji kcal	50	45	42
Protein g	0,6	0,9	0,8
Yağ g	0,2	0,1	0,1
Karbonhidrat g	11,4	9,9	9,5
Su g	83,7	85,3	87,5
Lif g	1,7	2	1,7
Demir mg	0,4	0,7	0,5
Kalsiyum mg	14	16	8
Vitamin C mg	5	9	10

Çinliler kayısı, şeftali ve tatlı kiraz ve eriği ısı veren ve Qi yani yaşam enerjisi veren meyveler olarak kabul edip bebeklerine yedirir. Alternatifçiler yerel ve mevsimine uygun olması kaydıyla bebek beslenmesine uygun bulurlar. Yaz ve erken sonbaharda satın alınmalıdır. Hazır satılan meyve pürelerinde erik, kayısı ve şeftali vardır. Kabızlık sorunu olan bebeklere kış aylarında organik kurutulmuş kuru kayısı ve erik hafif haşlanarak yedirilebilir.

Bebeklere yedirilen meyvelerin kabukları mutlaka soyulmalıdır. Kiraz veya erik çekirdekleri solunum yoluna kaçarak boğulmalara yol açabilir. 3 yaşına kadar yedirilen meyvelerin çekirdekleri mutlaka çıkarılmalı, kabukları soyulmalı ve sert olanlar çocukların eline verilmemelidir.

Üzüm

Taze üzüm, çekirdekli ve çekirdeksiz kuru üzüm, pekmez, bu grupta yer alır. Üzüm asması ilk ekilen bitkilerdendir. Bebek beslenmesinde çok önemli yer tutmasa da kırmızı renkli üzüm ve ürünleri güçlendirici etkisi nedeniyle çocuklara verilmektedir.

100 gr	yeşil üzüm	çekirdeksiz kuru üzüm
Enerji kcal	70	285
Protein g	0,7	1.8
Yağ g	0,3	0.5
Karbonhidrat g	16,1	64,7
Su g	81,1	24
Lif g	1,6	7
Demir mg	0,5	1,8
Kalsiyum mg	18	50
Vitamin C mg	4	1

Bebeklere üzümün kabuğu soyulup çekirdekleri çıkarılarak ortadan ikiye kesilerek yedirilmeli ve suyu sıkılmalıdır. Taze sıkılan üzüm suyu çok şekerli olduğundan yarı yarıya sulandırılarak yedinci aydan itibaren bebeklere verilebilir. Üzümün kendisi ve pekmezi onuncu aydan itibaren yoğurt ya da diğer kaşık mamalarına karıştırılıp verilebilir.

Çinliler üzüm pestillerini enerji veren yani ısıtan olarak kabul eder ve bebeklerine verir. Üzüm ve üzüm suyunu nötr bulur, topraklayıcı ve Qi enerjisini (yaşam enerjisi) artırıcı etkisi nedeniyle bebeklere verirler. Alternatifçiler de üzümü önerir.

Ağustos-aralık ayları arasında satın alınabilir. Açıkta satılan kurutulmuş meyveler bebeklere verilmemelidir. Bebekler için üretilmiş üzüm suları çok şekerli olduklarından verilmemelidir.

Artık manavlarda her mevsim her şey bulunuyor. Bir kısmı ithal bir kısmı buzhane.

Soru: Altı aylık bebeğime üzüm verebilir miyim? Çok üzüm çeşidi var, hangisini vermeliyim?

Cevap: Kırmızı üzüm daha yararlıdır. Kabuklarını soyarak ve çekirdeklerini çıkararak verebilirsiniz.

Muz

Tropik bir meyvedir ve güneyde yetişir. Birkaç yüzyıldır Avrupa'da yenilmeye başlandı ve bebeklere verilebilir.

100 gr muz

- Enerji kcal 92
- Protein g 1,2
- Yağ g 0,2
- Karbonhidrat g 21,4
- Su g 73,3

- Lif g 3,1
- Demir mg 0,5
- Kalsiyum mg 9
- Vitamin C mg 12

Muz zannedildiği kadar yüksek oranda mineral içermez. Tok tutar. Genellikle iyi hazmedilir, ancak kolaylıkla kabızlığa yol açabilir bundan dolayı ishal durumunda verilir. Kokusu çok güzeldir. Olgunlaştıkça daha tatlı olur, içindeki şeker miktarı artar. Altıncı aydan itibaren bebeklere verilebilir.

Çinliler muzu kuvvetli serinletici etkili buldukları için bebek beslenmesi için önermezler. Hatta sık sık üst solunum yolu enfeksiyonu geçiren bebeklere, muzu bir müddet vermeyip daha az mı hastalanıyorlar diye takip ederler. Alternatifçiler muzu yerel bir meyve olmadığı için ve tam olgunlaşmadan toplandığı için bebeklere verilmesini önermezler.

Pişirilmeden iyice ezilerek meyve püresine ya da tahıllara karıştırılarak yedirilebilir. Çoğu hazır bebek meyve pürelerinde muz vardır. Yüksek oranda serotonin içerdiğinden ruhsal durumu düzenlediği kabul edilir. Uykuya iyi gelir.

Tropikal Meyveler

Kivi, mango, ananas bu grupta yer alır. Tropikal meyvelerin geleneksel bebek beslenmesinde yeri yoktur. Bunlar mutfağımızda son 30 yıldır var.

100 gr kivi

- Enerji kcal 53
- Protein g 1
- Yağ g 0,6
- Karbonhidrat g 10,8
- Su g 83,8

- Lif g 3,9
- Demir mg 0,8
- Kalsiyum mg 38
- Vitamin C mg 70

Mango, papaya ve passionfruit bebekler tarafından iyi hazmedilir, yedinci aydan itibaren başlanabilir. Kivi ve ananas çok asitli olduklarından kolayca pişiğe yol açabilir. Bebeklere yedinci aydan önce verilmemelidir. Kivi ülkemizde yetişmektedir, hazım kolaylaştırıcıdır. Hazır satılan bebek pürelerinde vardır.

Çinliler tropikal meyveleri kuvvetli serinletici etkileri nedeniyle bebekler için uygun bulmazlar. Bu meyveler uzaklardan geldiklerinden, daha yeterince güneş göremeden ve olgunlaşamadan toplanmakta, dolayısıyla hem lezzeti hem de besin değerleri daha azdır. Bebekler tropikal bir ülkeye seyahat etmedikleri takdirde bu meyvelerle beslenmeleri gereksizdir.

Kinoa ve Amarant

Bunlar taneli meyvelerdir. 5000 yıldır Peru'da dağlarda ekilmektedir.

100 gr	kinoa	amarant
Protein g	13,8	16
Yağ g	5	7,5
Demir mg	10,9	7,6
Kalsiyum mg	66	159

Her ikisi de proteinden oldukça zengindir, hazmı kolaydır. Son 10 yıldır mutfağımıza girdiğinden tahammülsüzlük ya da alerji yapma olasılığı bilinmemektedir. Güney Amerika'da popüler bir çocuk besinidir. Pişirilerek ve ezilerek çorbalara, meyve pürelerine, salatalara ilave edilebilir.

Zeytin

Siyah yerine yeşil zeytini tercih edin. Piyasada satılan bazı siyah zeytinler boyalı olabiliyor. Öte yandan zeytinin acılığını almak için aylarca kaya tuzu ve suda bekletmek gerekir. Maalesef bu süreyi kısaltmak için "kostik" gibi kimyasal maddeler kullanılmaktadır. Satın aldığımız siyah zeytinin rengi o kadar siyah olmamalıdır. Aşırı siyah ise boyalıdır. Alacalı siyah-kahve renkli organik zeytin alarak suda bekletip tuz miktarını azaltın ve içini çay kaşığıyla çıkararak bebeğinize yedirebilirsiniz. Yeşil zeytini suda beklettikten sonra çekirdeklerini çıkararak blendırdan geçirip zeytin ezmesi haline getirin. Bebeğinize hazır satılan zeytin ezmelerinden vermeyin. Hazır satılan zeytin ezmelerinin bazıları sıcak presle yağı alınmış zeytin posası içermektedir.

> **Soru:** On aylık bebeğim çekirdeği alınmış zeytini çok seviyor. Versem arka arkaya on tane yiyecek. Bir zararı var mı?
>
> **Cevap:** Kimyasal işlem görmemiş ve boyalı olmayan zeytin son derece yararlıdır.

Reçel

Mümkünse yedirilmemelidir. Çocukları tatlı tada alıştırmamak gerekir. İllaki reçel vermek istiyorsanız çilek, vişne, böğürtlen, karadut gibi fazla tatlı olmayan meyvelerden yapılmış ve içine hiç şeker katılmamış ev yapımı reçelleri tercih edin. Kahvaltıda bal ve reçele alternatif olarak keçi boynuzu pekmezi de verilebilir.

Pekmez

Halk arasında zannedildiği gibi çok yararlı ve demirden zengin bir besin değildir. Eskiden taze meyvelerin olmadığı mevsimler için pekmez ve meyve kuruları hazırlanıyordu. Günümüzde yoğun şekerli olduğu için ve her mevsimde taze meyve bulunabildiği için önerilmemektedir. Bazı anneler bebeğin yemek istemediği besinlere pekmez karıştırır. Böyle bir uygulama doğru değildir. Bebeğin lüzumsuz kalori almasına, insülin direnci gelişmesine ve tatlı (pekmez) bağımlılığına yol açar. Bu şekilde beslenen bebekler içinde pekmez olmayan farklı besinleri yemeyi reddederler.

Soru: Keçiboynuzu pekmezi çok yararlı mı?
Cevap: Öksürüğe iyi gelir. Diğer pekmezlere göre demirden nispeten zengindir.

BAHARATLAR

Beslenme piramidinde yüzde bir civarındadır, yani günlük toplam yediğimiz besin miktarının en az yüzde birini baharatlar oluşturmalıdır. Çok sayıdaki değişik baharatların ayrı ayrı faydaları vardır. Bir kısmı besinlerin bozulmasını engeller. Bazıları proteinden zengindir. Bazıları iştah arttırır, hazmı kolaylaştırır. Bir kısmı yemeklere lezzet katar. Bazıları ise antioksidandır, yani vücudu paslanmaktan korur, diğerleri ise bağışıklık sistemini güçlendirir, bakterilerin üremesini azaltır.

Yemeklere katılan baharatlar daha çok yöresel ve kültüreldir. Örneğin genelde güneyde ve doğuda daha sıcak bölgelerde yaşayanlar, acı ve baharatlı yemeğe düşkün olurlar. Ülkemizde de güneydeki ve doğudaki iller aşırı derecede acı biber ve değişik baharatlar kullanır, bebeklerini de bu yemeklere yavaş yavaş alıştırırlar. Acı kırmızıbiberin kanserden ve kalp hastalıklarından koruduğu bilinmektedir. Bebek seviyorsa dokuzuncu aydan itibaren biraz acı yiyebilir.

Kimyon gibi diğer bazı baharatlar ise altıncı aydan itibaren başlanabilir. Özellikle kimyon mercimek ve sebzelere ilave edilirse hazmı kolaylaştırır, gaz yapmasını azaltır.

Zerdeçal kuvvetli bir antioksidandır, bebeklerin yemeklerine, yumurtasına konulabilir. Zerdeçal beyin hücrelerinin yapımını arttırır, şeker hastalığı gelişmesini engeller, kanserden korur.

Taze öğütülmüş ketentohumu iyi bir omega$_3$ kaynağıdır, balıkyağı içmeyi sevmeyen bebeklerin meyvesine ya da yoğurduna bir tatlı kaşığı ilave edilebilir.

Tarçın antioksidan ve antibakteriyel olduğu için yararlıdır. Çocuğunuza hazırlayacağınız bitki çayına ya da meyvelerine tarçın ilave ederek lezzet katabilirsiniz. Kan şekerini düzenler.

Karabiber, tarçın, kişniş, karanfil, zencefil, kakule, susam, meyankökü, hardal tohumu, biberiye, çörekotu gibi baharatların kronik hastalıklardan korunmada önemli rolleri vardır. Kullandığınız baharatların taze olmasına ve küflenmemesine özen gösterin. Nemlenmiş ve küflenmiş baharatlarda üreyen bir çeşit mantar aflatoksin üreterek karaciğer kanserine yol açabilir.

TARHANA

Tüm Akdeniz ve Ortadoğu'nun geleneksel çorbasıdır. Bizans döneminden beri yapılmaktadır. Buğday unu, nohut, yoğurt ve domates gibi çeşitli sebzelerden hazırlanmış besin değeri yüksek probiyotikten zengin bir besin kaynağıdır. Tarhana yapılırken mayalanır, dolayısıyla içindeki probiyotik miktarı artar. Yapılırken içine konulan yoğurt kurusa bile proteinleri bozulmaz. İçerisinde demir, kalsiyum, protein ve çeşitli vitaminler bulunur. Altıncı-yedinci aydan itibaren günde bir öğün bebeklere verilebilir. Her seferinde içerisine bir-iki sebze katılabilir. Soğuk kış aylarında içine tereyağı, beyazpeynir ve yumurta sarısı ilave edilerek sabah kahvaltısı olarak verilebilir. Bazı bebekler tarhanayı sevmez, zorla içirmeye çalışmayın, belli aralarla tekrar deneyin.

ÇAYLAR VE BİTKİLER

Rezene, anason, papatya, melisa gibi bazı bitki çaylarını birinci aydan itibaren bebeklerinize verebilirsiniz.

Bu çaylar yemeklere lezzet katmak için kullanılmakta veya çay olarak içilmektedir. En güzel saklama yöntemi hava almayan cam kavanozlardır. Karanlıkta saklanmalıdır. Şekersiz içilmeleri ve paşa çayı kadar açık olma kaydıyla bütün çay çeşitleri çok yararlıdır. Kahvaltıda demli çay içmek demir eksikliğine yol açar. Ballı çay zararlı olmamakla birlikte çocukları şekerli tada alıştırmamak için önerilmez. Bebeklikten itibaren çayı şekersiz içmeye alışırsa bu tadı hayat boyu devam ettirebilir. Yeşil çayın diğer çaylardan çok büyük bir üstünlüğü yoktur. Bitki çaylarının aç ya da tok alınmaları önemli değildir. Fazla alınırlarsa şiddetli karın ağrısı yapabilirler. İşlem görmüş, toz ya da granüle dönüştürülmüş bitki çayları kullanmaktansa evde kaynamış suya doğal çay atılarak 5-10 dakika demlendikten sonra tüketilmesi daha iyidir. Çaylar fazla demlenirse ya da beklerse antioksidan değeri azalır.

Adaçayı antiseptik ve gaz gidericidir. Ağızdaki aft ve yaralara iyi gelir. Boğaz enfeksiyonlarında yararlıdır. Uzun bir süre etlerin bozulmaması için koruyucu olarak kullanılmıştır. Hazmı kolaylaştırır, sindirim enzimlerini harekete geçirir ve bağırsak hareketlerini yumuşatır. Belleği güçlendirir, zihni temizler. Adaçayında bulunan tüjonlardan dolayı uzun dönem ve yüksek miktarda tüketilmesi önerilmez.

Biberiye iyi bir antioksidan ve sakinleştiricidir.

Kekik, çay olarak üst solunum yolu ve idrar yolu enfeksiyonlarında kullanılmaktadır. Öksürüğü azaltır, balgam söker. Etli yemeklere lezzet verir. Bir çeşit mantar olan candida enfeksiyonlarında kullanılır. Altıncı aydan itibaren bebeklere verilebilir.

Nane çayı kolik, kusma, hazımsızlık ve baş ağrısına iyi gelir. Cacık, ayran, salata, domates, limonata, dondurma, çilek, reçel vb. birçok besinin lezzetini arttırır. Altıncı aydan itibaren bebeklere verilebilir.

Zencefil tüm kusmalara çok iyi gelir. Ayrıca eklem ağrılarını da azaltır. Yemeklere ve çorbalara konulabilir, çayı yapılabilir. Altıncı aydan itibaren bebeklere verilebilir.

Lavantanın yağ olarak sürülmesi tercih edilir. Çoğu masaj yağında ve aromaterapide lavanta yağı kullanılır. Kas gevşetir, sakinleştirir, uyku getirir. Baş ağrısı, aşırı endişe, stres ve kas spazmlarında kullanılır. Bazı çocuklar lavantalı sabunla yıkanırsa memeleri büyüyebilir. Böyle bir durumda lavanta içeren her çeşit madde uzaklaştırılırsa sorun biter.

Rezene çayı gaz ve koliğe iyi gelir. Anne sütünü arttırır. Hazmı kolaylaştırır. Üst solunum yolu enfeksiyonlarına da iyi gelir. Sebze olarak pişirilerek etin yanında verilebilir.

Fesleğen iyi bir antioksidandır. Hazımsızlık, diyabet, tiroidin az çalışması ve kabızlığa iyi gelir. Peynir, salata, ızgara ve sebzelere yakışır. Makarnalara ve balığa pesto sos olarak hazırlanabilir. Karaciğer ve böbrek bozukluğunda tüketilmemelidir.

Melisa çayı sakinleştirir, uykuyu düzenler, depresyona iyi gelir. Üst solunum yolu enfeksiyonları, ateş, uyku sorunları ve aftlarda kullanılır. Şişkinlik ve gaz gidermek için bebeklere rezene ve papatya ile harmanlanıp verilir. Birinci aydan itibaren bebeklere verilebilir.

Papatya çayı üst solunum yolu enfeksiyonları, öksürük ve karın ağrısına iyi gelir. Yemekten sonra reflü, yanma ve şişkinlik sorunu yaşayanlarda papatya çayı içmek şikâyetleri azaltır. Doğumdan itibaren verilebilir.

Ihlamur bağırsak çalıştırır, öksürüğe ve kabızlığa iyi gelir. Üçüncü aydan itibaren verilebilir

Hatmi ve kızılcık antioksidandır. Bir yaşından sonra verilebilir.

Pasiflora (çarkıfelek) hem yaprağı hem meyvesinden çay yapılabilir, sakinleştirir. Altıncı aydan itibaren bebeklere verilebilir.

Kakao çok güçlü bir antioksidan ve antienflamatuvar olduğu için insan sağlığına yararlıdır. Antioksidan etkisinden yararlanmak için yüzde 70 ya da daha fazla kakao içeren çikolatalar önerilir. Yine de içerdiği yüksek şeker nedeniyle çocukların haftada birden fazla çikolata yemeleri gerekir. Bebeklere bir yaşından itibaren verilebilir.

Soru: Çok gazlı üç aylık bebeğime günde ne kadar çay verebilirim?

Cevap: Günde 100 ml'ye yakın papatya, rezene ve anason çayı verebilirsiniz. Bu çaylar alışkanlık yapmaz, uyku ilacı değildir.

Soru: Bebeğime melisa çayı içirdikten sonra hiç uyanmadan uzun süre uyudu. Aynı şey rezene çayı içirince de olmuştu. Acaba bunların içinde uyku ilacı mı var?

Cevap: Bu iki çayda da uyku veren madde yoktur. Bebeğinizin bağırsaklarını rahatlattığı için uzun uyumasını sağlamıştır. Vermenizde sakınca yoktur.

Soru: Süt veriyorum. Çaylar bu kadar yararlıysa ben ice tea içebilir miyim?

Cevap: Hazır çay içeceklerinin hiçbiri yararlı değildir. Çeşitli kimyasal maddeler, şeker ve tatlandırıcılar içerir. Ayrıca kafeinden de zenginler. Evde hazırladığınız çayın yerini tutamazlar. Evde hazırlayacağınız buzlu çaya şeker ilave etmemek kaydıyla iki bardak içebilirsiniz. Tatlandırmak için elma, şeftali, nane, fesleğen, limon, misket limonu, portakal, mandalina, bal katabilirsiniz.

Soru: 10 aylık bebeğime sabah kahvaltısında paşa çayı içirebilir miyim?

Cevap: Yalnızca sabahları ve şekersiz olma kaydıyla paşa çayı vermenizde sakınca yoktur. Ama her sabah paşa çayı yerine taze sıkılmış nar suyu, sebze suyu, ıhlamur çayı verebilirsiniz.

Soru: Bebeğime demir eksikliği için sağlık ocağının verdiği damlayı kullanıyorum. Çay içirmem kansızlığını kötüleştirir mi?

Cevap: Yemeklerle beraber siyah demli çay içilirse, çayın içinde bulunan tannik asit demiri bağlar ve emilimini engeller. Kahvaltıda şekersiz çayın içine limon sıkarak veya süt katarak vermek, tannik asidi nötralize eder, böylece demir emilimini azaltma sorununu ortadan kaldırır.

Çocuk Beslenmesindeki Son Değişiklikler ve Yenilikler

* Kutu süt ya da pastörize sütlerden kaçının.
* Süt yerine yoğurt, kefir, peynir, lor, peynir altı suyu gibi süt ürünlerini tercih edin.
* Günümüzde öğün sayısı azaldı, hatta acıkmıyorsa ara öğünler kaldırıldı.
* Geceleri on iki saatlik açlık önemlidir. Bu sırada vücut sindirimle değil tamiratla uğraşır. Gece uykusunda sindirim sistemi dahil tüm vücut dinlenmelidir.
* Az ve kaliteli yemek insan ömrünü uzatır.
* Sabah kahvaltısı en önemli öğün olmak zorunda değildir. En büyük miktar öğlen yemeğinde de yenilebilir. Akşam yemeği erken saatte ve az miktarda olmalıdır. Gerekirse akşam öğünü atlanabilir.
* Beslenme piramidi değişti, günlük alınması gereken kalori miktarının büyük çoğunluğunun yağlardan karşılanması tavsiye edilmektedir. Günlük beslenmedeki karbonhidrat ve şeker oranları çok azaltıldı. Artık muhallebi gibi besinlerin çocuk beslenmesinde yeri yoktur.
* Mutlaka verilmesi gereken iki besin takviyesi vardır: omega$_3$ ve D vitamini. Bebeklere ayrıca bir yaşına kadar probiyotik verilmesi de tavsiye edilir.
* Bebeklere tahıllı kaşık mamaları, mısır gevrekleri, muhallebi verilmemelidir. Bu besinlerin hazmı çok uzun sürer. Bunların içerdiği nişastayı altı aydan küçük bebekler sindiremez. Bu besinlerin karbonhidrat miktarı yüksektir ve diğer besin maddelerinden fakirdirler.
* D vitamini ve omega$_3$ bebeklikten itibaren hayat boyu alınmalıdır.

- Taş devri diyetinin veya başka dille doğal beslenmenin daha uzun yaşamaya, daha az hastalanmaya ve mutlu olmaya yol açtığı kabul edilmektedir. Bu diyet daha fazla omega$_3$, D vitamini ve diğer değerli besinleri içerir.

- Çocuklara ayrı yemek pişirmek-hazırlamak yerine mümkün olan her durumda hep beraber sofraya oturulmalı ve sizin yediklerinizden yemelidirler. Bu nedenle yemeklerinizi doğal ve işlem görmemiş malzemelerle hazırlayın. Çocuk yemek kitaplarındaki ayrı mama, püre, çorba vs. tarifleri yerine erişkinlerin de yiyebileceği çeşitli zeytinyağlı sebze yemekleri, çorbalar, salatalar, balık, çeşitli köfteler, etli sebzeli yemekler vb. hazırlayıp bütün aile hep beraber aynı yemeği paylaşmalısınız.

- Artık tuz tümüyle zararlıdır demiyoruz. Tuz miktarı ve kalitesi zararlı olup olmadığını belirler. Rafine-işlenmiş sofra tuzları zararlıyken, doğal kaya ya da deniz tuzu vücut için gereklidir. Altıncı aydan sonra sebzelere az miktarda kaya tuzu katılabilir.

- Anne sütünü kesmenin ve ek besinlere başlamanın kararı bebeğe bırakılmalıdır, bu geçişi bebeğin kendisi ayarlamalıdır.

- Çocuklara kaşıkla yedirme yerine önce kendi kendine beslenmesine izin verilmelidir. Ancak bunun yetersiz kaldığını gördüğünüzde yemeğini bitirmesi için kaşıkla yardım edin.

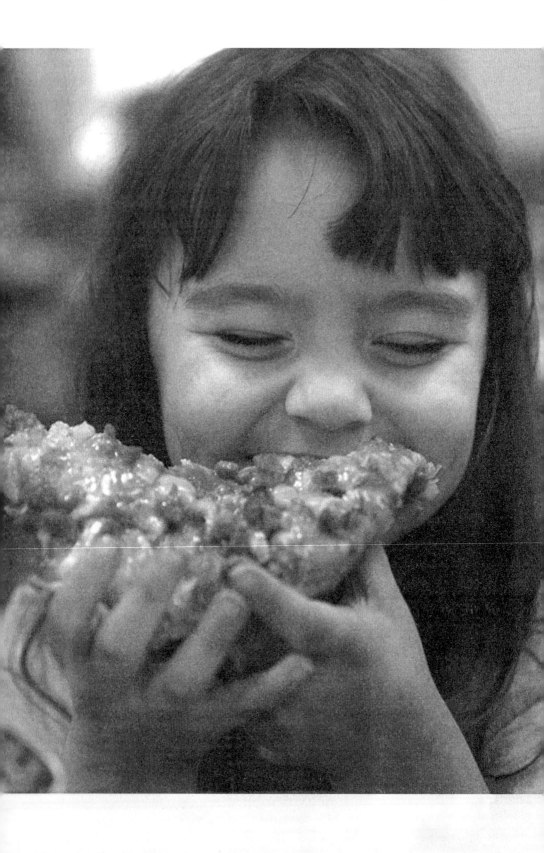

Büyük Çocuklarda Sağlıklı Beslenme

Yaşamın ilk iki yılı için geçerli olan sağlıklı beslenme kuralları aslında daha büyük çocuklar ve yetişkinler için de aynıdır. Bu kitaptaki bilgileri yaşça büyük çocuklarınıza ve kendinize de uygulayabilirsiniz.

Sağlam bir vücut için sağlıklı beslenme şarttır. Çocuğumuza iyi örnek olmalıyız. Vücudumuzu sevmeli, iyi bakmalı, spor yapmalı ve yediklerimize özen göstermeliyiz. Çocuğunuzun iyi beslenmesi büyümesi ve gelişmesi için de çok önemlidir. Yedikleri ve içtikleri nasıl hissettiğini ve davrandığını da belirler. Doğal ve sağlıklı beslenerek çocuklarımıza iyi bir model olmamız, doğru beslenme hakkında sürekli konuşmamızdan ya da okuldaki derslerde beslenme öğrenmelerinden daha etkilidir. Örneğin kolanın çok zararlı olduğunu anlatıp buzdolabında misafirler için kola bulundurursak veya arada bir de olsa çocuğun karşısına geçip kola içersek kola ile ilgili anlattıklarımızın hiçbir önemi kalmaz.

Çocuklara iyi beslenmelerinin nasıl göründüklerinden çok, sağlıklı kalabilmeleri için gerekli olduğu anlatılmalıdır. Medya kızlara sıfır beden olmaları, erkeklere de karın kasları görülebilmeli gibi yanlış mesajlar verir. Spor yapmak ve sağlıklı beslenmek iyi gözükmek için yeterlidir.

Yiyecek-içecek alışverişini yapan ve beslenme alışkanlıklarını oturtanlar da ebeveynlerdir. Ağız tadı çocuklukta gelişir. Bunun önemini şöyle açıklayabiliriz: Genelde herkes annesinin yaptığı yemekleri beğenir ve özler. Aslında bu annelerimizin çok iyi yemek yaptığı anlamına gelmez. Bize sunulan yemeklerin benzerlerini beğeniriz ve öğretilen yemek alışkanlıklarını sürdürmeye çalışırız.

BÜYÜK ÇOCUKLARA SAĞLIKLI BESLENME TAVSİYELERİ

- Doğal ve işlem görmemiş gıdaları tercih edin.
- Çocuklar yeterli miktarda su içmelidir. Su içmekten sıkıldıklarında suya dilimlenmiş limon, çilek, kiraz, nar gibi meyveler, salatalık, nane, fesleğen gibi çeşitli yeşillikler karıştırarak hem renk hem de farklı tatlar verin.
- Çocuğunuz susadığında asla hazır meyve suyu, kola, gazoz gibi içecekler vermeyin. Yalnızca su içirin. Her çeşit gazoz, kola, buzlu çay, hazır meyve suları ve benzerlerini eve almayın. Bunların şekerli su olduğu ve diş minelerine zarar verdiğini çocuklarınıza anlatın. Bu tür şekerli içecekler asidik de olduklarından insan sağlığını bozarlar. Çok katı kısıtlama ters tepkiye neden olabilir. Bu nedenle nadiren arkadaşının doğum günü gibi sosyal ortamlarda tüm arkadaşları içiyorsa izin verebilirsiniz.
- Çocukların çoğuna inek sütü dokunur. Süt içen çocuklarda demir eksikliği, alerji, astım, egzama, reflü, kabızlık, hazımsızlık, başta ortakulak enfeksiyonu olmak üzere sık tekrarlayan üst solunum yolu enfeksiyonlarına daha çok rastlanır. Süt içirmek yerine mümkünse günlük sütten evde yapılmış kefir, ekşimik, lor peyniri, yoğurt yedirmeniz daha yararlıdır.
- Çocukların günlük toplam yedikleri besinin yarısından fazlası mevsimine uygun taze meyve ve sebze olmalıdır. Akşamüstü anaokulundan geldiklerinde acıkmışlarsa normal akşam yemeğini erken yedirin. Ara öğün olarak meyve ya da sebze çorbası verin.
- Tatlı ve atıştırmalıkları ödül olarak vermeyin. "Oyuncaklarını toplamadığın için dondurma yiyemezsin" örneğindeki gibi yemeği ceza vermek için de kullanmayın.
- Çocukların yeterli miktarda vitamin, mineral, enzim ve antioksidanları almaları için gökkuşağı gibi çeşitli renkteki meyve ve sebzeleri bir arada yemeleri yeterlidir.
- İnsan sağlığına çok zararlı olduğundan çocuğunuzun şeker yememesi gerekir. Çocuğunuzun stresle daha iyi başa çıkabilmesi için enerjiyi şeker yerine meyve, sebze, tahıllar gibi karmaşık yapıdaki karbonhidratlardan alması önerilir. Şeker dikkat bozukluğu, hiperaktivite, otizm ve daha birçok davranış bozukluklarında durumu daha da ağırlaştırır.

- Çocuklar büyüdüklerinden ve daha hareketli olduklarından daha sık acıkır. Bisküvi, cips, börek, kek yerine ara öğün olarak evde mayalanmış yoğurt, meyve ve sebzeler en iyi seçenektir.
- Acıkmadan yemek yemek sağlıksızdır. Sağlıksız beslenenlerin çoğu yemeği televizyon seyrederken, canları sıkıldığında, stres altında olduklarında ya da üzüldüklerinde bilinçsizce yer. Yemeğin yalnızca mutfakta ve yemek odasında yenmesi iyi bir kuraldır. Televizyon seyrederken ya da kitap okurken meyve, badem, ceviz, fındık, leblebi ve kabak çekirdeği gibi kuruyemişlere izin verilebilir.
- Vücut doyduğunu yeterli besin aldıktan ancak yirmi dakika sonra anlayabilir. Yemeği küçük lokmalarla yavaş yavaş yemek doyduğunu fark etmeyi sağlar, dolayısıyla aşırı kilo almayı engeller. İyice çiğnemek birçok hazımsızlık sorununu da çözer.
- Hipokrat "Uzun yürüyen uzun yaşar" demiş.

BESLENMEDE FARKINDALIK

- Acıkmadan yedirmeyin.
- Yavaş ve keyifle yemeğe alıştırın.
- Yemek alışverişi yapmak, koklatmak, göstermek, elletmek, hazırlanışını seyretmek, yemeğin hazırlanmasında küçük olsa da katkıda bulunması ne yediğinin farkında olmasını sağlar. Sindirim sistemi de enzimlerini yenileceklere göre hazırlar.
- Sofraya hep beraber oturun. Bebek yalnızca gözleyerek bile birçok alışkanlığı edinir.
- Doyunca bırakın, fazla yedirmeyin.
- Yaşça daha büyük çocukların yemek yaparken yardım etmeleri normalde yemeyecekleri besinleri bile iştahla yemelerine yardım eder. Örneğin salata yaparken yıkanmış marulları elleriyle küçük parçalara ayırmaları, bezelye ayıklamaya yardım etmeleri, yumurtayı çırpmaları hem el becerilerini geliştirir hem de iştahlarını arttırır.

SAĞLIKLI ATIŞTIRMALIKLAR
Bebeğiniz sokaktayken acıktığında verebileceğiniz yiyecekler:
- Elma, armut, muz, mandalina gibi meyveler

- Salatalık, domates, marul, roka, biber dilimleri ve kılçıkları ayıklanmış kereviz sapı
- Haşlanmış brokoli, havuç, karnabahar gibi sebzeler
- Sandviç
- Peynir parçaları
- Tereyağında eritilmiş peynir parçaları
- Yoğurt, ayran, kefir
- Humus, avokado-domates ezmesi, bunlara batırmak için ekmek ya da havuç parçaları
- Pirinç patlağı, sürmek için krem ya da lor peyniri
- Şeker içermeyen müsli
- Kuru meyveler yüksek oranda şeker içerdiklerinden çok nadiren verilmelidir. Diş çürüklerine yol açabilmektedir.
- Organik bisküvi hatta grisini bile verilmemelidir. Piyasada satılan bu ürünler şeker, tuz ve çeşitli koruyucu maddeler içerir.
- Eskiden bebek beslenmesinde önemli yer tutan muhallebiler günümüzde artık önerilmemektedir. Yemek sonrası tatlı yeme alışkanlığı geliştirmemek gerekir. Bu alışkanlık bebeklikten edinilirse hayat boyu devam eder. İllaki bir tatlı verilecekse ev yapımı olmalıdır. Tatlı olarak taze meyve, meyve salatası, krem karamel, meyve veya bal ilave edilmiş yoğurt, sütlaç, muhallebi, fırında armut, elma ya da incir verilebilir.

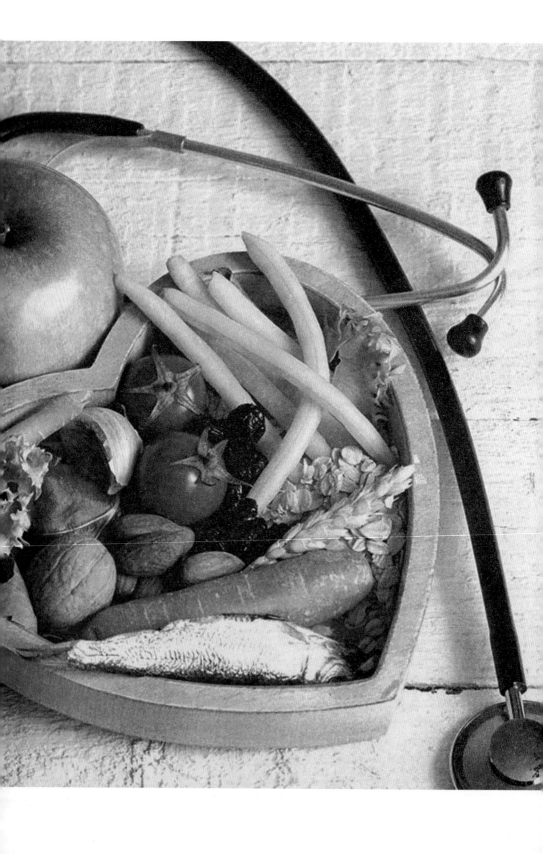

Beslenmeyle Düzelebilen Hastalıklar

Doğru beslenme her şeyden önce hastalıkların oluşmasını engeller. Dünya Sağlık Örgütü hastalıkların yüzde 70 kötü beslenmeden kaynaklandığını tespit etmiştir. Örneğin kansere yatkınlık geni taşımamıza karşın, ailemizden pek çok insan kanserden erken yaşlarda hayatını kaybetmiş olsa bile, doğru beslenmeyle uzun ve sağlıklı bir ömür sürdürebiliriz. Çoğu sindirim sistemi hastalığı neler yenildiği ile doğrudan bağlantılıdır, öyle ki yalnız beslenmeye dikkat edilerek hiç ilaç kullanmadan çözüm bulmak olasıdır. Sindirim sistemini doğrudan ilgilendiren hastalıklarda işlem görmüş gıdaları, şekeri, trans yağları, tahılları ya da baklagilleri diyetten çıkarmak işe yarar. Hastalıkların yol açtığı şikâyetleri ilaçla ortadan kaldırmak tedavi değildir. Hastalığın nedenini bulmak ve buna göre yaşam tarzını değiştirmek tekrar sağlığa kavuşmanın yoludur. Örneğin kilo sorunu ve insülin direnci olan bir çocuğa ilaç vermek yerine diyetini düzenlemek ve egzersiz yaptırmak daha önemlidir. Yani sağlıklı ve doğal beslenme, kısaca taş devri diyeti tercih edilmelidir.

BESİN ALERJİLERİ

Bazı besinler ishal, kakada kan ve mukus görülmesi, kabızlık, kusma, şişkinlik, gaz, karın ağrısı, deride kızarıklık, kabarıklık, kaşıntı, egzama ve burun akıntısına yol açabilir. Bazı besinlerin yenilmesi sonucu gelişen aşırı duyarlılık ya besin alerjisi ya da besin tahammülsüzlüğü olabilir. Besin alerjisinde belirtiler besin yenildikten sonra ilk 24 saat içerisinde çıkar. Bazen beş günü bulabilir. En çok alerjiye neden olan besinler sıklık sırasına göre inek sütü, yumurta, en başta buğday gelmek üzere tüm tahıllar, en sık yerfıstığı ve fındık olmak üzere tüm kuruyemişler, çikolata, balık dahil olmak üzere tüm deniz ürünleri, çilek, domates, portakal ve kividir.

Hazır mamayla beslenen her yüz bebekten üçünde inek sütü proteinine karşı alerji gözlenir. İlk bir ay içerisinde kakada kan, ishal ya da kusma, kilo alamama ve huzursuzluk gelişir. Bu durumda hipoalerjenik bir mamaya geçilir.

Anne sütüne karşı alerji olabileceği gibi yanlış bir inanış vardır. Oysa anne sütü doğal insan proteini içerdiğinden alerjiye yol açmaz. Ancak annenin yediği süt ve süt ürünleri, yumurta, çikolata, yerfıstığı gibi yiyecekler anne sütüne geçerek bebekte alerjiye yol açabilir. Annenin yediklerine ve içtiklerine özen göstermesiyle bu sorun kolaylıkla çözülür.

Ek besinlere başlarken bebeğin hâlâ anne sütüne devam ediyor olması bebeği besin alerjilerine, glüten tahammülsüzlüğüne ve şeker hastalığına karşı korur.

Bazen çilek, domates, kivi ve turunçgiller yedikten sonra bebeğin ağzının etrafında ve yüzünde kızarıklık gelişebilir. Yüzü suyla silinirse geçer. Bu besinlerdeki asidin cildi tahriş etmesi nedeniyle gelişir.

Dördüncü aydan önce ek besinlere başlamak besin alerjilerinin gelişmesini kolaylaştırır. Bir besinin sürekli fazla miktarda yenmesi ve tek yönlü beslenme bu besine karşı alerji gelişme ihtimalini arttırır. Besin alerjilerinden korunma yolu farklı ve çeşitli besinler tüketmektir. Taş devri tarzında beslenme, besin alerjilerinin görülme sıklığını azaltır. Başta buğday olmak üzere tahıllar ve baklagiller diyetten çıkarılmalıdır. Süt ve süt ürünleri tüketilmemelidir.

Besin alerjisi için en kolay ve güvenilir tanı yöntemi, şüpheli yiyeceğin diyetten çıkarılmasıyla alerjik belirtilerin kaybolması, tekrar verildiğinde ise ortaya çıkmasıdır.

Hafif besin alerjileri bebek büyüdükçe kaybolabileceğinden alerjiye yol açan yiyecekler çocuk büyüdükçe denenebilir. Alerji çok ağır ise alerjiye neden olan besin tamamen diyetten çıkarılmalıdır.

Bebeklere sindirim sistemleri gelişene kadar ve iyi bir bağırsak florası oluşturana kadar probiyotik takviyesi yapmak besin alerjisi ve tahammülsüzlüğü görülme olasılığını azaltır. Alerji yapma potansiyeli olan yiyeceklerin altı ay bir yaş arasında denenmesi bu besinlere karşı alerji geliştirme olasılığını azaltıyor. Bebek alerjik yapıda diye yapılan çok katı diyetler ve birçok besin maddesinin kısıtlanması alerji gelişme olasılığını arttırmaktadır.

Soru: Bende çölyak hastalığı var ve geç anlaşıldı. Bu nedenle bebeğime ekmek vermek istemiyorum. Sizin fikriniz nedir?

Cevap: Yapılan çalışmalar bebekler buğday ve diğer tahılları altıncı ay bitiminden sonra tadarsa ya da ilk bir yıl hiç tatmazsa hem çölyak hastalığı hem de glüten entoleransının daha sık görüldüğü gözlenmiştir. Aynı şekilde sürekli bir gıdadan fazla miktarda yemek de bu gıdaya tahammülsüzlük gelişmesine yol açmaktadır. Atalarımız gibi her şeyden azar azar ve bol çeşit yedirmek olası besin tahammülsüzlüğü gelişmesini engeller. Bebeğiniz her ekmek yediğinde şişkinlik, gaz, kabızlık, aşırı huzursuzluk, reflü, egzama gibi şikâyetleri oluyorsa yedirmeyin.

Soru: Hem anne hem de baba olarak çok alerjik bir yapıya sahibiz. Bebeğimizde alerji gelişmemesi için ne yapmalıyız?

Cevap: Büyüdüğü ortamı fazla steril tutmak ve çok korunaklı büyütmek bebekte alerji gelişme riskini arttırır. Tam tersine biraz tozlu bir evde yaşayan, evdeki ve etraftaki hayvanlarla içli dışlı olan, bol bol yerde ve parkta oynayan bir bebeğin alerji geliştirme olasılığı azalır. Bebeğinizi ilk altı ay yalnız anne sütüyle beslemeniz, ek besinlere gecikmeden yavaş yavaş başlamanız, şeker ve un içeren besinleri yedirmemeniz, pakette satılan işlem görmüş doğal olmayan besinlerden uzak durmanız besin alerjisine karşı koruyucudur. Sağlıklı ve doğal beslenme bağırsak florasını, dolayısıyla bağırsak geçirgenliğini koruyarak besin alerjisi gelişme olasılığını azaltır.

GIDA TAHAMMÜLSÜZLÜĞÜ

Tarım devrimi öncesi insanlar süt ve buğday ile beslenmezlerdi. Yerleşik düzene geçildikten sonra tahıl ekmeye ve hayvanların sütlerini içmeye başladılar. Son yüzyılda üretimi arttırmak amacıyla tarımda gübre, çeşitli böcek ilaçları, genetiğiyle oynanmış dış koşullara daha dayanıklı tohumlar kullanılmaya başlandı. Benzer şekilde otlanan ve

serbest gezen hayvanlar yerine hasta olmamaları için antibiyotik veri-
len, yalnızca suni yemle beslenen, hiç hareket etmeyen çiftlik hayvan-
larının sütleri ve etleri tüketilmeye başlandı. Bu gıdalara genlerimiz, ba-
ğışıklık sistemimiz olumsuz tepki gösterir. Bu gıdaların besin değeri ol-
dukça düşük ve tahammülsüzlük geliştirmeye yatkındır. Molekül yapı-
ları değişmiş olduğundan vücut bunları tanımaz ve reaksiyon gösterir.
Çoğu insanda süt ve süt ürünleri, buğday, yulaf gibi tahıllar doğrudan
yenildiklerinde tahammülsüzlüğe yol açar. Örneğin, siyes buğdayı, ka-
vılca, karakılçık gibi buğdayların genetiğiyle oynanmadığı için glüten
içerikleri çok düşüktür, daha az tahammülsüzlüğe yol açarlar. Buğday
ve baklagilleri çimlendirip pişirip yemek besin değerlerini arttırır. 2-3
gün öncesinden suya koyun, günde birkaç kez suyunu değiştirmek
hazmını kolaylaştırır. Suyu değiştirmek kötü kokmasını ve çürümesini
engeller. Sütte tahammülsüzlüğe yol açan laktozdan daha çok kazein-
dir. Bu nedenle laktozsuz süt içme bu sorunu gidermez. Sütü mayala-
mak, ekşitmek daha kolay sindirilmesine yardımcı olur, içindeki kazein
de parçalanır, dolayısıyla tahammülsüzlük de azalır. Süt tahammülsüz-
lüğü hazımsızlık, şişkinlik, kabızlık, ishal gibi sindirim sorunları, halsiz-
lik, uyku bozukluğu, kendini kötü hissetme, alerjik solunum şikâyetleri,
ciltte kuruluk ve egzama, kas-eklem ağrılarına yol açar. Ayrıca dikkat
bozukluğu, hiperaktivite, otizm gelişmesinde suçlanmaktadır. Gıda ta-
hammülsüzlüğü şişmanlık, metabolik sendrom, insülin direnci ve bir-
çok hormonal bozukluğa yol açmaktadır. Mikrobiyota yani mikroflora
bozulduğunda bağırsaktaki geçirgenliğin bozulması dolayısıyla reflü,
kolit, irritabl kolon sendromu, tiroit bozukluğu gibi birçok kronik hastalı-
ğın oluşmasına yol açar. Doğal ve organik beslenme, probiyotik ve pre-
biyotikten zengin besinler tüketmek tahammülsüzlüğü tedavi edebilir.

İNSÜLİN DİRENCİ VE TİP2 DİYABET

Eskiden orta yaştan sonra gözlenen tip2 şeker hastalığı günümüz-
de çocukluk çağından itibaren görülmeye başlamış ve çocuklar büyü-
düklerinde yaşam kalitesi, sağlıkları, yaşam süreleri ciddi tehlike altına
girmiştir. Bu kadar çok yiyecek çeşidi ve atıştırmalık gıdalarda bolluk,
kolay erişebilirlilik ve ucuzluk varken beslenme miktarlarını ayarlama,
besin seçimi ve medya ve çevresinin etkisinde kalmadan bilinçli bes-
lenebilmek zordur. Normalde insanlar aynı köpekler gibi belli bir insü-

lin rezerviyle doğar. Karbonhidrattan zengin, şekerli gıdalar tüketildikçe bu rezerv tükenir, maalesef şeker hastalığı gelişir. Köpeğine şeker, çikolata vermemesi gerektiğini bilen ve çok dikkat eden ebeveynlerin kendilerine ve çocuklarına bu kadar özenle davranmayıp her çeşit tatlı gıdaları aldıklarını ve hatta sabah kahvaltısında nutellalı veya çikolatalı mısır gevreği yemenin çok olağan olduğunu düşünmektedir. Bilinçli beslenme ve ne yenildiğinin farkında olarak beslenmeyle oluşan çoğu hastalığın gelişmesini engeller.

ŞİŞMANLIK (OBEZİTE)

Obezite bir yandan kilo fazlalığı öte yandan ise besin eksikliğidir. Aşırı ve kötü beslenme sonucu vücutta, atılamayacak kadar fazla asit ve toksin birikir. Şişmanlık vücudun toksinlerden kurtulma savunmasıdır, toksinleri yağ dokularında depolar.

Son yıllarda şişmanlık çocuklarda ciddi bir sorun haline gelmiştir. Çocukken obez olanların büyük çoğunluğu maalesef erişkinlikte de aşırı kilo sorunu yaşar. Doğada vahşi ortamda yaşayan hayvanlarda hiç şişmanlık görülmezken evcil hayvanlarda da obezite ciddi bir sorun haline gelmiştir. Modern insan besin değeri düşük kalorisi yüksek besinlerle beslenir. Taş devri diyeti ise kaloriden fakir besin maddelerinden zengindir. Taş devri tarzı beslenme kilo vermeye ve yorgunluğun azalmasına yol açar.

Şişmanlığın bu kadar artmasının altında birçok neden yatar. En önemli nedenlerden biri ihtiyacımızdan daha fazla besin alınmasıdır. Az hareket etme, şeker, un ve trans yağ içeren hazır gıdaların yenilmesi asidite ve toksinlerin artmasına yol açar. Bu bir yandan insan sağlığını ciddi bir şekilde bozarken diğer yandan da şişmanlığa yol açar. Diğer deyişle tüm bunlar yağ depolama eğilimini arttırır.

Açlık-tokluk mekanizmasının bozulması da şişmanlamaya yol açar. Normal ve sağlıklı doğmuş bir bebek ilk günden itibaren ne kadar yemesi gerektiğini ne zaman acıktığını ve doyduğunu bilir. Acıktığını ağlayarak, parmağını emerek ve aranarak belli eder. Tamamen bebeğin kendi açlık-tokluk sinyallerine göre beslenmesine olanak verilirse bu sağlıklı beslenme mekanizması çalışmaya devam eder.

Çoğu anne yeterli beslenmiyor endişesiyle bebeği doymuşken mamayı bitirmeye veya öğün saati geldi diye acıkmadığı halde mama vermeye çalışır. Bebeğin acıkması göz önüne alınmaksızın düzen oturtma amacıyla belli saatlerde belli miktarda mama yedirmeye çalışmak doğru değildir. Tüm bunlar bebeğin açlık-tokluk mekanizmasını bozarak gerekenden daha fazla besin almasına ve uzun vadede şişmanlamasına yol açar. Aynı nedenle hazır mamayla beslenen bebeklerde anne sütü alanlara oranla şişmanlık daha çok görülür. Anne sütüyle beslenen bebeklere zorla meme verilemez, bebek toksa memeyi almaz, doyduysa da bırakır. Memeyi tam boşaltması için baskı yapılması işe yaramaz, fazla üstelenirse ya başını çevirir ya da ağlayarak memeyi reddeder.

Bazen yalnız anne sütüyle beslenen bebek de fazla kilo alabilir. Ancak anne sütü insülin direnci gelişmesine yol açmaz. Dolayısıyla bebek emeklemeye ve yürümeye başladığı zaman bu fazla kiloyu hemen kaybeder. Anne sütünde bulunan leptin obeziteye karşı koruyucudur. Anne sütüyle beslenme açlık-tokluk mekanizmasının çalışmasını sağlar. Anne sütünün içeriği aynı öğünde bebeğin açlığını giderecek ve sonlarına doğru tokluk hissettirecek şekilde değişir. Emme başlangıcındaki süt karbonhidrattan zengin olup bebeğin açlık hissini giderir, sonlarına doğru ise yağdan zengin içeriğiyle bebeğin doymasına yardım eder.

Sadece anne sütüyle beslenen bazı bebeklerin aşırı kilo alması her ağladıklarında hemen meme verilmesinden kaynaklanabilir. Bazı bebekler tok olsalar bile memeyi reddetmezler. Bebeklerin her ağlama nedeni acıkmaları değildir. Yeni beslenmiş bile olsa her ağladığında meme verilmesi, bebeğin ileride de hoşnutsuzluğunu gidermek için ağzına bir şey atma alışkanlığının gelişmesine ve kilo almasına neden olabilir.

İlk yıl bebeğin en hızlı büyüdüğü dönemdir, öyle ki kilosu üç katına çıkar. Aynı şekilde sinir sistemi ikinci yaşa kadar hızlı gelişir. Yeterli büyümesi ve gelişebilmesi için bebeğin yediği sağlıklı besinler ve yağ miktarı asla kısıtlanmamalıdır. İlk iki yıl fazla yemesinden ve aşırı kilo aldığından endişelenirseniz bebeğinize karbonhidrat kısıtlaması dışında diyet uygulamayın. Şeker ve hamurişi içeren gıdalar hiç verilmemelidir. Kesinlikle sağlıklı yağ kısıtlaması yapmayın, diyeti yağdan zengin olmalıdır. Yağsız ya da yağı azaltılmış diyet ürünleri ve diyet türleri bebeklere ve çocuklara uygun değildir. Karbonhidrat kısıtlamasının yanında bebeğin daha çok hareket etmesi sağlanmalıdır. Formül mamayla beslenen bebekler çok kilo alsalar bile ilk altı ay mama miktarında kısıtlama yapılmaz, çünkü bu dönemde boy ve kilo orantılı artar. Büyümede altıncı aydan itibaren kalıtım öne geçer, bebeğin boyu ne kadar yediğinden çok ailesine benzer. Altıncı aydan itibaren eskisi kadar hızlı uzamıyorsa mama alımı günde toplam 1000 ml ile sınırlandırılmalıdır, aksi takdirde kilo alır. Mama miktarı boy uzamasını etkilemeyecek şekilde ayarlanmalıdır. Çok kilo almasına rağmen boy uzama hızı ile kilo alımı orantılıysa mama kısıtlaması yapılmaz.

Anne sütü aşırı beslenme ve şişmanlamaya yol açmaz. İlk altı ay yalnız anne sütüyle beslenen bebeklere meme kısıtlaması yapılmamalıdır. Altıncı aydan itibaren ek besinlere başlanınca un, nişasta, şeker gibi basit karbonhidrat vermemek en iyi çözümdür.

Fazla yemek, sağlıksız besinler tüketmek aile ortamında edinilen bir alışkanlıktır. Hareketsizlik, televizyon, bilgisayar oyunları, sık sık atıştırma gibi şişmanlığı arttıran etkenler ailenin yaşam tarzıyla ilgilidir. Çocuklara uygulanan diyetin başarılı olması tüm ailenin yeme ve yaşam tarzını beraber değiştirmesine bağlıdır.

Muhallebi, puding, bebe bisküvisi, kaşık maması, beyaz ekmek, makarna gibi karbonhidrattan zengin besinler yedirmek uzun vadede şişmanlığa yol açar.

Soru: Ailemizde şişmanlık çok ciddi bir sorun. Yeni doğum yaptım. Bebeğimin büyüyünce fazla kilo nedeniyle sorunlar yaşamasını istemiyorum. Önerileriniz?

Cevap: Obeziteyi engelleme amacıyla anne adayı daha hamile kalmadan altı ay önce fazla kilolarını vermiş olmalıdır. Hamile kalmadan önce, hamileliğinde ve emzirirken makul düzeyde egzersiz yapmalıdır. Hamileyken ve süt verirken hiç şeker yememeye ve karbonhidrat miktarını kısıtlamaya çalışmalıdır. Hamileliğinde kan şekeri çok iyi kontrol edilmelidir. Doğal ve sağlıklı beslenmelidir. İlk bir yıl bebeğiniz çok hızlı büyüyüp gelişeceğinden yiyeceği yağ ve besin miktarını kısıtlamayın. Obeziteden koruyucu özelliği nedeniyle ilk altı ay mümkünse yalnızca anne sütüyle besleyin. Ek besinlere altıncı aydan sonra başlasanız da iki yaşa kadar veya bebeğiniz bırakana kadar anne sütüne devam edin. Şeker, un, tahıl ve trans yağ içeren gıdaları hiç vermemeye çalışın. Büyüdüğü zaman rafine gıdalardan uzak durun.

KABIZLIK

Dünya nüfusunun en az yüzde 20'si kabızlık sorunu yaşamaktadır. Spastik kolon hastalığının en önemli bulgusu da kabızlıktır. Stres, hareketsizlik, yetersiz su içme ve kötü beslenme en önemli kabızlık etkenleridir. Su ve yeterli lif içermeyen diyet kabızlığa yol açar. Soğuk algınlığı esnasında yeterli su içmeyen çocuklarda kabızlık görülmesinin nedeni hem sıvı kaybı hem de yatakta daha uzun süre kalmalarından dolayı, hareketsizliktir. Uzun süreli stres bağırsak hareketlerini yavaşlatarak kabızlığa neden olur. Ayrıca sindirim sisteminden salgılanan enzimleri azaltır, hazımsızlığın yanında bağırsak florasını da bozar.

Kaka bebeklerde su ile hardal kıvamı arasında değişen yumuşaklıkta olabilir. Bebeğin kabız olduğunu söyleyebilmek için günlük kaka sayısının azalmasından çok kaka kıvamının sert olması gerekir. Keçi kakası gibi, topaklar şeklinde sert ve kuru kaka yapmaya kabızlık denir. Ağlayarak ya da canı acıyarak kaka yapmak da kabızlık bulgusudur. Kaka sonrasında popoda veya kakasında kan olması da zorlandığını gösterir. Sağlıklı beslenen ve yeterli sıvı alan bebeklerde kabızlık çok nadiren görülür. Anne sütüyle beslenen bazı bebeklerin haftada bir kez kaka yapması normaldir, bebeğiniz bu durumdan rahatsız olmadığı müddetçe kaka yapması için müdahale etmeyin.

Yalnız anne sütü ya da mamayla beslenen bebeğiniz kabız olursa önce ilave su ve bitki çayı vermeyi deneyin. Her mama biberonuna 10-20 ml su ilave edin. Bebeğinize ağızdan probiyotik verin, bağırsak florasını düzenler, sindirimi kolaylaştırır, kabızlığını geçirebilir. Probiyotiğe aylarca devam edebilirsiniz, hiçbir yan etkisi yoktur. Sıvıyı arttırmak ve probiyotik vermek işe yaramazsa bunlara ilaveten günde bir defa bir tatlı kaşığı zeytinyağını biberonuna katın. Bebeğinizin karnına saat yönünde masaj yapmak, bacaklarını karnına itmek ve sıcak banyo yaptırmak rahatlamasına yardımcı olabilir.

Daha büyük bebeklerde ve çocuklarda kabızlık yetersiz sıvı ve lif alımından kaynaklanabilir. Patates, havuç, muz, elma, pirinç, et, yumurta gibi lif içeriği düşük gıdalara başlanıldıktan sonra kabızlık gelişebilir. Seyahat, misafirlik gibi günlük rutinin dışına çıkılması da kabızlığa yol açabilir. Bebeğiniz yeterince hareket etmez ve karın kaslarını az kullanırsa kabızlık oluşabilir. Bebeğinizi sürekli kucakta tutma yerine hareket edebilmesi için yere bırakın. Sevdiği oyunlar nedeniyle kakası geldiğinde yapmayı ertelerse kalın bağırsaklardaki su emilerek kaka giderek daha sertleşir. Beslenme ile dinlenmeye düzenli ve yeterli süre ayrılmazsa bağırsaklar tembelleşir. Uzun süre fitil ya da laksatif (müshil) ilaçların kullanımı da kabızlık nedenidir. Bu tür ilaçlar uzun süre kullanıldıklarında, kaka yapma uyarısı için bağırsakları ilaçlara bağımlı hale getirir.

Ek besinlere başladıktan sonra kabızlık gelişirse daha sık su verin. Suyu yemekte değil öğünler arasında içirin. İçmesi gereken miktarı bebeğinize bırakın. Şekersiz açık çay, bitki çayı, taze sıkılmış meyve ve sebze suyu da sıvı olarak iş görür. Kefir içirmek kabızlığı önler. Süt, mama, ayran gıda olarak kabul edilir, su ihtiyacını karşılamazlar. Daha büyük çocukların büyük miktarda formül mama ya da ağırlıklı inek sütüyle beslenmesi ve diğer besinleri yeterli yememesi durumunda da kabızlık gelişir. Böyle bir durumda günlük süt tüketimini azaltarak yerine sebze ve meyve eklemek gerekir. Yaşça daha büyük çocuklarda kabızlığı engellemek için rafine edilmiş yiyecekleri azaltmak ya da mümkünse hiç yedirmemek gerekir. Hamburger, sosis, pizza gibi fast food yiyecekler, fırın-pastane ürünleri, bebe bisküvileri, çeşitli şekerlemeler gibi yiyecekler hayli rafine edilmiş ve liften yoksun sağlığa zararlı besinler arasında yer alırlar.

Kabızlığa yol açabilen gıdalar: pilav, pirinç gevreği, bisküvi, kek, kurabiye gibi unlu gıdalar, muz, şeftali, elma, bulgur ve buğday gibi çeşitli tahıllar, beyaz ekmek, makarna, patates, havuç ve süt gibi besinleri çok az yedirin. Beyaz ekmek yerine tam tahıllı, buğday ya da yulaf ekmeği yedirin. Bu ekmeklerin ekşi mayalı olanlarını tercih edin ama bunlardan da çok az yedirin.

Lif içeriği yüksek gıdalar: Erik, incir, kayısı, armut, dut, lahana, ıspanak, domates, kıvırcık, salatalık, yeşil sebzeler ve salata türlerini daha çok verin. Kurutulmuş meyve yoğun kalori içerdiği için vermemeyi tercih ediyoruz. Ancak kış aylarında kabızlık gelişirse kuru kayısı, erik, dut ilaç yerine verilebilir. Buğdayı çimlendirip vermek, ketentohumu, hardal tohumu vb. de liften zengindir.

Soru: Sadece anne sütüyle beslenen bir aylık kızım, bir haftadır hiç kaka yapmadı. Endişelenmeli miyim?

Cevap: Bebeğiniz her zamanki gibi besleniyorsa, yani iştahı azalmamışsa, kusmuyorsa, gaz çıkarıyorsa ve kaka yapmadığı için rahatsız değilse üç gün hiç müdahale etmeyebilirsiniz. Bu esnada bebeğinize probiyotik içirin. Günde bir kez bir tatlı kaşığı zeytinyağını mamasına karıştırarak verin. Karnına saat yönünde dairesel masaj yapın. Ikındığı zaman bacaklarını karnına iterek kaka yapmasına yardımcı olun. 10 günden beri kaka yapmamışsa derece ucu ya da zeytinyağına batırılmış kulak temizleme çubuğunu uyarı amacıyla poposuna bir-iki kez bir tırnak boyunu aşmamak kaydıyla sokup çıkarmanız kaka yaptırabilir. Bu yöntem işe yaramazsa doktorunuzu aramalısınız.

Soru: İki aylık kızım son birkaç gündür epey sert kıvamlı kaka yapıyor. Formül mamayla besleniyor ve mama değişikliği yapmadım. Ne önerirsiniz?

Cevap: Önce bebeğinizin içtiği su miktarını arttırın. Bunun için her defasında mamasına 10-20 ml su ilave edin. Ayrıca sabah akşam probiyotik verin. Kabızlık devam ederse mamasını değiştirin, öğünlerinden birinde biberonuna bir tatlı kaşığı zeytinyağı ilave etmek de işe yarar.

Soru: Bir yaşındaki kızım kabızlık sorunu çekiyor. Bunu nasıl çözebilirim?

Cevap: Bol su ve sıvı verin. Lifli gıdaları arttırın. Yediklerinin en az yarısının meyve ve sebze olmasına dikkat edin. Pırasa, lahana, ıspanak gibi tüm yeşil sebzeleri fazlalaştırın. Ekmek yedirmeyin. İllaki vereceksiniz çok az miktarda kepekli ya da tam tahıllı ekşi mayalı ekmek yedirin. İnek sütüne başladıktan sonra kabızlık gelişmişse sütü kesin. Hayat boyu süt içmese de olur. Çikolata, un ve şekerli gıdaları hiç vermeyin. Kayısı, incir, erik, armut, zeytinyağı günlük menüsünde mutlaka yer almalıdır. Kabızlığı geçene kadar ağızdan probiyotik verin.

Soru: İki yaşındaki oğlum kabızlık sorunu yaşıyor, bazen kanama bazen de çok ağrısı olduğu için çeşitli ilaçlar kullanıyoruz. Kabızlık için kullanılan ilaçların bağırsakları tembelleştirdiğini duydum. En zararsız kabızlık ilacı nedir?

Cevap: En iyi kabızlık ilacı sebzelerdir. Yeterli miktarda sebze yiyen çocuklar kabızlık ilacı kullanmak zorunda kalmaz. Birkaç gündür kaka yapmıyorsa erik kurusu ya da erik kompostosu yedirmek bağırsak hareketlerini uyarır. Kırmızı eriğin içerisindeki isatin denilen madde ve sorbitol doğal bir laksatiftir. Sorbitol içerdiklerinden taze sıkılmış elma ve armut suyu da bağırsak hareketlerini uyarır.

İSHAL

Genellikle enfeksiyon sonucu oluşur. İshal çok şiddetli ise sindirim sistemini dinlendirmek için ilk 12 saat yalnız hazır mama ve anne sütü verebilirsiniz. İshal hafif ise hazır mama normal ölçüde sulandırılıp verilir. Şiddetli ishalde mama mutlaka sulandırılıp verilir: ilk mama 120 ml suya 1 ölçek, bebek kusmazsa ikinci mama 120 ml suya 2 ölçek, üçüncü mama 120 ml suya 3 ölçek, dördüncü mama 120 ml'ye 4 ölçek konarak hazırlanır.

Her sulu dışkıdan sonra kaybedilen sıvı miktarını karşılayabilmek için yarı yarıya sulandırılmış oral rehidratasyon sıvısından (ORS) yavaşça yarım çay bardağı içirin. Taze sıkılmış havuç suyu gibi meyve-sebze suları, rezene-papatya çayı içirebilirsiniz. Haşlanmış elma püresi ishale çok iyi gelir.

İshalin şiddetine göre ikinci gün kabuğu soyulmuş elma, muz, şeftali püresi, haşlanmış havuç, patates ve tatlı patates, haşlanmış sebze püreleri, çorbalar, pilav ya da pirinç lapası, yoğurt, ayran, kefir, yağsız et, et suyuyla hazırlanmış çorba verebilirsiniz. Sanılanın aksine meyve ve sebzeler ishalin daha çabuk düzelmesine yardım eder, ayrıca hazımları nispeten daha kolaydır. İshal çok ağırsa bunları pişirip vermek sindirilmelerini kolaylaştırır. İshal düzelince hemen eskisi gibi beslenmeye geçilmelidir, aksi takdirde kabızlık gelişebilir. Ete ikinci gün, yumurtaya üçüncü gün başlayabilirsiniz. Bir hafta boyunca normal süt, baklagiller, çikolata gibi yağlı ve şekerli gıdaları yedirmeyin.

Şu durumlarda mutlaka doktorunuzu arayın! İshal için diyet dışında bazı tedaviler gerekebilir:

- Bebeğiniz 6 saat, daha büyük çocuğunuz 12 saat
  çiş yapmamışsa
- Aşırı halsizlik, uykuya eğilim
- Yüksek ateş
- Ayağa kalkınca baş dönmesi, bayılma
- Göz yaşı yokluğu
- Ağız kuruluğu
- Gözlerin çökmesi
- Kanlı ishal

KUSMA

Ani başlayan şiddetli kusmaların en sık nedeni mideyi tutan virüs enfeksiyonlarıdır. Bu enfeksiyonlar çoğunlukla yemek ve içeceklerle veya yakın temas sonucu el-ağız yoluyla bulaşır. Bahar ve yaz aylarında adenovirüs, rotavirüs, noravirüs ve el, ağız, ayak hastalığına sıklıkla rastlanır. Tedavide sindirimi kolay gıdalarla birlikte yeterli sıvı içirmek önemlidir. Probiyotikler ve prebiyotikler birlikte kullanılmalıdır; hem kusmaya hem de karın ağrısına iyi gelir.

Arka arkaya defalarca kusuyorsa, anne sütü varsa ilk 12 saat sık sık ve azar azar emzirme dışında başka bir besin ya da sıvı vermenize gerek yoktur. Bebeğiniz anne sütü almıyorsa su başta gelmek üzere türlü sıvıları yavaşça verin. Yalnızca su bile verseniz bebeğinizin kusmaması için beş-on dakika arayla birer yudum şeklinde çok yavaş içirin. Kusmaya devam ederse eczanelerde satılan oral rehidratasyon sıvısı (ORS) kullanın. Bunun benzerini bir litre (=4 su bardağı) temiz içme suyuna iki çorba kaşığı şeker, bir çay kaşığı sofra tuzu, bir çay kaşığı karbonat karıştırarak evde de hazırlayabilirsiniz. Bebeğinize sık aralarla az miktarda anne sütü veya hazır mama, ek besinlere başlamışsanız sulandırılmış taze sıkılmış meyve ve sebze suları verebilirsiniz. Taze sıkılmış havuç, salatalık, üzüm, elma, mandalina, şeftali, karpuz suyunu sulandırarak içirebilirsiniz. Şekersiz açık çay ve çeşitli bitki çayları verebilirsiniz. Sindirilmesi zor olduğu için süt vermeyin.

Arka arkaya yedi-sekiz kere kustuktan sonra kusması durmuşsa en son kusmadan altı saat sonra anne sütü ya da hazır mama yanında ek besinlere başlanmışsa biraz elma, muz, şeftali püresi, havuç, patates, kabak, tatlı patates ve balkabağı çorbası, yoğurt her zamanki yediği miktarın yarısı kadar verilebilir. Özellikle patates püresi mide rahatsızlıklarına ve kusmaya çok iyi gelir. Kusma tamamen kesildikten bir gün sonra yavaş yavaş eski yediklerine dönebilirsiniz.

REFLÜ

Mide içeriğinin yemek borusuna kaçmasına reflü denir. Modern yaşamın hastalığı olarak kabul edilen reflü bebeklikten itibaren başlar. Her geçen gün daha sık rastlanmasının nedeni stres, yatmadan önce beslenme, fazla yeme, hazır gıdaların daha çok tüketilmesi, asidi arttıran gıdaların ve içeceklerin fazla tüketilmesi, şekerli ve unlu yiyeceklerin daha çok yenilmesi sonucu mide-bağırsak florasının bozulmasıdır. Sezaryenle doğan bebeklerde mide-bağırsak florası iyi oluşmadığından reflüye daha sık rastlanır.

İlk altı ay bebek nispeten çok beslendiği ve sürekli sırtüstü yattığı için neredeyse her dört bebekten birinde reflüye rastlanır. Bebek büyüyüp ayakta ve genelde dik bir şekilde vakit geçirmeye başladıkça yani genelde bir yaş civarında reflüsü azalır.

Bebeğin reflü olmaması için sık sık ve daha az besleyin. Öğün aralarını açın. Beslenme arasında ya da öncesinde bezini değiştirin. Beslenme sonrası hemen yatırmanız gerekirse, yatak başucunu yükselterek yatırın. Örneğin, şiltesinin altına yastık koyabilirsiniz. Bebek gündüz uyanıkken anti reflü yastığı üzerinde (karnın altta, kafanın yukarda kaldığı pozisyonu sağlayan yastık) yatırabilirsiniz. Beslendikten hemen sonra fazla hareket ettirmeyin, hatta gazını bile çıkarmayın. Ana kucağı veya araba koltuğuna oturtmak da kusmayı arttırır, bu yüzden beslendikten sonra en az yarım saat ana kucağına oturtmayın.

Bebeğinizi emziriyorsanız süt ve süt ürünlerini hiç yemeyin. Yer fıstığı, pakette satılan, trans yağ içeren yiyecekleri, şeker, karbonhidrat içeren yiyecek ve içecekleri kesinlikle tüketmeyin. Sizin uygulayacağınız bu diyet bebeğinizin reflüsünü azaltır.

Bebeğiniz mamayla besleniyorsa reflüye iyi gelen daha koyu kıvamlı reflü maması, keçi sütü ya da hipoalerjenik mama denemek işe yarayabilir. Kucakta beslendikten sonra yarım saat dik tutun. Yatağa koyacaksanız yüz üstü ya da sol yanına yatırın. Kusmalarının azaldığını göreceksiniz.

Bebeğe uzun süre probiyotik vermek reflüsünü azaltır. Aynı şekilde kefir içirmek reflüyü azaltır.

Bebeğiniz yeterli kilo almıyorsa, sık sık burnu tıkanıyorsa, hırıltılı nefes alıp veriyorsa, sık tekrarlayan solunum yolu enfeksiyonları geçiriyorsa, süt içerken canı acıyormuş gibi ağlıyorsa akla reflü getirilmeli ve mutlaka doktora gidilmelidir.

Reflüsü olan büyük bebeklere kesinlikle unlu ve şekerli gıdalar vermeyin. Reflüsü olanların diyetinden glisemik endeksi yüksek (hızlı emilen şekerler) gıdalar çıkarıldığında hastalık belirtileri en geç bir haftada düzelmektedir. Et, balık, yumurta, yoğurt gibi proteinli gıdalarla birlikte avokado, haşlanmış patates, ıspanak, domates gibi sebzeler, salatalık, yeşil salata yiyebilir. Oysa aynı öğünde kızarmış patates, pilav, beyaz ekmek, makarna, mantı gibi yiyecekler sindirimi zorlayarak reflüyü arttırır. Pilav ve makarnayı sebze, salata ya da baklagillerle birlikte verme koşuluyla haftada en fazla bir öğün yedirebilirsiniz. Bir besin midede ne kadar uzun süre kalırsa reflü yapma olasılığı artar. İyi çiğneyerek yavaş yemek reflü olma olasılığını azaltır.

Meyveleri yemekten önce ya da yemekten en erken iki saat sonra yedirin. Yemekte yedirirseniz midede ekşimeye, dolayısıyla hazım güçlüğüne ve reflüye yol açar. Reflüsü olan bebeklere mutlaka sık sık su verilmelidir. Suyu yemek aralarında içirin. Ancak beslenme sonrası birkaç yudum su, dişleri yıkayacağı gibi reflüyü de artırmaz.

Her bebeğe iyi gelmeyen yiyecekler farklılık gösterir. Genelde reflüye yol açabilen yiyecekler sarmısak, soğan, süt, çikolata, beyaz ekmek, hamurişi, tahıllar, gazlı ve kafeinli içecekler, hazır satılan meyve suları, patates kızartması gibi yağda kızarmış gıdalardır. Doğal gıdalarla beslenme reflüyü azaltır.

Beslenmenin yanında dikkat edilmesi gereken diğer şeyler; yemek sonrası en az iki saat aktivite yapmamak (hoplatmama, zıplatmama, tok karına denize sokmama gibi), akşam son öğünü erken vermek, gece yatmadan önce mama ya da çay içirmemek ve fazla yedirmemektir yani tam doymadan sofradan kalkılmalıdır.

Bebeğinizin besin tahammülsüzlüğü varsa, uygulaması zor ve ailenizi geren sıkı bir diyete başlamadan önce, deneme yanılma yoluyla yavaş yavaş hangi gıdaların iyi gelmediğini ayırt etmeye çalışın. Örneğin mama değişikliği yapmışsanız bir günlük tutarak kusmalarını ve genel durumunu kaydedin, belirgin farklılık var mı anlayabilirsiniz. Pek emin olamazsanız eski mamasını birkaç gün tekrar deneyerek farkı anlayabilirsiniz.

Soru: 11 aylık bebeğimin halen devam eden reflü sorunu var. Komşulardan sabah aç karına limonlu ya da sirkeli su içirmenin iyi geldiğini duydum. Sizce ne yapmalıyım?

Cevap: Yemek sonrası bir yemek kaşığı sirke ya da limon suyunu içirmek hem sindirime yardımcı olur hem de yanma, şişkinlik sorununu azaltır. Örneğin salata soslarını içirmek ya da yedirmek oldukça sağlıklıdır. Patates püresi ve sebzelerine patates ilave etmek reflüsüne iyi gelir.

ENFLAMASYONU (İLTİHABI) AZALTAN DİYET

Enflamasyon vücudun kendini korumak ve iyileştirmek için gösterdiği doğal bir reaksiyondur. Ancak bu reaksiyon sürekli devam ederse kronik hastalıkların gelişmesine yol açabilir.

Her gün dikkatlice yapılması kaydıyla antienflamatuvar diyet enflamasyonu azaltır. Böyle bir diyet çocuklarda obezite, şeker hastalığı, alerji, kalp hastalığı, kanser vb. hastalıkların hem gelişmesini engeller hem de ilaç olarak kullanılabilir. Böyle bir beslenme sağlıklı kalmayı sağlar. Ayrıca kronik hastalıkların iyileşmesi için de kullanılır. Doğu Asya ve Akdeniz türü beslenme enflamasyonu azaltır. Her iki beslenme türü de bitkisel ağırlıklıdır.

Organik besinler seçilmelidir. Bunlarda gübre, tarım ilaçları gibi kimyasal maddeler ve toksinler daha azdır. İşlem görmemiş besinlerde fi-

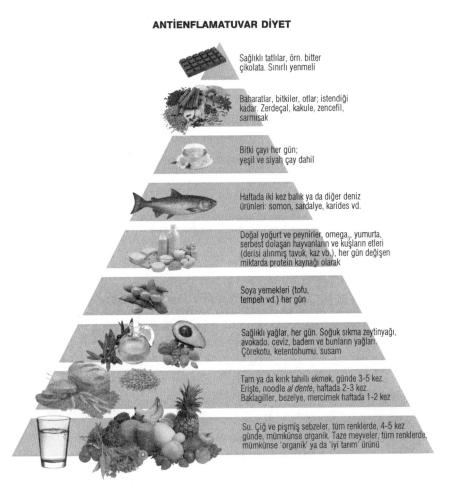

ANTİENFLAMATUVAR DİYET

Sağlıklı tatlılar, örn. bitter çikolata. Sınırlı yenmeli

Baharatlar, bitkiler, otlar; istendiği kadar. Zerdeçal, kakule, zencefil, sarmısak

Bitki çayı her gün; yeşil ve siyah çay dahil

Haftada iki kez balık ya da diğer deniz ürünleri: somon, sardalye, karides vd.

Doğal yoğurt ve peynirler, omega₃, yumurta, serbest dolaşan hayvanların ve kuşların etleri (derisi alınmış tavuk, kaz vb.), her gün değişen miktarda protein kaynağı olarak

Soya yemekleri (tofu, tempeh vd.) her gün

Sağlıklı yağlar, her gün. Soğuk sıkma zeytinyağı, avokado, ceviz, badem ve bunların yağları. Çörekotu, ketentohumu, susam

Tam ya da kırık tahıllı ekmek, günde 3-5 kez. Erişte, noodle *al dente*, haftada 2-3 kez. Baklagiller, bezelye, mercimek haftada 1-2 kez

Su. Çiğ ve pişmiş sebzeler, tüm renklerde, 4-5 kez günde, mümkünse organik. Taze meyveler, tüm renklerde, mümkünse 'organik' ya da 'iyi tarım' ürünü tokimyasallar, mineraller ve vitaminler azalmamış olur. Ailenin beraber alışveriş yapması, yemek pişirmesi ve birlikte yemesi önemlidir. Bu yavaş ve akılcı yemek anlamını taşır, hızlı yenen hamburger ya da diğer abur cuburların tersine sağlıklı beslenmeyi sağlar. Yenilenlerin haz alarak uzun sürede yenilmesi sosyalleşmeyi olanaklı kılar. Sonuçta vücudumuzda bu keyifli ve sağlıklı durumda salgılanan biyokimyasalların da antienflamatuvar yönünden yararlanırız. Yenilenlere elimizin değmesi ne yediğimizi, içinde ne olduğunu, nasıl saklandığını bilmemizi sağlar. Böyle bir diyeti on yıl uygulayanlarda kalp hastalığından ölme riski epey azalmaktadır. Bitkisel ağırlıklı diyet ve fiziksel aktivitenin artışı tüm hastalıklara karşı koruyucudur. Kanser ve nörolojik hastalıklar da düzelmektedir.

Abur cubur yemek bağırsak floramızda bulunan yararlı bakterilerin çeşitliliğinin azalması ve flora içeriğinin değişmesine neden olur. Bu ise bağışıklık sistemimizi bozar. Aşırı çalışmasıyla kronik otoimmun hastalıklar ortaya çıkar. Otoimmun hastalıklarda bedenimiz kendi dokularına karşı alerjik reaksiyon gösterir. Az çalıştığında ise kansere ve enfeksiyonlara yakalanma olasılığı artar.

Batı tarzı liften fakir, et ve doymuş yağlardan, işlem görmüş gıdalardan zengin bir diyet kansere yol açar. Özellikle meme ve bağırsak kanseri yenilenlerle doğrudan bağlantılıdır. Tam tersine betakaroten ve C vitamininden zengin bir diyet pek çok kanser türüne karşı koruyucudur.

ANTİOKSİDAN FİTOKİMYASALLAR
(BİTKİSEL ANTİOKSİDANLAR)

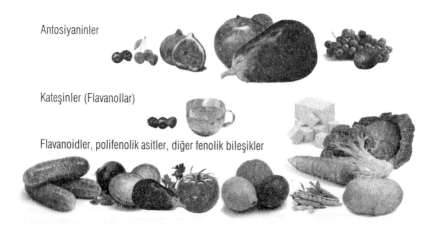

Antosiyaninler

Kateşinler (Flavanollar)

Flavanoidler, polifenolik asitler, diğer fenolik bileşikler

AKDENİZ DİYETİ

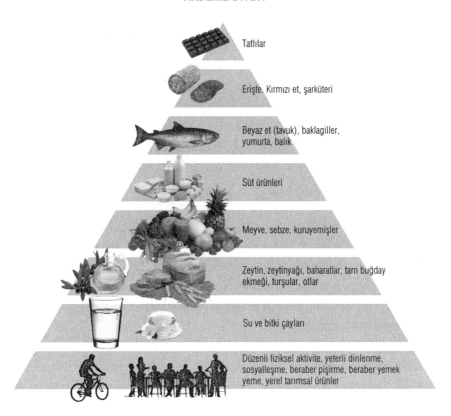

Kakao, çay, kırmızı renkli orman meyvelerinde bulunan polifenoller ve fitokimyasal maddeler antioksidan etkileriyle kalp-damar hastalıklarını azaltır.

Meyve ve kuruyemişlerde yer alan flavonoidler antioksidan etkileriyle damar işlevini düzeltir ve enflamasyonu azaltır.

Ceviz LDL kolesterol, trigliserit ve iltihabı azaltır.

Zeytinyağı kandaki kolesterol ve diğer kan yağ düzeylerini dengeler, damar sertliği gelişmesini önler, enflamasyonu azaltır.

Balıkta bulunan EPA-DHA gibi doymamış yağ asitleri kan basıncını düşürür, beyin fonksiyonlarını korur, kanseri önler, kan dolaşımını düzenler.

Akdeniz tipi diyet liften zengin olduğu için glisemik endeksi düşüktür, fermente olabilen karmaşık lifler hem bağırsaktaki hem de vücuttaki enflamasyonu azaltır. Bu diyet bağırsak florasını da olumlu etkiler. Akdeniz tipi beslenme fitosterollerden, vitamin E ve C'den, betakarotenden ve kalsiyumdan zengindir.

DİŞ ÇÜRÜKLERİ

Diş sağlığı genel sağlık durumunu yansıtır. Doğal beslenen insanlarda diş çürüğüne rastlanmamaktadır. Doğal beslenen insanların çene ve diş yapıları da düzgün gelişir. Şekerli, unlu gıdalar, patates, mısır, pirinç gibi karbonhidratlı gıdaların sıklıkla yenilmeleri ve ağızda uzun süre kalmaları diş çürüklerinin en önemli nedenidir. Bu gıdalar ağız içerisinde asidik bir ortam yaratarak mineleri zedeler. Meyve, sebze, su, balık ve çeşitli peynirler gibi alkaliden zengin gıdalar ise asitleri nötralize eder, tükürük salgısını da arttırarak mineleri korur. Yağlar da asitlerin mineye erişmesini engelleyerek diş çürüklerini engeller. Sağlam diş ve dişeti yapısı için bisküvi, ekmek, nişasta, hamur işleri gibi şekerli ve rafine gıdaları azaltın. İşlenmemiş ve mümkün olduğunca doğal gıdaları yiyin. Çocuklarınıza meyve suyu veya sebze püresini biberonla vermeyin. Diş bir kemiktir, sağlam dişler için yeterli D vitamini almak şarttır. İyi bir flora varsa diş ve dişeti sağlam oluyor. Annenin flora bozukluğu bebeğin diş sağlamlığını doğrudan etkiliyor. İyi bir flora düzgün beslenmeyle bağlantılıdır.

Çalışan demir paslanmaz misali çiğneyen diş de çürümez. Çiğnedikçe ağızda tükürük salgılanması artar, ağız daha alkali duruma geçer, bu da diş çürümesini engeller. Dişleri kullanmazsak çürürler.

YÜKSEK KOLESTEROL

İlaç kullanma yerine diyetle kolesterolü düşürmek ya da en azından kalp-damar hastalığı oluşmasını engellemek mümkündür.

Yüksek kolesterol stres karşısında gelişen vücudun kendini koruma reaksiyonudur. Kolesterolü düşürmenin önemli bir yolu diyet ve egzersizdir. Egzersiz yapma kalp damar hastalıklarının gelişmesini engeller, iyi kolesterol olan HDL'yi arttırır. HDL artışı kötü kolesterol LDL'yi dengeler. Karbonhidrat, şeker, trans yağlar, şeker eklenmiş yiyecek ve içecekler, rafine yağlar ve tahıllar, salam-sucuk gibi işlenmiş etler kolesterolü arttırır.

Omega$_3$ balıkyağından zengin bir diyet HDL'yi arttırır. Kuruyemişler başta ceviz gelmek üzere iyi kolesterolü arttırır, kötü kolesterolü düşürür. Karalahana ve tüm yeşil yapraklı sebzeler kötü kolesterolü düşürür. Taze sıkılmış lahana suyu kolesterolü düşürür. Nar ve taze sıkılmış nar suyu yüksek tansiyon gelişmesini önler ve çekirdeğindeki omega yağ asitleri iyi kolesterolü yükseltir. Kırmızı üzüm iyi kolesterolü az miktarda arttırır, kötü kolesterolün oluşturduğu damar hasarını azaltır. Tüm meyveler ve sebzeler yüksek oranda antioksidan içerir, bunlar kalp-damar hastalıklarının gelişmesini engeller. Zerdeçal, kırmızıbiber başta gelmek üzere tüm baharatlar ve otlar iyi kolesterolü arttırır, kötü kolesterolün zararlarını azaltır. Tohumlar ve kuruyemişler kilo alımına yol açmaz, tam tersine yağ yaktırır ve kolesterolü azaltır.

BAĞIŞIKLIK SİSTEMİNİ GÜÇLENDİRME

Meyveler ve sebzeler içerdikleri vitaminler, antioksidan maddeler, enzimler ve fitokimyasal maddeler nedeniyle bağışıklık sistemini güçlendirirler. Bal 200'e yakın antioksidan madde ve prebiyotik içerir. Enfeksiyonlardan korur. Bağışıklık işlevinin yüzde 70'ini probiyotikler üstlenir. Yararlı bakterilerin salgısı bir nevi doğal antibiyotik ve antioksidandır. Florayı bozan rafine un ve şeker içeren gıdalar tam tersine bağışıklık sistemini baskılar ve enfeksiyona yakalanmayı kolaylaştırır, kanser, kronik iltihabi hastalıkların gelişmesini kolaylaştırır. İşlem görmüş, pakette satılan hazır gıdalar da enfeksiyonlara karşı direnci düşürür. Yeterli su içmek, hareket etmek, stresten uzak durmak, uyumak ve dinlenmek de direnci arttırır.

Birkaç Faydalı Pratik Bilgi

- Aft varlığında karadut, yabanmersini, ahududu, çilek gibi meyveleri yedirmek daha çok kaybolmasını sağlar. Aft üzerine günde birkaç kez bal sürmek de çabuk iyileşmesini sağlar.
- Boğaz ağrısında bol sıvı içmek, bal, ıhlamur çayı, zencefil, limon iyi gelir.
- Sık tekrarlayan karın ağrılarında çocukların yediği meyve ve sebze miktarını artırmak sorunu çözebilir.
- İdrar yolu enfeksiyonlarında bol su içirmek, kabak çekirdeği, balkabağı, maydanoz, limon, çeşitli kırmızı renkli meyveleri yedirmek şikâyetleri azaltır.
- Bağırsaklardaki candida (bir tür mantar) pırasa gibi lifli sebzelerin yenilmesiyle azalır.

Katı Besinlerin Bebeğin Solunum Yoluna Kaçmasını Engelleme Yolları

- Bebeğinizin azı dişleri çıkmadan çiğnenmesi gereken katı kıvamlı besinleri büyük lokmalar halinde vermeyin.
- Bebeğiniz beslenirken asla yalnız bırakmayın. Gözünüz avuçlarında olsun, elinde ne var diye.
- Ağzında lokması varken yürümesine ve emeklemesine izin vermeyin.
- Bebek mutlaka dik oturarak beslenmelidir. Beslenirken arkaya kaykılmamalıdır, sırtüstü yatırılmamalıdır. Mama sandalyesi varsa onda besleyin. Yoksa kucağınızda dik oturtarak besleyin.
- Beslenirken güldürmeyin, gıdıklamayın.
- Yutamadığı lokmalarda öğürürse müdahale etmeyin, öğürerek besinlerin arkaya kaçmasını engeller.
- Balık yedirirken kılçıklarını çok iyi ayıklayın.
- Tavuk yerken de lades kemiği gibi ince kemikleri iyi ayıklayın.
- Başlangıçta tüm besinleri tutarak eliyle yiyebileceği uzun çubuklar ya da dilimler şeklinde keserek verin.
- Et, tavuk eti gibi besinleri çok küçük parçalara ayırın. Etleri lifleri boyunca ayıklayın. Üzüm, kiraz gibi yuvarlak meyveleri ortadan ikiye bölerek ve çekirdeklerini ayıklayarak verin. Minik domatesleri de ortadan ikiye keserek verin.
- Kolayca solunum yoluna kaçabilen gıdaların başında gelen kuruyemişleri önce ufalayın ya da toz haline getirin. Şeker, sakız, çekirdek, patlamış mısır, pastil gibi yiyecekleri üç yaşına kadar vermeyin. Sosis, sert et parçalarını ise minik minik kesip verin. Havuç, elma gibi besinleri rendeleyerek ya da fileye koyarak verin.

Sonsöz

Dünyada yaşayan iki milyondan fazla canlı türünden yalnızca kedi, köpek ve insanın kilo sorunu vardır. Bu üç türün ortak özelliği evde yaşamaları, doğal beslenmemeleri, acıkmadan yemek yemeleridir. İstatistikler dört yaşındaki her dört çocuktan birinin aşırı kilolu olduğunu, çocukların ortalama yüzde 40'ının obez olduğunu göstermektedir. 2000'li yıllardan sonra doğan her üç çocuktan biri diyabet oluyor. Erişkinlerin kişi başı ortalama on kilo fazlası bulunmaktadır.

Kötü beslenme nedeniyle 2000'li yıllardan sonra doğan neslin ömrünün ilk defa bizlerden daha kısa olması beklenmektedir. En sık ölüm nedeni olan kanser ve kalp-damar hastalıkları beslenmeyle doğrudan alakalıdır. Günümüzde en çok satılan ilaçların başında kolesterol düşürücüler geliyor.

Şimdilerde kilo artışının en önemli nedeni cep telefonları, bilgisayar ve televizyon karşısında fazla zaman geçirmek, hareketsizlik ve kötü beslenmedir. Evde beraber yemek yapmak, sofra hazırlamak, sağlıklı yemek çocuklara iyi bir model oluşturur. Daha çok hareket etmek, lifli besinleri tercih etmek kilo sorununu çözer. Doyduğumuzu hissetmek için midenin gerilmesi gerekir. Lifli besinler doygunluk hissi yaratırken beyaz ekmek, hazır gıdalar, unlu yiyecekler mideyi yanıltır. Meyve, sebze, salata gibi liften zengin besinler hem doyma hissini sağlayarak obeziteyi engelliyor hem de antioksidan özellikleriyle bizi çeşitli hastalıklardan koruyor. Yemekte önce salata, çorba ya da sebzeyle başlamak pizza gibi bir yiyeceği en sona bırakmak ve böyle yoğun kalori içeren besinleri haftada birden fazla yememek gerekir. Sebze ağırlıklı bir diyet en geç altı haftanın sonunda kolesterol ve şeker değerlerini normale çevirir.

Kaynaklar

0-1-Başla; Dr. Şirin Seçkin, Dr. Fatma Kırcı, Dr. Ertan Seçkin, Remzi Kitabevi, 2015, İstanbul

7'den 70'e Taş Devri Diyeti; Prof. Dr. Ahmet Aydın, Hayykitap, İstanbul, 2012

Baby-led Weaning; Gill Rapley, Tracey Murkett, Penguin Random House, UK, 2016

Blender baby Food, Nicole Young, Nadine Day, RD, Robert Rose Inc., Toronto, Canada, 2005

Bright Futures, Nutrition Pocket Guide, Kathrina Holt, RD, American Academy of Pediatrics, Elk Grove Village, İL, 2011

Bright Futures, Nutrition, American Academy of Pediatrics, Elk Grove Village, İL, 2011

Caring For Your Baby And Young Child: Birth to Age 5; American Academy of Pediatrics, Steven P. Shelov, MD, Bantam Books, 2009, USA

Çocuklarda Dengeli ve Doğru Beslenme; Dr. Şirin Göker Seçkin, Orhan Matbaacılık, 2001, İstanbul

Diet & Nutrition, A Holistic Approach, Rudolph Ballentine, MD., The Himalayan Institute Press, Pennsylvania; USA, 2010

Emzirme Teknikleri; Dr. Şirin Göker Seçkin, Orhan Matbaacılık, 2001, İstanbul

French Kids Eat Everything; Karen Le Billon, Harper Collins Publishers, NY, 2012

Nutrition; What Every Parents Needs to Know, Wiiliam H. Dietz. MD., Loraine Stern. MD., American Academy of Pediatrics, Elk Grove Village, İL, USA, 2012

Padiatrie; Ertan Mayapetek, Elsevier, Urban & Fischer Verlag, München, 2007

Pediatric Nutrition Handbook, 5TH Edition, American Academy Pediatrics, IL, USA, 2004

Pediatric Nutrition, Policy of American Academy of Pediatrics, American Academy of Pediatrics, Elk Grove Village, IL, 2014

Restoring Your Digestive Health; Jordan S. Rubin, Joseph Brasco, Kensington Publishing Company, NY, 2003

Super Baby Food; Ruth Yaron, F.J. Roberts, Peckville; USA, 2007

Super Foods for Children; Michael van Straten, Barbara Griggs, DK Publishing, NY, 2006

Taş Devri Diyeti, Doğru Beslenmenin Başucu Kitabı, Prof. Dr. Ahmet Aydın, Hayykitap, İstanbul, 2009

The Viva Mayr Diet; Dr. Harald Stossier, Helena Frith Powell, Thorsons, Harper Collins Publishers 2016, London

Transition to Vegetarianism, Rudolph Ballentine, MD., The Himalayan Institute Press, Pennsylvania; USA, 1999

Weaning Made Easy; Dr. Rana Conway, Crimson Publishing, UK, 2011

Dizin

A

adaçayı 253
aft 283
ağız sütü (kolostrum) 27, 32, 33
alabaş 233
alerjiler
  baklagiller 266
  balık 266
  buğday 266
  çikolata 266
  çilek 266
  domates 237, 266
  fındık 266
  glüten 182
  inek sütü 66, 88, 178, 266
  kırmızı yemişler 244
  kivi 266
  kuruyemiş 176, 266
  lanolin 54
  portakal 266
  süt 8
  şeker 181
  tahıllar 266
  tereyağı 225
  turunçgiller 244
  yerfıstığı 176, 266
  yumurta 182, 266
  yün 54
alkali beslenme 139
amarant 249
anason 252
anne sütü 23, 24, 25, 27, 29, 32, 33,
  34, 43, 44, 45, 46, 47, 48, 49, 50, 51,
  52, 60, 61, 62, 63, 65, 66, 70, 74, 77,
  78, 81, 85, 88, 89, 92, 98, 102, 103,
  104, 107, 116, 117, 119, 122, 123,
  127, 129, 142, 146, 151, 152, 163,
  176, 178, 203, 208, 219, 220, 223,
  270, 271, 272, 275, 276
  AIDS 50
  alkol 50
  arttıran besinler 15
  arttırma 43
  avantajları 28
  bırakmak 107
  deodorant 18
  dezavantajları 29
  diyet 61
  doğum kontrol hapı 60
  elle sağma 48
  Hepatit C 50
  HIV virüsü 50
  kaç yaşına kadar verilir 52
  kafein 50
  kalitesi 18
  kıvamı 33
  kokusu 33
  krem 18
  olgun 33
  oluşması 32
  pompayla sağma 48
  rengi 33
  saç boyaları 18
  sağılması 48
  saklama 49
  sigara 51
  stres 18
  tadı 17, 47
  verem 50
  yararları 27
  yeterli mi? 44
  zeka 19
armut 245
asit-baz dengesi 156, 157, 202, 227,
  239

avokado 243
ayçiçek yağı 188
ayran 123, 202, 213
ayurvedik beslenme 141

B

B12 vitamini 201
badem sütü 175
bağırsak florası 20, 62, 148, 180, 181,
   201, 207, 208, 209, 211, 213, 216,
   266, 272, 277, 281
bağışıklık sistemini güçlendiren
   besinler 20
bağışıklık sistemini güçlendirme 283
baharatlar 15, 17, 20, 140, 168, 174,
   196, 251, 252, 282
bakla 89, 220
baklagiller 16, 20, 89, 124, 125, 139,
   164, 174, 180, 195, 206, 265, 266,
   268
bal 56, 58, 90, 98, 216, 254, 283
balıklar 13, 16, 19, 61, 73, 89, 96, 110,
   122, 123, 136, 146, 172, 187, 189,
   201, 266, 282
   balık yumurtası 13
balıkyağı 62, 77, 184, 251
balkabağı 233
bardakla içme 52, 94, 95, 125, 204
başlangıç için uygun besinler 73
bebeğe saygı 120
bebeğin zekâsını arttıran besinler 19
besin alerjisi 77, 91, 139, 146, 149,
   180, 216, 242, 265, 266
   tahammülsüzlüğü 66, 77, 91, 151,
      174, 178, 180, 216, 265, 267
beslenme alışkanlıkları 149
beslenme kuralları 128
beslenme miktarı 101
beslenmenin önemi, sağlıklı 157
beslenme önerileri, kulaktan dolma
   151
beslenme piramidi 146
bezelye 230
biberiye 253
biberon
   biberonu bırakma 95

seçimi 68
sterilizasyon 69
yıkama 69
bitkiler 252
biyotin 201
blendır 90, 147
botulizm 56, 90, 217
boza 15, 209, 216
böğürtlen 244
brokoli 228
buğday 16, 124, 141, 152, 153, 154,
   174, 181, 182, 209, 266, 267, 268

C

cıva 66, 172
ciğer 13, 166, 193
C vitamini 200

Ç

çaylar 252
   açık çay 273, 276
   ıhlamur 153, 254
   melisa 252, 253
   papatya 252, 253, 254
   rezene 16
çekirdekler 175
çiğ beslenme (raw food) 139
çilek 244
çinko 195
çiş 35, 152, 275

D

demir eksikliği 8, 20, 89, 153, 178,
   180, 190, 191, 192
diş 281
   çürükleri 281
doğal beslenme 141
domates 237
D vitamini 196, 255

E

ek besinlere başlarken 127
ek besinlerle ilgili yanlış bilgiler 150
ek gıdalar 78
   hazır olduğunu gösteren durumlar
      88

kendi eliyle mi kaşıkla mı başlamalı? 110
ne zaman başlanmalıdır 88
ekmek 183
  beyaz 180, 181
  çavdar 183
  ekşi mayalı 183, 216
  karabuğday 183
  karışık tahıllı 183
  siyez tam buğdaylı 183
  tahıllı 181
  tam buğday 183
elma 242
emme tarzı 41
  ağız tadına düşkün olanlar 41
  enerjik ve hızlılar 41
  heyecanlılar 41
  ilgisizler 41
  sık dinlenenler 41
emzik 43, 57, 130
emziren anneler nasıl beslenmelidir? 18
emziren anneler neleri yememelidir? 16
emzirirken dikkat edilecekler 38
emzirme 18, 23, 24, 25, 29, 32, 33, 36, 37, 40, 41, 42, 43, 44, 45, 48, 51, 53, 54, 55, 56, 57, 58, 60, 61, 62, 78, 276
  altın kuralları 38
  başlamak 36
  çalışan anne 60
  diğer çocuklar 61
  dikkat edilecekler 38
  doğum kontrolü 60
  emzirme sutyeni 53
  gazın çıkarılması 42
  ideal emme süresi 43
  ilk emzirme 25, 36
  kilo verme 60
  ne zaman ve nasıl sonlandırılmalıdır? 52
  pozisyonları 39
  sakıncalı durumlar 50
  sıklığı 42
emzirme pozisyonları 39
enflamasyonu (iltihabı) azaltan diyet 279
enzimler 148
  çiğneme 148

erik 246
  mürdüm 246
erişte 182
eser elementler 196
etler
  et suyu 168
  hindi 168
  kaz 168
  kırmızı 166
  ördek 168
  tavuk 167
  tavuk suyu 168
et suyu 168, 275

F

fasulye
  taze 230
fesleğen 253
folik asit 73, 202, 235
  eksikliği 202
frambuaz 244
früktoz 239, 240

G

gazoz 260
gaz sancısı 32
glüten 89, 183, 216, 266, 268

H

hamilelikte beslenme 14
havuç 234
  yaban 234
HIV virüsü 50
hindistancevizi yağı 188
hipotiroid 158

I

ıspanak 235

İ

ilk yıl beslenme dönemleri 85
inek sütü 177
  alerjisi 66, 260
  UHT süt 178
insülin direnci 62, 103, 146, 158, 240, 265, 268

ishal 276
iştahsızlık 82
iyot 189

K

kabak 238
kabızlık 272
kabuklu yemişler 175
kahvaltı 152
kaka 51, 72, 74, 92, 93, 208, 265, 272
kakao 254
kalsiyum 194
karbonhidratlar 180
karnabahar 228
karpuz 246
katı gıdalara ne zaman başlanmalı?
  62
kavanoz püreler 221
kavun 246
kayısı 246
kazein 268
keçiboynuzu pekmezi 251
keçi sütü maması 67
kefir 89, 123, 178, 202, 208, 213, 214,
  273
kekik 253
kendi eliyle yemesi, bebeğin 106
kilo almayan bebekler 45
kimyon 251
kinoa 249
kiraz 246
kokanet yağı 188
kola 260
kolesterol 282
  yüksek 282
kurşun 66
kusma 275
kuyruk yağı 184

L

lahanagiller 232
laktoz 67, 179, 211, 268
laktozsuz mama 67
lavantanın yağı 253
lifler 206

M

magnezyum 195
makarna 182
mama 24, 27, 66
  besleme 65
  hazır kaşık mamaları 153, 182
  hazırlamak 70
  hipoalerjenik mama 67
  laktozsuz 67
  mama seçimi 66
  miktarı 71
  nasıl beslemeliyim? 71
  saklamak 73
  yeterli mi? 72
mama sandalyesi 91, 284
mantı 182
margarin 184
marul 227
meme enfeksiyonu 59
meme ve ucu
  ağrılı 56
  bakımı 53
  boş 46
  çatlaklar 41, 56
  çökük 29
  dolgunluğu 55
  egzersiz 53
  gerginliği 55
  kalkanı 56
  losyonlar 54
  masaj 48, 55
  silme 54
  temizleme 54
  yara 55, 58
memeyi geçici süre istememe 47
mercimek 174
mevsimine uygun beslenme 145
meyveler 239
  püresi 240
  suyu 97, 239
  taze sıkılmış meyve suları 240
  tropikal 249
meyve suyu 260
mineraller 189
muhallebi 65, 66, 78, 92, 97, 105, 116,
  151, 153, 180, 181, 255, 262, 271
multipl skleroz 158
musluk suyu 70, 203

mutfak kuralları 136
muz 248

N

nane çayı 253
nektarin 246
nemlendirici krem 32
nitrat 14, 169, 211, 221, 229, 233, 234, 235, 236, 238

O

omega$_3$ 14, 19, 20, 32, 62, 146, 167, 169, 170, 171, 172, 178, 185, 198, 227, 251, 255
omega$_5$ 242
omega$_6$ 167, 184, 185
organik beslenme 143
otizm 20, 260, 268
otlar 227

P

papatya çayı 254
pasiflora (çarkıfelek) 254
patates 231
  tatlı 232
patlıcan 238
pekmez 89, 250
pet şişe 204
peynir 214
  beyaz 214
  dil 214
  ekşimik 214
  keçi 214
  lor 214, 215
  mozarella 214
  parmesan 214
  ricotta 214
  taze kaşar 214
  tulum 214
peynir altı suyu 215
pişirme teknikleri 137, 138
  malzemeler 137
prebiyotikler 208, 216, 219, 268, 276, 283
prematüre bebekler 63
probiyotikler 207, 216, 268, 276
proteinler 163

Q

Qi Enerjisi (Yaşam Enerjisi) 140

R

reçel 153, 250
reflü 276
  arttıran besinler 51, 139, 178, 277
rezene 229, 252
roka 227

S

sağlıklı beslenme alışkanlığı geliştirmek 79
sakatatlar 165
  beyin 166
  ciğer 166
salatalık (hıyar) 229
sebzeler 13, 219
  çorba hazırlama 223
  hazır püreler 220
  nitrat 221
  püre hazırlama 223
  püresi 219, 220
  suları 227
semizotu 227
sindirim 147
sofra terbiyesi 83
sofra yemeklerine geçiş 96
solunum yolu 175
solunum yoluna katı besinlerin kaçmasını engelleme 283
soya sütü 175
  maması 67
su 202
su kabı 94, 105, 125, 204
süt fışkırma refleksi 34
süt kanalı tıkanması 58
süt sızması 56
süt ürünleri
  ekşitilmiş 164
  mayalanmış 164

Ş

şeftali 246
şişmanlık (obezite) 269

T

tavuk (köy) 167
tarhana 252
tarım ilaçları 17
taş devri beslenme 144
tel şehriye 182
tereyağı 187
tip2 diyabet 268
toksinler 18, 61, 142, 156, 158, 206,
   219, 227, 239, 269, 279
trans yağlar 185
turşu 210

U

UHT süt 178

Ü

üzüm 247

V

vejetaryen anne 19, 32, 167
vitaminler 196
   B12 201
   C vitamini 200
   D vitamini 196, 255

W

whey proteini 66, 165

Y

yabanmersini 244
yağlar 184
   ayçiçek yağı 188
   balıkyağı 184
   hindistancevizi yağı 188
   kokanet yağı 188
   kuyruk yağı 184
   margarinler 184, 186
   mısır yağı 185
   tereyağı 187
   trans yağlar 186
   zeytinyağı 185
yemekleri saklama 138
yoğurt 211
yumurta 169

Z

zencefil 253
zeytin 250
   yeşil 250
zeytinyağı 185

Teşekkür

Çalışmamız günümüze dek bebek ve çocuk beslenmesi üzerine yapılmış sayısız araştırmanın bir derlemesidir. Aynı zamanda sürekli değişimler içerisindeki beslenme dünyasında bir yön bulma kılavuzudur. Böylesine çetrefilli bir konuda kitabın hazırlık aşamasında ailemden gelen desteğin rolünü yadsıyamam. Babam Dr. Efrahim Seçkin'in katkıları ve eleştirel gözle yaklaşımı, Dr. Ertan Seçkin'e yoğun çabaları için teşekkür ederim.